송창호 교수가 들려주는

뇌•신경 이야기

송창호 교수가
들려주는

뇌 신경 이야기

송창호

전북대학교출판문화원

들어가는 글

사람의 뇌는 다른 동물들과 비교해서 몸집 대비 가장 크며, 사람 몸이 소비하는 에너지의 20%를 뇌가 소비한다. 이 때문에 인류가 이렇게 큰 뇌를 갖게 된 이유는 그 동안 인체의 수수께끼 중 하나였다.

뇌의 크기를 제한하는 '고삐' 역할을 하는 유전자에 변이가 생기면서 뇌가 커진다. 미국 워싱턴대의 제브 크로넨버그는 유전체 해독 기술을 이용해 현생인류와 고릴라, 수마트라 오랑우탄의 유전체 전체를 해독한 뒤 인류의 뇌를 키우는 데 관여한 유전자를 밝혀내 2018년 『사이언스』에 발표했다.

또한 미국 산타크루즈 유전체연구소의 피데스는 뇌를 직접 키우는 유전자를 발견했다. 인간의 1번 염색체 위에 존재하는 NOTCH2NL이라는 유전자들이 방사신경교세포에서 특히 높은 활성을 보인다는 사실을 발견해 학술지 『셀』에 2018년 발표했다. 피데스는 "인간은 침팬지와의 공통 조상과 갈라진 뒤인 약 300만-400만 년 전 이후 홀로 이 유전자를 얻었다"며 "그 결과 방사신경교세포 양이 증가하며 대뇌겉질의 뇌세포 수가 늘었고, 결국 뇌가 커질 수 있었다"고 주장했다.

영국 세인트앤드루대의 마우리시오 곤살레스포레로는 뇌가 커진 진화적 배경을 연구했다. 그는 혹독한 환경에서 살아남기 위해 고군분투하는 과정에서 고육지책으로 사람 뇌가 커졌다고 주장했다. 그 결과, 음식 찾기 등 환경에 적응해 생존하기 위해 뇌가 커졌다는 '생태지능' 가설을 지지하는 내용을 2018년 『네이처』에 발표했다.

한편 뇌 연구의 한쪽에서는 사람의 뇌를 재현하기 위해 노력하고 있다. 사람의 뇌는 복잡한 네트워크와 같이, 약 1000억 개의 신경세포가 전기 신호를 주고받으며 정보를 처리한다. 정보를 어떻게 처리하는지 이해하려면 개별 신경세포의 전기적 성질을 슈퍼컴퓨터로 시뮬레이션해야 한다. 그러나 뇌 전체를 시뮬레이션하기 힘들기 때문에 작게 나눠서 한다. 수백에서 수천 개의 신경 세포들로 묶인 구획 단위로 시뮬레이션하는데, 이를 '구획 모형 방법'이라고 한다.

이 방법으로 유명한 연구 성과가 '블루브레인프로젝트'다. 2005년부터 스위스 로잔공대 헨리 마크람 연구팀이 스위스 정부의 지원을 받아 진행했다. 마크람 교수팀은 쥐의 뇌에서 가장 작은 기능 단위로 알려진 외피원주의 시뮬레이션 모형을 만드는 데 성공했다. 외피원주는 약 1만 개의 신경세포가 3000만 개의 시냅스를 이루는데, 이 방대한 양의 계산을 위해서는 슈퍼컴퓨터가 필수였다. 그래서 8192개의 CPU로 이루어진 IBM '블루진 라이트' 슈퍼컴퓨터를 사용했다.

2013년 초 유럽연합은 '휴먼브레인프로젝트'를 승인했다. 이 프로젝트의 목표는 슈퍼컴퓨터를 이용해서 앞으로 2023년까지 사람 뇌 전체를 시뮬레이션하는 것이다. 앞선 블루브레인프로젝트처럼 시냅스의 연결 구조, 신호 전달 체계 등까지 정교하게 모사한다. 스위스 로잔공대, IBM 등 80여 기관이 참여하며 이 프로젝트 전용으로 엑사플롭스급 슈퍼컴퓨터를 구축할 예정이다.

휴먼브레인프로젝트의 주요 임무는 4가지다. 뇌의 구조와 기능에 관한 데이터 확보, 슈퍼컴퓨터와 소프트웨어로 구성된 IT 플랫폼 구축, 대표적인 뇌질환에 대한 치료법 제시, 뇌에 대한 이론체계 수립이다. 프로젝트를 마치는 시점에서는 사람 뇌와 비슷한 인공 뇌가 완성될 것으로 기대하고 있다.

프로젝트를 이끄는 마크람 교수는 2012년 과학 잡지 『사이언티픽 아메리칸』 기고문에서 "휴먼브레인프로젝트는 사람 머리뼈 안의 신경세포(뉴런) 890억 개와 이들이 만든 100조 개의 연결을 컴퓨터로 시뮬레이션하는 것"이라며, "뇌의 컴퓨터 시뮬레이션이 완성되면 신경과학, 의학, 컴퓨터 기술에 혁명적 변화가 일어날 것"이라고 밝혔다.

또한 시상하부 줄기세포가 노화 속도를 늦춘다는 연구가 나왔다. 노화로 인한 질병을 예방하고 수명을 연장하는 데 도움이 될 것으로 보인다. 2017년 『사이언스』에 발표된 바에 따르면, 미국 알버트 아인슈타인 의과대학 연구진은 쥐 실험을 통해 '시상하부 줄기세포가 노화 속도를 늦추거나 젊어지게 한다'는 사실을 밝혀냈다. 이 연구진은 시상하부에서 노화를 조절하는 성체신경줄기세포를 발견하고, 쥐에 주입해 노화 정도를 관찰했다. 시상하부는 성장, 발달, 생식, 신진대사 등을 담당하는 뇌 부위이며, 성체신경줄기세포는 신경세포(뉴런) 생성 기능을 담당한다.

아인슈타인 의대의 동성 카이 교수는 "시상하부 신경줄기세포 수는 살면서 자연스럽게 줄어들고, 이 감소 때문에 노화가 빨라진다"라고 말했다. 그러면서도 "감소를 막을 수 없는 건 아니다. 신경줄기세포나 신경줄기세포가 만드는 분자를 보충함으로써 감소를 늦출 수 있고, 신체 노화상 여러 가지 부분의 경우 오히려 젊어질 수 있다"라고 설명했다.

연구진은 우선 시상하부 줄기세포와 노화의 상관관계를 밝히기 위해 쥐 실험을 실시했다. 건강한 쥐가 성장하는 과정에서 잃는 줄기세포 수를 조사했다. 생후 10개월이 됐을 때 시상하부 줄기세포 수가 감소하기 시작했고, 수개월 후 일반적인 노화 증세를 보이기 시작했다. 카이 박사는 "쥐의 경우 노년기인 생후 2년이 되면 줄기세포 대부분이 죽는다"라고 말했다. 이후 연구진은 줄기세포 감소가 노화를 실제로 유발하는지 밝히기 위해 중년 쥐의 시상하부 줄기세포를 선택적으로 파괴해 경과를 관찰했다. 카이는 "줄기세포 파괴는 통제집단 쥐보다 노화를 더 빨라지게 한다. 줄기세포가 파괴된 쥐는 정상 쥐보다 일찍 죽었다"라고 말했다. 연구진은 줄기세포가 파괴된 중년 쥐와 정상 쥐에게 시상하부 줄기세포를 주입했다. 그 결과, 줄기세포가 파괴된 쥐와 정상 쥐 모두 노화가 느려지거나 오히려 젊어졌다.

뇌와 신경에 대한 수수께끼를 풀기 위하여 많은 연구들이 오늘도 진행되고 있다. 특히 인구의 고령화에 따라서 뇌와 신경 관련 질환들이 우리나라는 물론 전 세계적으로 증가하고 있다. 흔히 발병하는 뇌와 신경질환들의 병태생리를 이해하고 예방하기 위해서 우리는 뇌와 신경에 관한 지식이 꼭 필요하다. 이에 필자는 전북대학교 의과대학에서 30년 동안 의대생들에게 신경해부학을 가르쳐 온 경험을 바탕으로, 뇌와 신경생리학의 변천사를 정리하고, 뇌와 신경의 구조와 기능, 뇌·신경질환들의 원인과 병태생리, 증상, 치료법들에 대하여 전공자는 물론 일반인들도 쉽게 이해할 수 있도록 『송창호교수가 들려주는 뇌·신경 이야기』를 집필하려고 노력했다.

끝으로 이 책을 출판해 준 전북대학교출판문화원의 담당자 여러분께 진심으로 감사를 드리며, 부족한 필자에게 항상 아낌없는 지지와 격려를 보내주는 사랑하는 아내 혜진과 아이들 가르치느라 고생하는 아들 영빈, 햇병아리 의사 딸 영주에게 이 책을 바친다.

2019년 6월

선암宣庵 송창호

목차

제5장 신경전달이 어떻게 이루어지나?

제6장 감각이란?

제7장 신경장애

제1장

인류의 기원과 뇌의 발달

1

인류의 조상 출현

1) 인간은 원숭이와 어떻게 다른가?

인류는 현재 지구 곳곳에 흩어져 살고 있다. 인류의 생물학적 학명은 '호모 사피엔스'로 사람 속에 속하는 유일한 종이다. 사람을 포함하여 사람과 관련이 있는 생물을 묶어 유인원이라고 부른다. 유인원에는 사람, 침팬지, 고릴라, 오랑우탄, 긴팔원숭이와 이들의 화석이 포함되며, 우리가 원숭이라고 부르는 종류와는 계통적으로 구분된다. 유인원과 원숭이를 구분하는 중요한 형태적 차이로 유인원은 크고 복잡한 뇌를 가지며 꼬리가 없는 점을 들 수 있다.

최근의 화석 연구와 DNA에 의한 진화계통 연구에 따르면, 인류는 옛사람들이 생각했던 것처럼 원숭이로부터 진화한 것이 아니라 아주 오래전 유인원과 원숭이를 아우르는 공통 조상으로부터 갈라져 나와 각각 독자적 진화의 길을 걸어왔다. DNA 연구에 의하면, 유인원이 원숭이와 갈라진 것은 3300만 년 전이며, 긴팔원숭이가 갈라져 나간 것은 2200만 년 전, 오랑우탄이 갈라져 나간 것은 1600만 년 전, 그리고 인류와 침팬지류가 갈린 것은 1000만 년 전에서 600만 년 전 사이로 알려져 있다(표1-1).

표 1-1. 인류 이전의 유인원과 원시 인류 화석

시기(만 년 전)	연대	화석	구분
200	200만 년	케냐트로푸스 루돌펜시스	원시 인류 화석
	250만 년	파란트로푸스 에티오피쿠스(검은 머리뼈)	원시 인류 화석
	250만 년	오스트랄로피테쿠스 가르히(도구 사용)	원시 인류 화석
	300만 년	오스트랄로피테쿠스 아프리카누스	원시 인류 화석
	318만 년	오스트랄로피테쿠스 아파렌시스(루시)	원시 인류 화석
	350-320만 년	케냐트로푸스 플라티옵스	원시 인류 화석
	360만 년	오스트랄로피테쿠스(발자국 화석, 라에톨리)	원시 인류 화석
	420-390만 년	오스트랄로피테쿠스 아나멘시스	원시 인류 화석
	440만 년	아르디피테쿠스 라미두스(아르디)	원시 인류 화석
	700만 년	사헬란트로푸스 차덴시스(투마이)	원시 인류 화석
1,000	1,000-600만 년	침팬지류가 갈라져 나감	인류 이전의 유인원
	1,600만 년	오랑우탄이 갈라져 나감	인류 이전의 유인원
2,000	2,000만 년	프로콘술(인류 이전의 유인원 화석)	인류 이전의 유인원
	2,200만 년	긴팔원숭이가 갈라져 나감	인류 이전의 유인원
3,000	3,300만 년	원숭이와 갈라짐	인류 이전의 유인원

2) 인류 이전의 유인원 화석

그 동안 많은 학자들의 노력으로 인류의 진화에 관한 새로운 사실이 많이 밝혀졌다. 그러나 인류 이외의 유인원 화석은 드물다. 특히, 인류가 침팬지류와 갈라졌을 것으로 생각되는 기간인 800만 년 전에서 500만 년 전 사이의 화석 기록은 극히 드물다. 이는 초기 인류 화석이 산출된 아프리카 지역에 이 기간에 퇴적된 지층이 적게 드러나 있기 때문이다.

하지만 좀 더 옛날로 거슬러 올라가면, 유인원 화석이 많이 발견된다. 현재 유인원 화석으로 가장 오랜 것은 아프리카의 약 2000만 년 전 지층

에서 보고된 '프로콘술'이다. 이들의 후예는 1600만 년 전 아프리카와 유라시아 대륙의 여러 지역으로 퍼져나갔다. 아프리카 대륙이 유라시아 대륙과 충돌하고 있던 시기였기 때문에 유인원들이 유라시아 대륙으로 이주하는 것이 가능했다. 이때 아프리카를 떠난 동물은 유인원뿐만 아니라 코끼리와 기린 등 다양한 포유류가 있었다(표 1-1).

3) 원시 인류 화석

한때 사람은 사람과의 유일한 구성원이었다. 이는 생물 분류 체계를 사람이 만들었기 때문이며, 만일 지구에 처음 도착한 외계인이 객관적인 입장에서 지구의 생물을 분류한다면 우리 인류를 침팬지나 고릴라와 함께 묶었을 것이라고 한다. 지금은 생물의 진화계통을 중요하게 여겨 사람과에 침팬지, 고릴라, 오랑우탄 등을 포함시켰다. 화석 기록에 의하면, 인류에 속하는 종류로 10여 종이 보고되어 있다.

고인류학자인 도날드 요한슨의 연구팀은 에티오피아의 아파르 삼각지역에서 발견한 화석 연구를 통하여, '인간의 조상이 약 4백 만 년 전에 지구에 출현했다'라고 추정하였다. '루시'는 1974년에 에티오피아의 아와시 강에 위치한 하다르 마을 근처 강가에서 수 백 개의 뼈조각으로 발견되었으며, 318만 년 전에 존재했던 '오스트랄로피테쿠스 아파렌시스' 종이다. 가장 오래된 뼈 조각들이 대부분 발견된 루시는 초기 호미닌으로 인간과 비슷한 특징들을 가지고 있었다. 루시는 직립보행을 했고, 키 110cm, 몸무게 29kg로, 외모는 침팬지처럼 생겼을 것으로 추정되었고, 머리뼈를 분석한 결과 침팬지 보다 작은 뇌를 가졌다(그림 1-1).

루시 화석을 발견한 뒤에 고인류학자들은 추가적인 화석 발굴 작업을 진행하였는데, 1992년에 아와시 강 근처에서 '아르디'로 불리는 잘 보존된 다른 호미닌의 뼈 조각들을 발견하였다. 아르디는 루시 보다 120만 년 전인 440만 년 전에 출현한 '아르디피테쿠스 라미두스' 종이다. 아르디피테쿠스 라미두스는 나무가 듬성듬성 있는 숲속에서 살았던 것으로 추정된다.

현재 인류의 가장 오래된 조상 화석은 프랑스의 미셸 브뤼네 교수가 2002년 7월 과학학술지 『네이처』에 발표한 '사헬란트로푸스 차덴시스'로, '생명의 기원'을 뜻하는 '투마이'란 애칭이 붙어 있다. 거의 완전한 두개골이 발견됐고, 뇌 크기는 360-370cc로 침팬지와 비슷했다. 인류의 기원 시기를 거슬러 올라가게 했을 뿐 아니라, 발견 장소가 아프리카 중앙부 차드였다는 게 충격적이었다. 그 전까지 인류 선조의 화석들은 모두 아프리카 동부에서만 발견되었기 때문이다. 700만 년 전에 인간과 침팬지의 공동조상에서 인류가 갈라진 직후에 나타난 가장 오래 된 인류의 화석이라는 점에서 중요한 연결고리 정보를 제공한다.

인류의 화석으로 남겨진 것은 뼈 화석뿐만 아니라 발자국 화석도 있다. 발자국 화석의 유명한 예는 탄자니아 라에톨리의 약 360만 년 전 지층에서 발견되었는데, 두 명이 나란히 걸어간 모습이다. 발자국의 주인은 오스트랄로피테쿠스로 추정되고 있다. 분출한 지 얼마 지나지 않은 화산 퇴적층 위에 뚜렷이 남은 발자국은 이들이 두 발로 걸었음을 알려준다. 사람이 다른 유인원과 구분되는 중요한 특징은 두 발로 직립보행을 한다는 점이다.

4) 오스트랄로피테쿠스

원시 인류 화석인 '오스트랄로피테쿠스'를 간략히 정의하면, 몸은 사람의 모습에 가깝지만 뇌는 원숭이 수준의 동물이라고 말할 수 있다. 체격은 그다지 크지 않았고(키 1m 내외, 몸무게 30-50kg), 뇌의 크기는 400cc 정도로 현대인의 절반에도 미치지 못했다. 하지만 팔과 손가락이 길어서 물건을 옮기거나 던지는 일을 잘했을 것으로 생각된다.

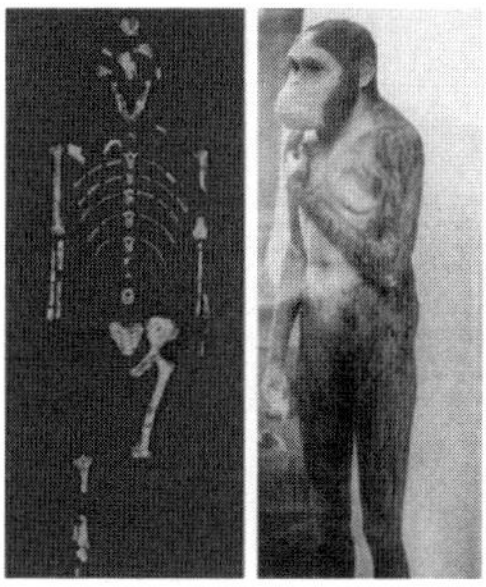

그림 1-1. 루시. 오스트랄로피테쿠스 아파렌시스 화석

오스트랄로피테쿠스는 대략 400만 년 전에 출현하여 200만 년 전까지 살았다. 오스트랄로피테쿠스 화석 중에서 표본 수가 가장 많은 종은 '오스트랄로피테쿠스 아파렌시스'다. 이 종은 오스트랄로피테쿠스 아나멘시스로부터 진화하였고, 현생 인류의 조상으로 추정되고 있다(표1-1).

에티오피아 하다르 지역의 320만 년 전 지층에서 발견된 '루시'라는 별칭으로 불리는 화석은 이 종을 대표하는 화석이다. 루시는 주로 나무 위에서 살았는데, 2016년 그녀의 사망 원인이 나무 위에서 떨어져 골절상을 입었기 때문이라는 분석이 발표되어 사람들의 관심을 끌었다.

오스트랄로피테쿠스 아파렌시스 보다 나중에 출현한 인류 화석은 남아프리카의 석회암 동굴에서 발견된 '오스트랄로피테쿠스 아프리카누스'로 약 300만 년 전에 살았다. 몸의 크기는 '오스트랄로피테쿠스 아파렌시스'와 비슷했지만, 뇌가 450cc로 약간 컸고 머리뼈는 가벼운 편이었다. 그리고 팔도 약간 더 길어 나무타기에 능했으리라고 추정된다.

1999년 보고된 250만 년 전 인류 화석 '오스트랄로피테쿠스 가르히'는 동물을 죽이는 데 사용했던 도구와 함께 발견되어 학계를 놀라게 했다. 그때까지 오스트랄로피테쿠스와 현생 인류를 구분하는 기준으로 도구 사용을 중요하게 여겼기 때문이다. 이 화석의 머리뼈는 부피가 450cc에 불과하여 현생 인류에 비하면 원시적이었다. 그렇지만 '도구를 사용했다'

는 점에서 현생 인류의 조상일 가능성이 크다.

또 다른 인류 화석인 '파란트로푸스'는 투박한 머리뼈가 특징이다. 가장 오랜 것은 케냐의 250만 년 전 지층에서 발견된 '파란트로푸스 에티오피쿠스'다. 이 화석은 보통 '검은 머리뼈'란 별칭으로 불리는데, 그 이유는 골격이 검고 강인한 모습을 보여 주기 때문이다.

하지만, 그 밖의 형태적 특징에서는 오스트랄로피테쿠스와 큰 차이가 없다. 이보다 젊은 파란트로푸스로 동아프리카에서 산출된 '파란트로푸스 보이세이'와 남아프리카에서 보고된 '파란트로푸스 로부스투스'가 있다.

2001년 새로운 인류 화석이 케냐의 350-320만 년 전 지층으로부터 보고되었다. 이 화석은 '케냔트로푸스 플라티옵스'로 명명되었는데, 뇌가 작은 점에서 원시적인 오스트랄로피테쿠스와 비슷하지만, 그 밖의 특징에서 차이를 보여주기 때문에 오스트랄로피테쿠스와는 다른 진화경로를 걸었을 것으로 추정하고 있다. 이 종의 후예로 지목되고 있는 종류는 동아프리카의 약 200만 년 전 지층에서 보고되었던 '케냔트로푸스 루돌펜시스'가 있다.

5) 현생 인류의 등장

현생 인류가 지구에 등장한 때는 플라이스토세 빙하시대가 시작된 직후인 240만 년 전의 일이다. 최초의 현생 인류로 알려진 '호모 하빌리스'는 뇌가 비교적 컸고(650-800cc), 턱과 치아가 작아지면서 현대인의 모습에 가까워졌다. 하지만, 이들은 키가 작았고(120cm 내외), 몸무게도 30-50kg에 불과하여 외형적인 면에서 오스트랄로피테쿠스와 큰 차이를 보여주지 않는다. 호모 하빌리스는 나무도 잘 탔고, 도구도 잘 사용했으리라 추정된다('하빌리스'는 '손을 잘 사용한다'는 뜻)(표1-2).

이 화석과 함께 출토된 도구를 산출지역인 탄자니아의 올두바이 협곡의 이름을 따서 '올두바이 유물'이라고 부른다. 대부분의 도구는 돌을 깨 만든 것으로 보통 찍개, 긁개 또는 망치의 형태를 보여준다. 날카로운 돌 조각을 이용하여 고기를 저미거나 썰었을 것으로 생각된다.

표 1-2. 현생 인류 등장

(만 년 전)		
0	3만 년	네안데르탈인과 호모 에렉투스 멸종
10		
	25–3만 년	네안데르탈인
	50–30만 년	호모 에렉투스(중국 북경인)
	60–40만 년	호모 하이델베르겐시스(독일)
	75만 년	호모 에렉투스(인도네시아)
	80만 년	호모 안티세서(스페인)
100	100만 년	호모 에렉투스(중동지방과 중국)
	150만 년	호모 에렉투스(인도네시아 자바인)
	180만 년	호모 에르가스터(호모 에렉투스, 불 사용, 아슐리안 유물)
200		
	240만 년	호모하빌리스(손 잘 사용, 올두바이 유물)

6) 호모 에렉투스

호모 하빌리스 다음에 등장한 대표적 인류는 '호모 에렉투스'다(표1-2). 앞서 소개한 인류의 조상들은 모두 아프리카에서 생활하였지만, 약 180만 년 전에 출현한 호모 에렉투스는 아프리카를 벗어난 최초의 인류로 알려졌다. 호모 에렉투스의 대표적 표본은 1984년 케냐에서 발견된 골격 화석으로 '투르카나 소년'으로 불린다. 약 160cm의 키에 뇌의 크기가 1000g으로 현대인의 모습에 가깝다. 특히 코가 커지고 튀어나온 점에서 오스트랄로피테쿠스와 큰 차이를 보여주는데, 이는 당시 건조해진 기후에 적응한 결과로 해석되었다.

150만 년 전의 지층에서 호모 에렉투스 화석과 함께 새로운 형태의 도구들이 출토되었는데, 이를 '아슐리안 유물'이라고 부른다. 아슐리안 유물은 앞서 호모 하빌리스가 만들었던 올두바이 유물보다 더 정교하고 효율적이었다.

이와 더불어 인류 생활방식에 등장한 중요한 변화는 '불을 사용했다'는 점이다. 불을 사용하지 않았던 오스트랄로피테쿠스의 경우는 주로 초식을 했기 때문에 음식물을 소화하는 데 시간이 많이 걸려 식사하는 데 하루 6시간을 소비했고, 따라서 내장이 길고 배도 불룩했다고 한다.

하지만, 불을 이용한 요리법을 터득했던 호모 에렉투스의 경우, 육류를 함께 섭취하면서 식사시간과 소화시간이 짧아져 남은 시간과 에너지를 다른 활동에 쓸 수 있었다. 그 결과 뇌가 커지고 내장이 짧아졌으며 턱과 이가 작아져 겉보기에 현대인과 비슷해졌다. 다른 동물과 비교했을 때에도 지적으로나 도구를 사용하는 측면에서 무척 뛰어났기 때문에 이 무렵부터 지구 생물권은 인류 중심으로 바뀌어 나가기 시작하였다. 그러므로 진정한 의미에서 '인류 역사는 호모 에렉투스로부터 시작했다'고 말할 수 있다.

아프리카를 떠났던 호모 에렉투스는 중동지방과 유럽 그리고 아시아의 여러 지역에 그들의 흔적(화석)을 남겼다. 그 중 가장 오랜 것은 약 150만 년 전 인도네시아 자바 섬에서 발견된 화석으로 '자바인'이라고 불린다.

한편 중동지방과 중국에서는 약 100만 년 전의 호모 에렉투스 화석이 보고되었고, 인도네시아에서도 약 75만 년 전의 유물이 발견되어 당시에 인류가 상당히 넓은 지역에 퍼져 살았음을 알려준다. 자바인은 뇌의 크기가 1000g에도 미치지 못하였지만, 50-30만 년 전 북경 부근의 저우커우

텐周口店 동굴에서 살았던 '북경인'은 뇌의 부피가 1100g로 상당히 발전된 모습을 보여준다.

여기에서 생각해 보아야 할 내용의 하나는 아시아의 호모 에렉투스와 아프리카의 호모 에렉투스가 같은 종에 속했을까하는 문제이다. 이 질문에 대한 명확한 답을 하기는 쉽지 않지만, 당시의 문화적·지리적 차이를 고려할 때 다른 종에 속할 가능성이 크다는 주장이 제기되었고, 그래서 어떤 학자들은 아프리카의 종을 아시아 종과 구별하여 '호모 에르가스터'로 부를 것을 제안했다.

유럽에서 보고된 인류 화석 중에서 가장 오랜 종은 스페인의 80만 년 전 지층에서 발견된 '호모 안티세서'이고, 이어서 나타난 종은 독일의 60-40만 년 전 지층에서 산출된 '호모 하이델베르겐시스'이며, 이로부터 유래되었을 것으로 추정되는 '네안데르탈인'은 25-30만 년 전에 살았다(표1-2).

7) 현대인

한편, 아프리카에 남았던 인류 중 새로운 도구를 사용하는 기술을 터득한 집단에서 현대인(호모 사피엔스)이 출현하였다. 그동안 현대인의 출현 시기는 20만 년 전으로 알려졌었는데, 2017년 아프리카의 모로코에서 산출된 화석 기록을 바탕으로 현대인의 출현시기가 약 30만 년 전이었다는 연구결과가 발표되어 사람들을 놀라게 했다.

마지막 빙기가 시작된 후(약 12만 년 전), 이들 중 일부가 아프리카를 떠나 인도양의 해안을 거쳐 동남아시아로 이주하였던 듯하다. 하지만, 이 무렵 유럽에서는 네안데르탈인들이 활동하고 있었고, 아시아 지역에는 호모 에렉투스가 살고 있었다. 그러다가 약 3만 년 전, 네안데르탈인과 호모 에렉투스가 멸종한 후, 현대인은 사람속의 유일한 종으로 남게 되었다.

현재 살아 있는 인류의 DNA 분석 자료에 의하면 크게 아프리카형과 비아프리카형으로 구분되기는 하지만, 변이의 정도는 매우 작은 것으로 알려져 있다. 현생 인류 전체의 유전자 변이 정도는 아프리카에 살고 있는 한 침팬지 집단에서 관찰되는 유전자 변이보다 작다고 한다. 이 사실은 현재 지구상의 모든 인류가 매우 작은 하나의 집단(약 1만 명 정도의 크기)에서 유래했음을 의미한다. 바꾸어 말하면, 현생 인류는 아프리카의 한 작은 집단에서 출발하여 전 세계로 퍼져나갔다는 이야기다.

DNA 분석에서 아프리카형과 비아프리카형이 존재하는 이유로 아프리카형은 원래 살던 자리에 남았던 집단의 유전자형이며, 비아프리카형은 각 지역에 나가 살면서 새롭게 형성된 유전자형이기 때문이라는 해석이다. 이 가설을 학자들은 '미토콘드리아 이브설' 또는 '탈아프리카설'이라고 부른다(표1-3).

표1-3. 현대인 등장

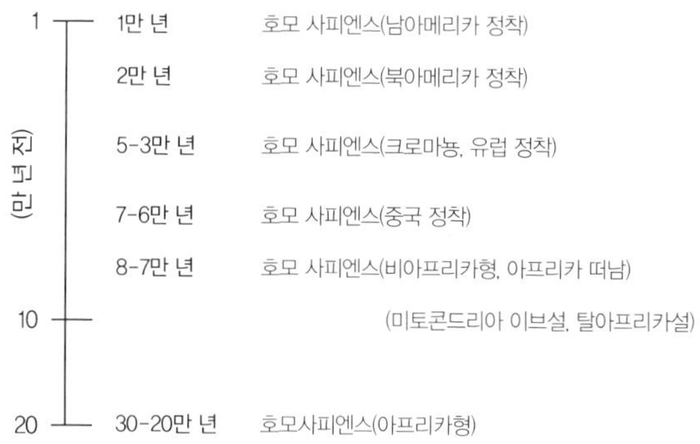

(만 년 전)
1
10
20
1만 년
호모 사피엔스(남아메리카 정착)
2만 년
호모 사피엔스(북아메리카 정착)
5-3만 년
호모 사피엔스(크로마뇽, 유럽 정착)
7-6만 년
호모 사피엔스(중국 정착)
8-7만 년
호모 사피엔스(비아프리카형, 아프리카 떠남)
(미토콘드리아 이브설, 탈아프리카설)
30-20만 년
호모사피엔스(아프리카형)

현생 인류가 언제 아프리카를 떠났는지 정확히 알기는 어렵지만, 늦어도 7-8만 년 전에는 아프리카를 떠났을 것으로 추정된다. 이들 중 한 그룹은 비교적 따뜻한 인도양의 해안을 따라 동아시아와 오세아니아 지역으로 퍼져나갔고, 북쪽으로 향한 그룹은 유럽으로 진출했으리라고 생각된다.

북쪽으로 향한 인류가 유럽에 도달한 것은 5만 년 전에서 3만 년 전 사이였다. 이들이 도착한 직후 네안데르탈인이 멸종한 것으로 보이는데, 그 멸종이 현생 인류 때문인지 우연의 일치인지는 확실하지 않다. 어쨌든 크로마뇽 문화로 알려진 유럽 현대인의 기술은 네안데르탈인과는 비교할 수 없을 정도로 우수하였다.

한편, 현생 인류가 중국에 도달한 때는 대략 6-7만 년 전으로 알려져 있는데, 이는 아프리카를 떠난 사람들이 매우 빠르게 동쪽으로 이동했음을 의미한다. 그 무렵은 플라이스토세의 마지막 빙기로 해수면이 지금보다 100m 이상 내려가 있었기 때문에 중국과 한반도는 육지로 연결되어 있었고, 따라서 중국에 도착한 사람들이 한반도와 일본열도에 도달하기까지 그다지 오랜 기간이 걸리지 않았을 것이다.

이들 중 일부는 북쪽으로 진출하여 베링 해협을 건너 아메리카 대륙에 정착했는데 그 시기는 약 2만 년 전이었고, 1만 년 전에 이르러 남아메리카 대륙의 끝자락에 도착하였다. 그러므로 남극대륙을 제외한 모든 대륙에 사람들이 살게 된 때는 불과 1만 년 전의 일이다.

사람의 뇌 발생 과정을 보면서 인류 조상의 지능 정도를 추정할 수 있다. 침팬지나 오랑우탄은 사람의 생후 3개월에 해당(뇌의 무게 약 400g)되며, 성적으로는 성숙해 있어도 말은 하지 못한다. 다만 간단한 감정을 표시할 수 있는 소리만 낼 수 있을 뿐이다. 오스트랄로피테쿠스(직립 원인,

뇌의 무게 약 500g)는 사람의 생후 11개월에 해당하며, 언어의 수는 적었지만 현재 사람의 1/10 정도의 단어로 말을 했다고 추측할 수 있다. 네안데르탈인(뇌의 무게 1250 - 1350g)은 사람의 4-10세에 해당하며 말을 상당히 할 수 있고, 불을 사용할 수 있을 뿐만 아니라 돌칼을 쓸 수 있게 되었다. 사람의 10 - 20세 정도에 해당하는 크로마뇽인(뇌의 무게 1500 - 1850g)은 훌륭한 예술(그림, 노래, 춤 등)을 구사하였으며, 초보적인 과학을 가졌다.

2

우리나라는 언제부터 사람이 살았을까?

한국인은 형질학상 서로 구별되는 북방계와 남방계 두 유형으로 이루어져 있다. 이는 한국의 초기 역사에서 북방 계열의 예맥사회와 남방 계열의 한사회로 나타났다. 예맥족이 건설한 국가는 부여와 고구려, 예와 동옥저 등이었다. 현대 한국인의 미토콘드리아 DNA를 분석한 결과 60 - 70%는 북방계이며 30 - 40%는 남방계에서 온 것이라고 한다. 한반도에서는 70만 년 전 구석기 유물이 발견되고 있어 인류가 오래전부터 거주했던 것을 알 수 있다.

2만 년 - 1만 년 전의 시기는 해수면이 낮아 황해가 남쪽으로 후퇴하고, 한반도와 중국, 일본은 서로 이어져 있었다. 한국의 신석기는 약 1만 년 전부터 시작되었다. 신석기인은 기후가 따뜻해져 주로 한랭한 기후에 살던 대형 사냥감들이 줄어들자 먹거리가 풍부한 강가나 바닷가로 진출했다. 또한 농경을 시작하면서 점차 정착생활을 하게 되었다. 이어서 생활의 변화로 도구가 발전하기 시작했다. 이처럼 기술의 발전과 안정적인 식량의 확보로 인간의 수명이 이전보다 늘어났다. 그러나 야생 동물을 가축화하면서 인수공통전염병이 유행하기 시작했다.

청동기문화가 성립되면서 만주와 한반도 각지에는 초기 형태의 국가들이 생겨났다. 그중 가장 먼저 일어나 강한 세력을 떨쳤던 국가가 요서 지방의 조선이었다. 조선은 기원전 7세기 이전부터 기원전 108년 한나라에게 멸망할 때까지 존속했는데, 14세기에 건국한 조선 왕조와 구분하기 위하여 고조선이라고 부른다. 고조선은 청동기 국가였던 전기 고조선과 철기 국가였던 후기 고조선으로 나눌 수 있다.

3

인간이 '큰 뇌'를 갖게 된 이유는?

신생아는 생후 백일 전에는 고개를 제대로 가누지 못한다. 몸집에 비해 머리가 크고 무겁기 때문이다. 어른이 되어도 뇌는 다른 동물과 비교해 몸집 대비 가장 크다. 뇌는 사람 몸이 소비하는 에너지의 20%를 혼자 소비할 정도로 '고비용' 조직이다. 이 때문에 인류가 이렇게 큰 두뇌를 갖게 된 이유는 그동안 진화의 수수께끼 중 하나로 꼽혀 왔다. 최근 유전학과 고인류학, 진화학 연구 결과가 연달아 나오며 비밀이 조금씩 풀리고 있다.

먼저 뇌를 키운 유전자가 밝혀지고 있다. 한마디로 뇌의 크기를 제한하는 '고삐' 역할을 하는 유전자에 변이가 생기면서 뇌가 커졌다는 설명이다. 제브 크로넨버그(미국 워싱턴대 의대 연구팀)는 새로운 3세대 게놈 해독 기술을 이용해 현생인류 두 명과 고릴라, 수마트라 오랑우탄의 게놈 전체를 해독한 뒤 인류의 뇌를 키우는 데 관여한 유전자를 밝혀내 2018년 『사이언스』에 발표했다. 연구팀은 유인원의 뇌세포를 배양해 미니 뇌(오가노이드)를 만든 뒤, 어떤 유전자가 활동하는 지를 인류와 비교했다. 그 결과 대뇌겉질(피질) 발달에 중요한 역할을 하는 뇌 속 작은 세포인 '방사신경아교세포'와 관련된 유전자들의 활성이 침팬지에 비해 인류가 41%나 낮다는 사실을 발견했다. 이들 중 상당수는 뇌의 크기를 제한하기 위한 '고삐'로 추정된다. 연구팀은 "특정 기능을 잃어버린 것이 인류 진화의 원동력"이라고 밝혔다.

뇌를 직접 키우는 유전자도 2018년 5월에 발견됐다. 피데스(미국 산타크루즈 게놈학연구소 연구팀)는 인간의 1번 염색체 위에 존재하는 'NOTCH2NL'이라는 유전자들이 방사신경교세포에서 특히 높은 활성을 보인다는 사실을 발견해 학술지 『셀』에 발표했다. 연구 결과, 염색체에 이 유전자가 없으면 뇌가 작아지거나 조현병(정신분열병) 증세를 보일 확률이 높아지고, 반대로 여러 개 있으면 뇌가 커지거나 자폐증에 걸릴 확률이 높아졌다. 즉, 특정 질병 위험이라는 대가를 지불하는 대신 두뇌를 키우거나 줄일 수 있는 유전자인 것이다. 피데스 연구원은 "인간은 침팬지와의 공통 조상과 갈라진 뒤인 약 300만-400만 년 전 이후 홀로 이 유전자를 얻었다"며 "그 결과 방사신경아교세포 양이 증가하며 대뇌겉질의 뇌세포 수가 늘었고, 결국 뇌가 커질 수 있었다"고 결론 내렸다.

일단 커지기 시작한 이후에는 기복 없이 꾸준히 커졌다. 앤드루 두(미국 시카고대 의대 연구팀)는 오스트랄로피테쿠스부터 호모 에렉투스까지 약 320만-50만 년 전에 살았던 94종의 고인류 화석 연구 결과에서 머리뼈 연구 데이터를 가려 모아 재분석했다. 그 결과, 침팬지와 비슷한 크기였던 오스트랄로피테쿠스부터 호모속에 이르기까지 뇌 크기가 점진적으로 증가해 왔다는 사실을 알게 됐다. 이는 인류 조상의 뇌가 현생인류의 직계 조상인 호모속이 등장할 무렵인 약 200만 년 전에 한 차례, 그리고 네안데르탈인이 등장할 즈음인 약 50만 년 전에 다시 한 차례 급격히 커졌다는 '계단식 진화' 이론을 뒤집는 결과다. 연구 결과는 생명과학 국제학술지『영국왕립학회보B』2018년 2월에 실렸다.

뇌를 키운 진화적 배경도 밝혀졌다. 혹독한 환경에서 살아남기 위해 고군분투하는 과정에서 고육지책으로 뇌가 커졌다는 것이다. 마우리시오 곤살레스포레로(영국 세인트앤드루대 연구팀)는 뇌가 커진 배경을 설명하는 두 가설을 비교했다. 그 결과, 음식 찾기 등 환경에 적응해 생존하기 위해 뇌가 커졌다는 '생태지능' 가설과 사회의 규모가 커지면서 뇌를 쓸 일이 많아져서 커졌다는 '사회적 뇌' 가설 중 생태지능 가설이 맞다는 사실을 밝혀『네이처』2018년 5월에 발표했다.

특이한 것은 사회적 관계를 맺고 협력 또는 경쟁하는 게 오히려 뇌 크기를 줄일 수 있다는 지적이다. 곤살레스포레로 연구원은 "협력과 집단 간 경쟁은 다른 사람의 기술에 의존하게 만들어 '비싼' 뇌에 투자할 필요를 없애준다"며 "이는 벌거숭이두더지쥐와 고래, 새 등 동물에서 밝혀진 사실"이라고 설명했다.

그렇다면 의문점은 문명의 발달로 환경에 적응할 필요는 줄고 사회는 커졌다. 경쟁도 심하다. 미래의 인류는 뇌가 다시 작아질까? 지금은 알 수 없다. 약 4800개의 남녀 머리뼈를 연구한 결과, 구석기 시대 말인 2만–3만 년 전 이후 인류의 뇌 크기가 남자는 10%, 여자는 17% 줄어들었다는 연구 결과가 1988년에 나왔다. 하지만 후속 연구가 없다. 곤살레스포레로 연구원은 "어려운 환경을 이기는 데에는 (먹을거리 습득 교육 등) 문명의 도움도 컸다"고 지적했다. 문명이 뇌를 작게만 만드는 게 아닌 만큼 뇌 크기의 미래를 예측하기 힘들다는 뜻이다.

4

허리케인 휩쓴 뒤 앞발 긴 도마뱀만 살아남았다

찰스 다윈이 주장한 자연선택설의 일부다. 자연에 적응할 수 있는 유전자를 가진 생명체가 자연 변화에 적응해 살아남는다. 이런 과정을 반복하며 생명체가 진화한다는 건 단순하지만 강력한 이론이다. 자연선택설은 간단하고 명료하다. 하지만 이를 증명하는 건 까다로운 일이다. 기린의 목이 길어졌다는 걸 과학적으로 확인하기 위해선 수 만 년을 거슬러 올라가야 하기 때문이다.

미국 하버드대 등 8개 기관이 참여한 연구팀은 허리케인으로 인한 도마뱀의 자연선택설을 확인하기로 마음을 먹었다. 2017년 발생한 5등급 허리케인 '이마'와 '마리아'에 주목했다. 허리케인 '이마'는 풍속이 시속 265km에 달했다. '마리아' 역시 시속 200km로 강풍을 동반했다. 빠른 강풍이 도마뱀의 생존에 어떤 영향을 미칠 것인지 확인하기 위해서다. 연구팀은 '이마'가 찾아오기 나흘 전 쿠바 옆 카리브 해에 있는 터크와카이코스섬으로 향했다. 이들은 어른 손바닥 크기의 작은 도마뱀의 앞·뒷다리 길이를 측정했다. 그런 다음 발바닥 중 빨판 역할을 하는 발바닥의 패드 면적을 측정했다. 연구팀은 허리케인이 휩쓸고 간 섬을 다시 찾았다. 허리케인 전과 후의 도마뱀은 큰 변화가 있었다. 허리케인이 섬을 거쳐 간

후 도마뱀의 앞다리 윗뼈는 길어졌다. 반면 뒷다리의 넙다리뼈는 평균적으로 짧아졌다. 발바닥의 패드 면적은 앞발과 뒷발 모두 넓어졌다.

허리케인의 강풍을 견디는 데 적합한 신체를 가진 도마뱀만 살아남은 것이다. 연구팀이 공개한 동영상을 보면 앞다리 뼈가 강풍을 견디는 데 있어 중요한 역할을 맡고 있다는 사실을 확인할 수 있다. 콜린 도니휴 하버드대 연구원은 "앞발 뼈의 길이는 허리케인의 강풍을 버텨낼 수 있는 움켜쥠과 관련이 있다"며 "발바닥 패드의 면적 역시 도마뱀이 강풍을 견디는 것과 연관성이 있다"고 말했다. 얼핏 보면 당연한 연구 결과라 생각된다. 하지만 다윈이 주장한 자연선택설을 단순하게 간결하게 보여주는 연구는 드물다. 이 연구 결과는 세계적인 과학 저널 『네이처』 2018년에 게재됐다.

아마 인간의 뇌도 "어떤 생명체가 살아남을 지는 자연이 선택한다. 이를 거치며 생명체는 천천히 진화한다"라는 찰스 다윈이 주장한 자연선택설 과정을 거치면서 커졌을 것으로 생각된다. 즉 자연에 적응할 수 있는 유전자를 가진 인간이 자연 변화에 적응해 살아남았을 것이다. 특히 이런 과정을 반복하며 인간의 뇌도 점차 진화하며 커졌을 것이다.

제2장

'신경'이란?

의사를 비롯하여 의료인이 의학을 배우는 의학교육 중에서 가장 기초이며 필수적인 교과목이 '사람 해부학'이다. 의과대학생들은 해부실습을 통해서 사람 몸을 직접 해부하여 책에서 배운 내용을 확인하고 개인변이 등을 공부한다. 그러나 의과대학과 치과대학, 한의과대학을 제외한 의료인을 양성하는 교육과정에서 대부분 학생들(간호사, 임상병리사, 치위생사, 물리치료사 등)은 시신을 이용한 해부실습을 수행하기 어려운 실정이다. 이들 학생들은 해부학 교과서나 아틀라스(도보), 인체모형, 동영상 등의 자료를 사용하여 해부학을 배우고 있다. 해부학 교과서나 아틀라스(도보), 동영상 등에 나오는 그림이나 사진, 영상에서 동맥은 빨간색으로, 정맥은 파란색으로, 림프관은 초록색으로, 신경은 노란색으로 표시되어 있다.

필자는 해부실습을 경험하기 위해서 의과대학을 방문한 간호학과 학생들에게 해부실습 견학 전에 "신경이 사람 몸에서 맨눈으로 보일까요?"라는 질문을 자주한다. 놀랍게도 간호학과 학생들은 이미 사람해부학을 학교에서 모두 배웠지만, 한결같이 "신경이 맨눈으로 보이지 않는다"고 대부분 대답한다. 어쩌면 당연한 지도 모르겠다. 지금까지 해부된 사람의 몸 속을 들여다 본 적이 없기 때문이다. 하지만 사람 몸에는 크고 작은 많은 신경들이 존재하고 있으며, 그 중 가장 큰 신경은 '궁둥신경(좌골신경)'으로 사람의 엄지손가락 굵기 정도이다. 그래서 '신경은 사람 몸에서 맨눈으로 볼 수 있다.'

1

'신경' 이름의 유래

'신경'이란 각 기관계통을 연결하여 하나의 유기체로서 신체 활동의 조절과 조정을 담당하는 신경조직이다. 사람의 신경은 신경세포들의 그물망으로 구성되어 있으며, 외부 자극을 감각신경을 통해 받아들여 척수를 거쳐 뇌로 전달하며, 운동신경을 통해서 뇌의 명령을 몸의 각 부위로 전달한다. 신경계통은 형태학적으로 중추신경계통(뇌와 척수)과 말초신경계통(12쌍 뇌신경과 31쌍 척수신경)으로 구성되어 있으며, 기능에 따라서 자율신경계통과 몸신경계통으로 구분한다.

신경과 신경계통을 혼용해서 사용한다. 일반적으로 비슷한 의미로 사용하지만 '신경계통'은 신경세포로 구성되어 있는 그물망 전체적인 의미로 사용되며, '신경'은 신경세포를 구성하는 수상돌기, 축삭, 연접, 신경말단 등을 총칭하는 의미로 사용된다.

'신경神經(nerve)'이란 용어가 생긴 유래는 다음과 같다. 1774년 『해체신서』를 저술한 일본인 스키타 켄파쿠가 'nervus'에 해당하는 용어가 없었기에 고민하다가 '신기한 것이 흐르는 길(신기神氣의 경맥經脈)' 이란 뜻에서 '신神'자와 '경經'자를 차용하여 '신경神經'이란 용어를 최초로 사용했다. 오늘날에도 일본을 비롯하여 우리나라와 중국 등 한자를 사용하는 문화권에서 이 용어를 사용하고 있다.

우리나라 의학 용어와 해부학 용어에 큰 영향을 미친 『해체신서』의 저술에 대한 유래는 다음과 같다. 하이스터가 1721년에 저술한 해부학 교과서 『해부학 개요서』를 토대로, 쿨무스가 1722년에 단치히에서 『해부도보』를 출판하였다. 이 책을 네덜란드 의사 딕텐이 1734년에 네덜란드어로 번역하여 『타펠 아나토미아』로 암스테르담에서 출판하였다. 이 『타펠 아나토미아』가 아시아까지 전파되어 일본인 의사 스키타 겐파쿠와 마에노 료오다쿠가 일본어로 번역하여 1774년 도쿄에서 『해체신서』를 출판하였다. 『해체신서』는 일본에서 번역된 최초의 서양 해부학 책이다. 이 책은 서양의 해부학이 본격적으로 동아시아에 소개되었다는 점에서도 그 의의가 크지만 한국이나 중국에서 오늘날에도 사용되고 있는 기본적인 의학 용어를 번역해냈다는 점에서도 그 의의가 매우 크다.

2

신경세포의 구조와 기능

'신경세포'는 신경계통의 구조와 기능의 단위이며, 흔히 '신경원(뉴런)'이라고도 부른다(그림 2-1). 신경세포는 세포체와 이것으로부터 뻗어난 한 개 내지 다수의 세포질돌기를 갖고 있는데, 신경세포는 세포질돌기의 수에 따라 홑극신경세포와 거짓홑극신경세포, 두극신경세포, 뭇극신경세포 등으로 구별된다. 또 신경세포는 기능에 따라 운동신경세포와 감각신경세포, 사이신경세포로 나뉜다(그림 2-2).

1) 신경세포체

신경세포체의 모양은 구형이나 난원형, 방추형, 별모양 등 다양하다(그림 2-1). 크기는 작은 것은 지름이 4μm로부터 큰 것은 지름이 100μm까지 다양하지만, 20－50μm의 것이 가장 많다. 세포체는 보통 한 개의 핵과 이것을 둘러싸는 세포질로 구성된다. 핵은 핵막에 둘러싸여 있고 한 개의 핵소체를 갖고 있다. 세포질에는 사립체, 골지복합체, 세포질그물, 리보소체, 신경미세관, 신경잔섬유가 있고, 또 많은 신경세포에서는 리포푸신 과립을 볼 수 있다. 특히 세포질 곳곳에 과립세포질그물이 조밀하게 모여 덩어리를 이루고 있는데 이와 같은 구조를 '닛슬소체'라고 부른다. 또 세포체에서 축삭이 시작되는 부위의 세포질에 축삭으로 뻗고 있는 많은 신경미세관과 신경잔섬유가 있을 뿐 다른 소기관들이 없는 부위가 있어 이를 축삭둔덕이라고 한다. 이들 세포체는 신경계통에서 크고 작은 무리를 이루고 있는데 중추신경계통에서의 세포체 집단을 '핵'이라 하고, 말초신경계통의 것을 '신경절'이라고 한다.

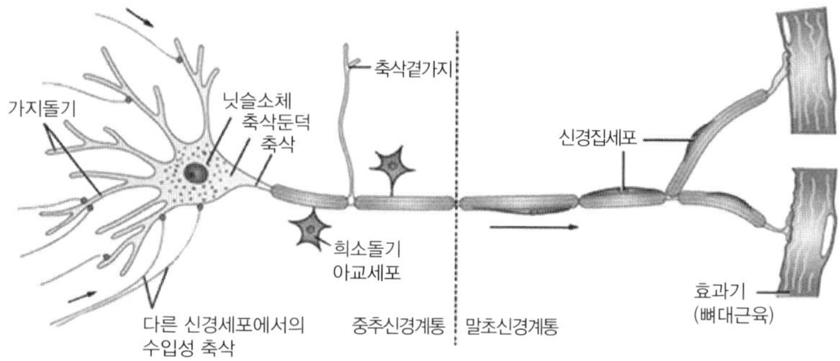

그림 2-1. 신경세포(뉴런)의 구조

2) 신경세포의 돌기

신경세포의 돌기는 가지돌기와 축삭으로 구별된다.

(1) 가지돌기

대다수의 신경세포는 여러 개의 가지돌기를 뻗고 있으나 드물게 한 개를 갖는 경우도 있다. 세포체에서 뻗어난 가지돌기의 시작부분은 굵고, 나뭇가지처럼 되풀이되어 여러 가닥으로 나뉘면서 점차 가늘어지고 있다. 이와 같은 가지돌기는 축삭과 달리 세포체에서 볼 수 있는 리보소체, 닛슬소체가 있으며, 다수의 신경미세관, 신경잔섬유, 사립체 등이 있다. 어떤 신경세포의 가지돌기 표면에는 가시모양의 작은 돌기, 즉 가지돌기가시가 많이 있는 것도 있다. 가지돌기는 신경세포의 표면적을 현저하게 증가시키고, 가지돌기의 표면에는 다른 신경세포의 축삭종말이 독특하게 접촉하여 있는 이른바 신경연접이 형성되어 있다.

(2) 축삭

축삭은 신경자극을 전도하는 가늘고 긴 돌기로 흔히 '신경섬유'라고 부른다. 축삭은 세포체의 축삭둔덕으로부터 하나가 뻗어나며, 진행하는 과정에서 몇 개의 축삭곁가지를 내고 있다. 축삭의 길이는 세포에 따라 1mm 이하의 짧은 것으로부터 1m가 넘는 긴 것까지 다양하다. 축삭의 속에는 다량의 신경미세관과 신경잔섬유, 약간의 무과립세포질그물과 사립체가 있을 뿐 다른 소기관들은 없다. 이와 같은 신경섬유(축삭)는 말이집(미엘린집, 수초)이라고 하는 싸개로 둘러싸여 있는 말이집신경섬유(유수신경섬유)와 말이집이 없는 민말이집신경섬유(무수신경섬유)로 구별된다. 이런 신경섬유의 구조는 중추신경계통과 말초신경계통에서 차이가 있다. 즉 중추신경계통의 신경섬유 중에서 말이집신경섬유의 경우는 단지 말이집으로 싸여 있고, 민말이집섬유는 어떤 구조로도 싸여 있지 않은 나체신경섬유이다. 이에 비하여 말초신경계통의 말이집신경섬유는 축삭을 싸고 있는 말이집의 겉에 신경집세포(슈반세포)로 된 신경집(슈반집)이 더 싸고 있으며, 말이집섬유의 경우도 신경집으로 싸여 있다. 말초신경계통에는 중추신경계통의 나체신경섬유와 같은 신경섬유는 존재하지 않는다.

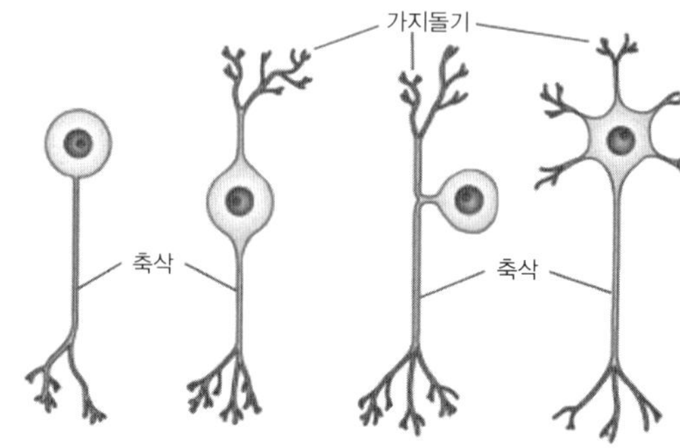

그림 2-2. 세포질돌기의 수에 따른 신경세포의 종류

3) 신경연접

신경연접(시냅스)은 신경자극이 한 신경세포에서 다른 신경세포, 효과기 또는 수용기로 전파되는 부위이며, 그 구조는 좁은 연접틈새를 사이에 두고 연접앞부위와 연접뒤부위로 구분된다(그림 2-3). 연접앞부위에 해당하는 축삭의 끝부분인 축삭종말은 다소 부풀어 있으며, 그 안에 다수의 연접소포가 포함되어 있다. 연접소포에는 신경전달 물질이 들어 있으며, 신경세포에 따라서 아세틸콜린, 에피네프린, 도파민, 세로토닌, 글루타메이트, 감마아미노부티르산 등 각기 다른 신경전달 물질을 갖고 있다.

중추신경계통에서 축삭종말은 다른 신경세포의 세포체, 가지돌기 또는 축삭과 신경연접을 형성한다. 이에 비하여 말초신경계통의 축삭종말

중에서 감각신경종말은 독특한 형태를 이루어 일반감각기관과 특수감각기관에 분포하며, 운동신경종말은 갖가지 근육세포(뼈대근육과 민무늬근육, 심장근육)와 독특한 모습으로 연접을 이루고 있다.

3

신경아교세포의 종류와 기능

신경아교세포는 신경조직에서 신경세포를 지지하면서 대사기능을 원활하게 하는 세포이며 그 수는 신경세포보다 훨씬 많다. 이 세포는 중추신경계통에 있는 중추성 아교세포와 말초신경계통에 존재하는 말초성 아교세포로 크게 구분한다. 중추성 아교세포에는 별아교세포와 희소돌기아교세포, 미세아교세포, 뇌실막세포가 있으며, 말초성 아교세포에는 신경집세포(슈반세포)와 위성세포가 있다(그림 2-4).

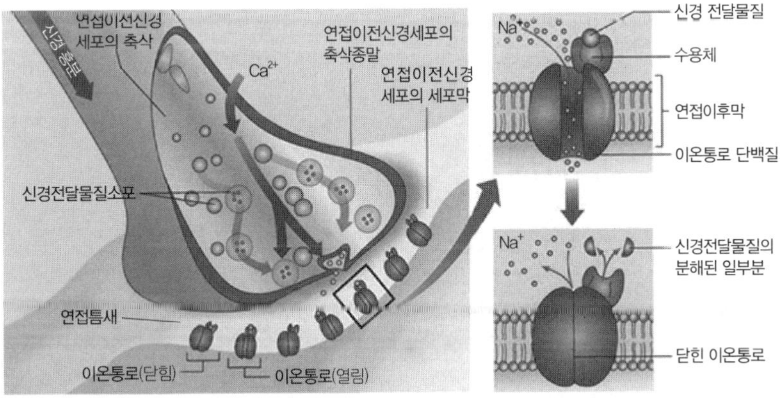

그림 2-3. 신경연접(시냅스)

1) 별아교세포

세포체로부터 다수의 돌기가 방사상으로 뻗어 있어 별모양이다. 이 세포들은 신경세포 사이의 세포사이공간을 채우고 있을 뿐만 아니라 모세혈관의 주위를 거의 완벽하게 둘러싸고 있어 혈액-뇌관문의 형성에 관여한다. 중추신경계통에는 모세혈관을 흐르는 혈액 성분이 직접 신경세포에 영향을 미치지 못하도록 하는 일종의 장벽이 형성되어 있고, 이를 '혈액-뇌관문'이라 하며, 이 관문의 구조는 민모세혈관의 내피와 바닥판, 그리고 그 겉을 싸고 있는 별아교세포의 혈관주위돌기로 이루어져 있다.

2) 희소돌기아교세포

소수의 가느다란 돌기를 갖고 있으며, 세포질에는 과립세포질그물과 미세관이 특히 많다. 이들은 신경세포의 세포체에 이웃하여 분포하거나 신경섬유를 따라서 배열되어 있다. 희소돌기아교세포는 그 세포체에서 뻗어난 세포질돌기로 인접하고 있는 축삭을 동심원상으로 둘러 감아 말이집을 형성한다. 이런 점에서 이 세포는 말초신경의 신경집세포와 유사하다.

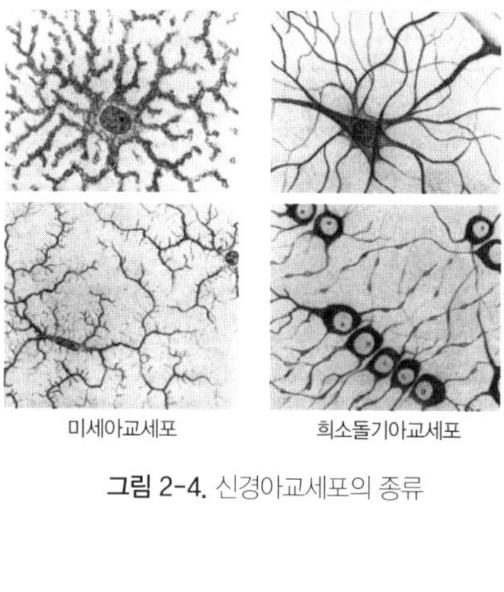

그림 2-4. 신경아교세포의 종류

3) 미세아교세포

세포체는 작고, 뇌 및 척수의 혈관 근처에 많다. 이 세포는 이물질 또는 변성된 구조물을 포식하는 작용이 있고, 따라서 신경조직이 괴사된 부위에 밀집된 것을 볼 수 있다. 신경세포와 다른 아교세포가 발생학적으로 외배엽에서 기원하는 데 비하여 미세아교세포만은 중배엽에서 기원한 세포이다.

4) 뇌실막세포

중추신경계통에서 뇌척수액이 들어 있는 뇌실, 뇌실을 서로 연결하고 있는 도관, 그리고 척수중심관의 속면을 덮고 있는 한 층의 원주형 내지 입방형의 세포를 말한다.

5) 신경집세포와 위성세포

신경집세포(슈반세포) : 말초신경계통의 말이집신경섬유와 민말이집신경섬유를 둘러싸고 있는 세포로서 긴 축삭의 일부분씩을 말아 둘러싸고 있다. 특히 말이집신경섬유의 경우 이 세포의 세포질돌기가 축삭을 두루마리 형태로 감아 말이집을 형성한다.

위성세포 : 말초신경계통의 신경절, 즉 뇌척수신경절(감각신경절)과 자율신경절에 있는 신경절세포의 세포체를 싸고 있는 납작한 세포이다.

4

신경계통의 발생

신경계통은 한 개의 수정란이 세포분열을 계속하여 형성하는 3가지 배엽 중에서 외배엽으로부터 발생한다. 즉 외배엽의 등쪽 부분의 일부는 증식하여 '신경판'이 되고, 신경판은 등쪽으로 말려서 신경주름이 되어 중배엽쪽으로 밀려가며, 뒤이어 가늘고 긴 관을 만들고, 이렇게 형성된 관은 표면외배엽으로부터 분리된다. 이 관을 '신경관'이라고 부른다. 신경관을 구성하는 세포들은 크기가 증가하며, 또 유사분열에 의하여 수가 증가하고, 다시 형태가 변하여 신경세포와 신경아교세포로 분화한다. 신경관은 후에 뇌와 척수로 분화하고, 중심부의 공간은 뇌실과 척수의 중심관으로 된다. 신경관이 외배엽으로부터 분리될 무렵 등가쪽에서 증식한 세포무리를 '신경능선'이라고 하고, 이들은 신경관에서 분리되어 척수신경절, 자율신경절, 콩팥위샘의 속질 등으로 분화한다.

1) 뇌와 척수의 형성

중추신경계통이 처음으로 생길 때 신경관은 앞부분에 세 개의 팽대부, 그리고 뒷부분에 두 개의 팽대부가 형성된다. 앞부분의 일차뇌소포인 앞, 중간, 뒤팽대부에서 앞뇌(전뇌), 중간뇌(중뇌), 마름뇌(능형뇌)가 각각 발생한다. 그리고 뒷부분은 척수의 목팽대와 허리엉치팽대로 발생되는데, 척수의 두 팽대에는 팔과 다리를 지배하는 다수의 신경세포와 신경섬유가 모여 있다. 그 이후 앞뇌소포에서 발생하는 앞뇌는 끝뇌(종뇌)와 사이뇌(간뇌)의 두 부위로 나뉘며, 끝뇌는 다시 대뇌반구로 바뀌고, 사이뇌에서는 눈소포(망막과 시각신경)가 발생한다. 사람의 대뇌반구는 사이뇌를 뒤쪽과 가쪽에서 둘러싸는 대뇌겉질과 그 속에 있는 바닥핵(기저핵)과 비교적 적은 부위인 후각뇌의 세 부분으로 구분된다. 중간뇌소포는 별로 변화하지 않고 중간뇌로 된다. 마름뇌는 뒤뇌(후뇌)와 숨뇌(연수)로 구분된다. 뒤뇌는 다시 다리뇌(교뇌)와 소뇌로 구분되고, 숨뇌는 숨뇌로 된다 (그림 2-5).

2) 말초신경계통의 형성

말초신경계통은 뇌신경, 척수신경, 내장신경 등과 뇌신경절, 척수신경절, 자율신경절 등으로 이루어지며, 이들의 발생기원은 다양하다. 모든 몸감각신경세포와 내장감각신경세포들은 신경능선세포에서 발생하고, 이들의 세포체는 뇌와 척수의 밖에 위치한다. 감각신경세포의 돌기는 중추가지와 말초가지로 나뉘어서 말초가지는 감각신경종말로 가고, 중추가지는 척수나 뇌에 연결된다. 신경능선세포에서 유래한 아교세포의 일부는 신경절을 둘러싸는 위성세포로 되고, 다른 아교세포들은 축삭을 둘러싸고 있는 슈반세포로 된다.

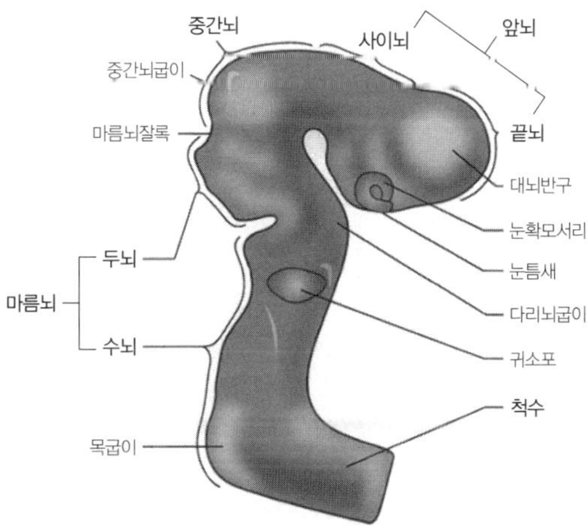

그림 2-5. 뇌와 척수의 발생(배아 나이 5주)

제3장

신경계통의 구조와 기능

신경계통은 신경의 활동에 의하여 신체의 기능을 통제 내지 조정하는 역할을 한다. 신경성 통제는 크게 두 종류로 구분할 수 있다. 하나는 생명의 유지를 위하여 민무늬근육이나 심장근육의 운동기능과 각종 분비샘(선)의 분비활동을 조절하는 것으로 보통 우리의 의식에 관계없이 자율적으로 행해지고 있기 때문에 자율작용이라 한다. 다른 종류는 환경의 변화에 대응하기 위하여 신체의 활동을 적응시키는 작용으로, 이러한 경우에는 자극을 받아들이는 감각작용과 그것에 대응하여 신체를 반응시키는 운동작용이 있다.

신경계통에서 감각을 받아들이기 위해서는 감각기관이 필요하고, 운동을 행하기 위해서는 뼈대근육 등의 운동기관이 필요하다. 이러한 기능을 수행하는 과정에서 자극을 받아들이는 장치를 수용기 또는 감각기관이라 하고, 반응을 일으키는 장치를 효과기 또는 운동기관이라 하며, 이 양자의 사이를 구조적 및 기능적으로 연결하는 것이 신경계통이다. 신경계통은 그 작용의 중추적 역할을 감당하는 중추신경계통, 그리고 중추신경계통과 말초기관을 연결하는 말초신경계통으로 구분한다(그림 3-1).

1

뇌의 구조와 기능

뇌는 대뇌와 소뇌, 사이뇌, 뇌줄기의 4부분으로 나뉜다. 가장 큰 것이 대뇌이며, 그 아래에 소뇌, 중심부에서 아래를 향해 사이뇌와 뇌줄기가 있고, 척수와 연결된다(그림 3-2). 어른 남자의 뇌 무게는 1350-1400g이고, 여자는 1200-1250g이다. 1500g 이상은 '거대뇌증'이라고 하며, 900g 이하는 '소뇌증'이라고 한다. 신생아의 뇌 무게는 370-400g이며 남녀의 차이는 없다. 생후 6개월에는 뇌의 무게가 두 배로 되며, 7-8세에는 어른의 약 90%에 도달한다. 이후에 서서히 증가하여 남자는 20세, 여자는 18-19세 정도에서 완전히 성장한다. 50세 이후부터는 서서히 감소하기 시작하여 90세에서는 10% 정도 감소하게 된다.

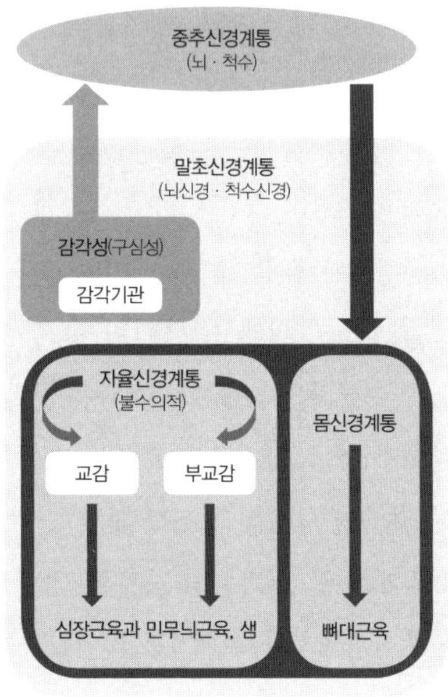

그림 3-1. 신경계통

뇌의 기능은 감정과 사고, 판단, 기억 같은 마음에 관여하는 활동뿐 아니라 내장의 기능 조절, 호흡, 체온유지, 호르몬조절 등 몸의 활동도 제어하고 있다. 또 생명을 유지하는 중요한 장소이며 미지의 영역으로 신비의 기관이기도 하다(표 3-1).

표 3-1. 뇌의 부위별 기능

뇌 구조	기능
대뇌	사고, 성격, 감각, 운동, 기억
시상	감각자극의 중계장소, 인식과 의식 조절
시상하부	체온, 수면, 식욕, 감정, 뇌하수체의 조절
소뇌	수의운동의 조정과 평형
다리뇌	눈과 얼굴에 전달되는 뇌신경 연결 등
숨뇌	몇 가지 신경로가 왼쪽에서 오른쪽으로, 오른쪽에서 왼쪽으로 교차한다. 심장과 혈관, 호흡계통을 통제하는 중추가 들어 있다.

1) 대뇌

대뇌는 끝뇌가 발달한 것으로, 대뇌의 표면에는 다수의 대뇌고랑이 있어 이마엽(전두엽), 마루엽(두정엽), 뒤통수엽(후두엽), 관자엽(측두엽), 섬엽 등으로 구분되며, 각 엽의 겉에는 다양한 형태의 대뇌이랑이 이루어져 있다(그림 3-2). 대뇌이랑과 대뇌고랑의 벽을 덮고 있는 회색질이 대뇌겉질(대뇌피질)이며, 그 깊은 곳의 백색질이 대뇌속질(대뇌수질)이다. 대뇌반구의 중심부에는 가쪽뇌실이 있다.

(1) 대뇌겉질

대뇌반구의 표면적은 약 2200cm^{2}에 이르며, 그 중에서 1/3은 대뇌이랑을, 그리고 2/3는 대뇌고랑벽을 이루고 있다. 대뇌겉질은 다양한 형태의 신경세포들이 독특하게 분포하여 이루어진 6층으로 되어 있으며, 표면쪽으로부터 분자층, 바깥과립층, 바깥피라미드층, 속과립층, 속피라미드층, 뭇모양층이 차례로 구별된다. 대뇌겉질의 두께는 운동영역에서 가장 두꺼워 4.5mm이고, 가장 얇은 부분은 시각영역으로 1.5mm이며, 평균

두께는 약 2.5mm이다. 대뇌겉질에서 세포층의 수와 각 층에서의 세포 배열은 부위에 따라 다르며, 이러한 부위별 구조적 차이는 기능적 차이와도 관련되어 있어 브로드만은 대뇌겉질을 47개의 기능영역으로 구분하였다.

(2) 대뇌속질

대뇌반구의 겉질 밑에 있는 말이집신경섬유로 구성된 부분이며, 속질의 신경섬유는 맞교차연결, 연합 및 투사 등 세 부류의 섬유로 구별된다. 대뇌속질의 속에는 바닥핵(기저핵)이 파묻혀 있다. 맞교차섬유는 좌우의 대뇌반구를 연결하는 뇌들보(뇌량), 후각뇌의 여러 구조물을 연결하는 앞 및 뒤맞교차 등이 있으며, 사람에서는 뇌들보가 앞맞교차에 비하여 매우 크다. 연합섬유는 같은 쪽 대뇌겉질에서 각 부위를 연락하는 섬유군으로, 이웃 뇌이랑을 연결하는 짧은 섬유로부터 먼 곳의 뇌이랑을 연결하는 긴 섬유까지 있다. 투사섬유는 대뇌겉질과 뇌줄기, 척수의 여러 핵을 연락하는 섬유군이다. 시상에서 시작하여 올라가는 섬유군은 속섬유막을 통하여 대뇌겉질의 여러 감각영역에 투사한다. 또 대뇌겉질의 운동영역에서 시작하는 섬유는 소위 피라미드길로, 척수까지 내려가서 수의운동에 관여한다. 그리고 대뇌겉질에서는 줄무늬체, 시상밑핵, 적색핵, 다리뇌핵 등으로 섬유를 보내고 있는데, 이들이 피라미드바깥길(추체외로)계로 무의식적 운동에 관여한다.

(3) 둘레계통

둘레계통(변연계)은 계통발생학적으로 뇌의 원시적인 부분으로 띠이랑, 해마, 편도핵, 시상하부 등을 비롯한 여러 부위로 구성된 복합체이다. 기능적으로는 후각, 기억, 감정의 표현, 내장기능의 조절 등에 관여한다.

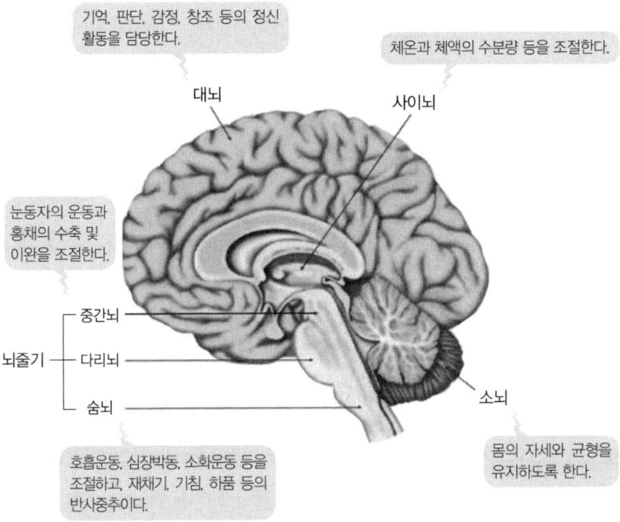

그림 3-2. 뇌의 구조(사상절단면)와 기능

(4) 바닥핵

대뇌반구의 속질 속에 있는 회색질을 바닥핵(기저핵)이라고 한다. 바닥핵에는 꼬리핵과 조가비핵으로 된 줄무늬체, 그리고 창백핵, 담장, 편도핵으로 이루어져 있다. 이들 핵 중에서 줄무늬체와 창백핵은 피라미드바깥길계통의 핵이 되며, 담장은 대뇌섬겉질의 일부가 변형된 것이며, 편도핵은 둘레계통의 핵이다.

2) 소뇌

소뇌는 여러 감각수용기와 대뇌겉질로부터 운동에 관련된 정보를 받아 몸의 평형과 운동을 조절하는 데 관여하는 기관으로, 가운데의 소뇌벌레와 그 가쪽에 발달한 소뇌반구로 구분된다(그림 3-2). 사람의 소뇌가 다른 동물에 비하여 큰 것은 소뇌반구의 발달이 현저하기 때문이다.

소뇌는 그 표면에 가로로 깊게 패인 틈새에 의하여 앞엽과 뒤엽, 타래결절엽으로 크게 나뉘며, 각 엽은 다시 얕은 틈새에 의하여 여러 소엽으로 나뉜다. 그리고 소엽의 표면에는 매우 많은 소뇌이랑이 형성되어 있다. 소뇌이랑의 얕은 층은 회색질이고 깊은 층은 백색질이다. 표층의 회색질층을 겉질(피질)이라 하며, 각종 신경세포들이 독특하게 배열하여 이루어진 세층이 구별된다. 겉질의 표면쪽 층이 분자층이며, 작은 신경세포들이 성글게 분포해 있다. 겉질의 속층으로 백색질에 접하고 있는 두꺼운 층이 과립층이며, 작은 신경세포들이 매우 조밀하게 분포해 있다. 그리고 분자층과 과립층의 사이에 조롱박세포들이 한 층으로 배열해 있는 조롱박세포층이 있다. 이와 같은 소뇌겉질로 둘러싸인 속의 백색질을 속질이라 한다. 소뇌속질을 이루는 신경섬유들은 소뇌겉질의 신경세포들과 연접하기 위하여 들어오는 들신경섬유와 조롱박세포의 축삭인 날신경섬유로 이루어져 있다.

양쪽 소뇌반구의 가운데에 있는 넓은 백색질에는 꼭지핵, 둥근핵, 마개핵, 치아핵 등 네 개의 소뇌핵이 자리 잡고 있다. 이들 소뇌핵 중에서 현저하게 큰 치아핵은 주로 소뇌반구와, 다음으로 큰 꼭지핵은 소뇌벌레와 각각 연결되어 있다.

3) 사이뇌

사이뇌(간뇌)는 앞쪽을 제외한 대부분이 대뇌반구에 덮여 있다(그림 3-2). 이 부위의 중앙에는 셋째뇌실이 있고, 전후로 달리는 얕은 고랑에 의하여 감각성의 시상과 자율신경성의 시상하부가 나누어진다. 시상의 뒤안쪽 주변에 있는 시상상부는 둘레계통(변연계)에 연결되어 있다. 시상의 배쪽에 있는 시상밑핵은 피라미드바깥계통의 운동에 관여한다. 또 시상의 뒤등쪽에 안쪽무릎체와 가쪽무릎체가 붙어 있다. 시상은 크게 앞핵군, 가쪽핵군, 안쪽핵군, 중심핵군, 뒤핵군, 시상후부핵군 등으로 구별되며, 특히 시상후부핵군에는 청각과 시각의 중계핵인 안쪽무릎핵과 가쪽무릎핵이 들어 있다. 이들 각 핵군은 다시 다수의 핵으로 세분되는데, 그 대부분은 각기 대뇌겉질과 밀접한 연결을 갖는다. 감각에 관여하는 것은 여러 종류의 감각이 시상에 모이고 시상은 대뇌겉질의 각 감각영역에 대응하여 연결되어 있다.

4) 뇌줄기

척수의 위쪽에 계속된 부분이 뇌줄기(뇌간)이며, 뇌줄기의 윗부분에는 뒤쪽으로부터 가쪽에 걸쳐 대뇌반구로 크게 덮여 있고, 아랫부분의 뒤쪽에는 소뇌반구가 놓여 있다. 뇌줄기는 아래에서 위로 향하여 숨뇌, 다리뇌, 중간뇌로 구분된다(그림 3-2). 소뇌와 뇌줄기를 연결하는 위와 중간, 아래 소뇌다리를 절단한 후 소뇌를 제거하면 넷째뇌실이 나타나는데, 그 모양을 따라 마름오목이라고 부른다. 마름오목의 중앙에 정중고랑이 있고, 그 가쪽에 경계고랑이 있으며, 두 고랑의 중간구역이 안쪽융기이고, 약간 융기된 얼굴둔덕이 있다. 이것의 깊은 곳에 갓돌림신경핵이 있고, 이 핵의 뒤쪽을 얼굴신경이 지나가기 때문에 얼굴둔덕이 형성된 것이다. 이 얼굴둔덕은 뒤쪽에서 볼 수 있는 숨뇌와 다리뇌의 경계가 된다. 안쪽융기의 아래 부분이 혀밑신경삼각이며 혀밑신경핵을 포함하고 있다. 경계고랑의 가쪽구역을 안뜰구역이라 하고, 여기에는 안뜰핵이 있으며, 다시 뇌줄기의 가쪽 주변부로 돌아가는 곳에는 달팽이핵이 있다. 경계고랑의 아래쪽에 약간 폭넓은 곳이 미주신경삼각이며, 미주신경뒤핵이 있다.

마름오목의 아래가쪽에는 밖으로 향하여 널판결절, 쐐기결절, 삼차결절이 있고, 각기 널판핵과 쐐기핵, 삼차신경척수핵이 파묻혀 있다. 첫째 목신경의 뒤뿌리는 쐐기다발결절과 삼차결절의 사이로 들어간다. 마름오목의 위쪽에서는 아래둔덕 및 위둔덕이 돌출한 것을 볼 수 있으며, 아래둔덕의 아래끝은 다리뇌와 중간뇌, 또 위둔덕의 위끝은 중간뇌와 사이뇌의 경계가 된다.

뇌줄기를 앞에서 보면 다리뇌가 있고, 다리뇌의 가쪽부위는 중간소뇌다리로 되어 소뇌와 연결된다. 숨뇌의 가운데에 있는 정중고랑은 아래쪽으로 가면서 소실되며, 척수에 가면 다시 앞정중고랑이 나타난다. 정중고랑이 도중에 소실된 곳이 피라미드교차이며, 그 아래끝이 숨뇌와 척수의 경계가 된다. 숨뇌 중앙부의 좌우부분을 피라미드이라 하며, 피라미드길을 포함하고 있다. 피라미드의 가쪽에 타원형으로 돌출한 부분을 올리브라 한다. 피라미드와 올리브 사이의 경계고랑에서 갓돌림신경, 혀밑신경 및 첫째목신경의 앞뿌리가 나온다. 숨뇌와 척수의 앞가쪽부위에 걸쳐 나오는 것이 더부신경이며, 그 위쪽에서 미주신경, 혀인두신경 및 얼굴신경을 볼 수 있다. 얼굴신경의 가쪽에는 속귀신경이 있고, 다리뇌의 앞가쪽부에서는 삼차신경을 볼 수 있다. 중간뇌의 앞쪽 대부분을 차지하는 것이 대뇌다리이고, 대뇌다리 사이에 움푹 들어간 곳이 뒤관통질로서 세동맥이 통과하는 다수의 작은 구멍을 볼 수 있다.

(1) 중간뇌

중간뇌는 구조적으로 중간뇌덮개, 중간뇌뒤판, 대뇌다리로 구분된다. 중간뇌덮개에 형성되어 있는 두 쌍의 돌출부 중에서 아래둔덕은 청각전도의 중간중추에 해당하는 신경핵이며, 위둔덕은 시각자극이 있는 쪽으로 머리와 눈을 향하게 조절하는 시각반사중추 부위이다. 중간뇌뒤판에는 도르래신경핵, 눈돌림신경핵 그리고 피라미드바깥계통의 운동에 관여하는 적색핵, 흑색질 등이 있다. 대뇌다리는 중간뇌의 앞쪽에 있는 넓은 부위로서 대뇌겉질에서 다리뇌와 척수로 내려가는 신경섬유로 이루어져 있다.

(2) 숨뇌와 다리뇌

숨뇌와 다리뇌(교뇌)의 내부 구조는 매우 복잡하며, 다수의 뇌신경핵과 그 밖의 핵 그리고 여러 종류의 신경 다발이 교차하고 있다. 뇌줄기에 있는 감각신경핵으로는 속귀신경핵, 삼차신경감각핵, 얼굴신경감각핵이 있고, 운동신경핵에는 혀밑신경핵, 갓돌림신경핵, 도르래신경핵, 얼굴신경운동핵, 삼차신경운동핵 등이 있다. 또 자율신경핵으로 미주신경핵과 혀인두신경핵이 있으며, 특히 미주신경은 심장의 박동 및 호흡작용을 지배하므로 이 신경핵이 있는 숨뇌는 생명을 유지하는 데 매우 중요한 부위이다. 뇌신경핵 이외에 덧쐐기핵, 올리브핵, 다리뇌핵 등 운동조절에 관여하는 것과 감각성의 널판핵과 쐐기핵 등도 볼 수 있다.

5) 뇌실계통

뇌와 척수의 속에 있는 속공간은 뇌와 척수의 형태 변화에 상응하여 각기 모양과 크기가 바뀌는데, 대뇌반구에서는 가쪽뇌실, 사이뇌에서는 셋째뇌실, 중간뇌에서는 중간뇌수도관, 마름뇌에서는 넷째뇌실, 척수에서는 중심관으로 된다(그림 3-3, 3-4).

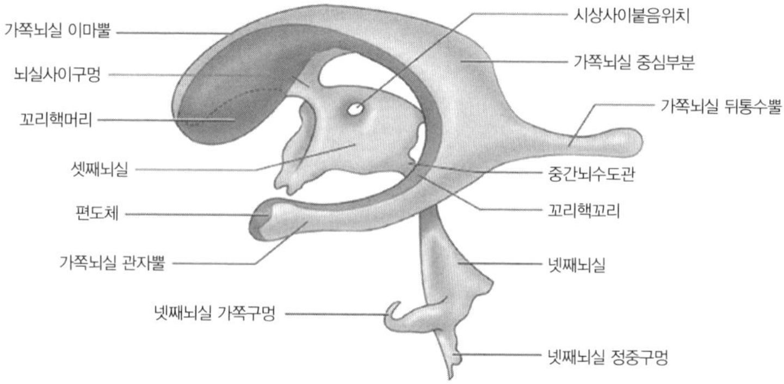

그림 3-3. 뇌실계통

(1) 맥락얼기

맥락얼기는 연질막(연막)으로부터 뇌실의 속으로 덩굴처럼 불규칙하게 돌출한 구조물로서 뇌척수액을 생산하는 기관이다. 이 얼기는 넷째뇌실과 셋째뇌실의 천장과 가쪽뇌실의 사이뇌쪽에서 뇌의 실질이 얇아져서 연질막과 뇌실막이 이어져 있다. 맥락얼기의 겉은 뇌실막에 이어져 있는 맥락상피로 덮여 있고, 속은 연질막에 이어져 있는 성긴결합조직성 맥락조직으로 되어 있다. 맥락상피는 뇌척수액 분비에 관여하는 세포로 이루어진 단층 입방형이며, 맥락조직 속에는 모세혈관이 잘 발달되어 있다.

(2) 뇌척수막

뇌척수막은 뇌와 척수의 표면을 둘러싸고 있는 결합조직으로 구성된 세 겹의 막이다. 가장 바깥쪽의 두꺼운 층이 경질막(경막)이고, 중간의 얇고 엉성한 층이 거미막(지주막)이며, 가장 안쪽에서 뇌와 척수의 실질에 밀착되어 있는 얇은 층이 연질막(연막)이다(그림 3-4).

뇌경질막의 바깥쪽은 뼈막에 부착되어 있고, 두 겹의 뇌경질막 사이에는 경질막정맥굴이 형성되어 있다. 또 경질막은 곳곳에서 주름을 만들어 뇌를 안정시키고 있는데, 좌우 대뇌반구의 사이에 있는 것이 대뇌낫이고, 소뇌반구의 사이에 있는 것이 소뇌낫이며, 다시 대뇌반구와 소뇌반구 사이에 있는 것이 소뇌천막이다. 척수경질막은 뼈막과 밀착되어 있지 않으므로, 양자의 사이에는 성긴결합조직으로 차 있는 넓은 경질막바깥공간이 형성되어 있다. 뇌척수막의 경질막과 거미막의 사이에는 소량의 조직액이 들어 있는 좁은 공간인 경질막밑공간이 있다. 거미막과 연질막의 사이를 거미막밑공간이라고 하며, 뇌척수액이 이곳을 흐른다. 척수연질막에서는 좌우 모서리의 연질막이 끈모양으로 변형된 치아인대가 경질막에 가로로 붙어 있어서 척수의 위치를 안정시켜 준다.

(3) 뇌척수액과 순환

뇌척수액은 맥락얼기에서 분비되어 뇌실과 중심관을 채우고 있다. 전체의 양은 120-150ml이며, 1일에 3-4회 정도 모든 양이 교체된다. 뇌척수액의 비중은 눈의 안구 방수와 비슷하여 1.004-1.008이며, 다량의 칼륨과 염분을 함유하고 있다. 정상에서 뇌척수액 $1mm^3$에 1-8개 정도의 림프구가 나타나고 있으며, 10개 이상이 출현할 경우는 질병을 의심하게 된다. 가쪽뇌실의 맥락얼기에서 생산된 뇌척수액은 뇌실사이구멍을 통하여 셋째뇌실로 흘러가고, 셋째뇌실 맥락얼기에서 분비된 것과 함께 좁은 중간뇌수도관을 통해서 넷째뇌실에 모이며, 넷째뇌실의 맥락얼기에서 분비된 것과 더불어 이 뇌실에 뚫려 있는 정중구멍과 좌우의 가쪽구멍을 지나서 거미막밑공간으로 흐른 다음, 뇌막에 형성되어 있는 거미막과

립을 통하여 정맥굴로 흡수되어 혈액과 섞인다(그림 3-4).

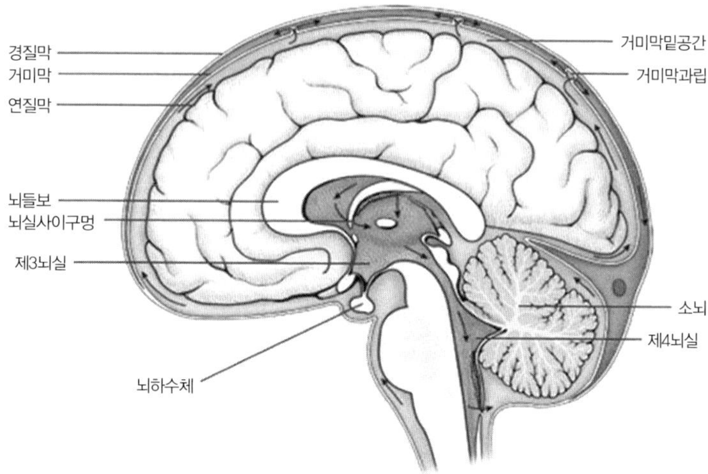

그림 3-4. 뇌의 시상절단면과 뇌척수액의 흐름(화살표)

2

척수의 구조와 기능

1) 척수의 외형

척수는 뒤통수뼈 큰구멍 아래에서부터 첫째허리뼈 몸통 아래 끝까지의 척주관 안에 자리 잡고 있으며, 그 길이는 남자의 경우는 약 45cm, 여자에서는 약 43cm이고, 무게는 30g 정도이다. 척수의 아래끝은 태생 4개월에는 엉치뼈아래끝, 태생 6개월에는 엉치뼈위끝, 신생아에서는 셋째허리뼈 높이에 자리 잡고 있다. 일반적으로 여자는 남자에 비하여 약간 아래쪽에 위치하지만, 어른에서 셋째허리뼈보다 낮은 경우는 없다. 허리천사(요추천자)를 시행할 경우 어른은 셋째와 넷째허리뼈의 사이, 소아는 넷째와 다섯째허리뼈의 사이를 선택하는 이유의 하나는 배뇨, 배변의 1차중추가 있는 척수말단부의 손상을 방지하기 위한 것이다.

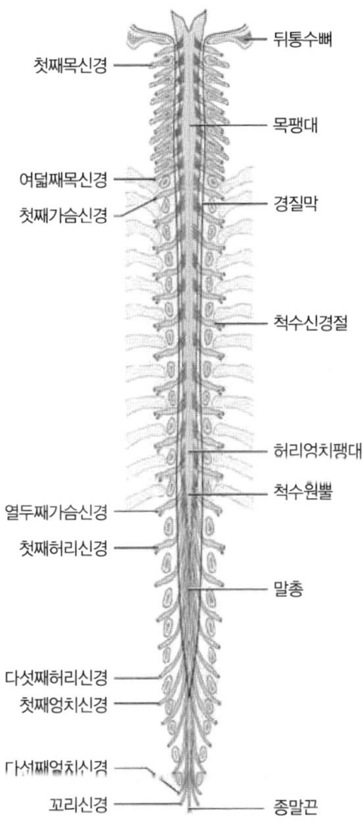

그림 3-5. 척수의 모습

척수의 굵기는 보통 손가락 정도인데, 전체 길이를 통하여 민듯한 모양이 아니라 목팽대와 허리엉치팽대라는 두 개의 부푼 부분이 있다. 목팽대는 여섯째목뼈 높이의 부분으로 가장 굵다. 허리엉치팽대의 아랫부분은 갑자기 가늘어져서 척수원뿔로 되며, 그 아래 부분은 끈모양의 종말끈이 된다. 척수의 표면에는 앞정중틈새, 좌우 양쪽의 앞가쪽 및 뒤가쪽고랑 그리고 뒤정중고랑이 있어 모두 여섯 개의 홈을 볼 수 있다.

척수에는 31쌍의 척수신경 뿌리가 붙어 있다. 척수신경의 뒤뿌리는 뒤가쪽고랑에서 척수로 들어가는 감각뿌리이고, 앞뿌리는 앞가쪽고랑에서 나오는 운동뿌리이다. 척수와 척주관의 길이가 다르기 때문에 아래쪽의 척수신경은 기다란 뿌리를 갖게 된다. 종말끈을 둘러싸고 있는 아래쪽 신경뿌리는 그 모습이 말꼬리를 닮아 말총이라 부른다. 척수는 출입하는 척수신경을 기준으로 분절을 구분하는데, 부위에 따라 목분절은 8, 가슴분절은 12, 허리분절은 5, 엉치분절은 5, 꼬리분절은 1분절이 있다 (그림 3-5).

2) 척수의 단면

척수는 어느 높이의 단면이든지 가운데에 H자 모양의 회색질이 있고, 그 주위를 백색질이 둘러싸고 있다. 회색질에는 주로 신경세포가 분포하고, 백색질에는 신경세포가 없이 말이집신경섬유로 이루어져 있다. 회색질의 중심에는 중심관이 있는데, 육안으로는 구분할 수 없다. H자 모양의 회색질에서 앞뒤로 돌출한 부분을 각각 앞뿔, 뒤뿔이라 하고, 두 뿔을 연결하는 부분의 가쪽부분을 가쪽중간회색질이라고 한다(그림 3-6).

단면상에서는 앞뿔과 뒤뿔이지만 척수를 입체적으로 보면 위아래로 계속되므로 앞기둥과 뒤기둥이라고 한다. 또 가쪽중간 회색질이 가쪽백색질쪽으로 작게 돌출한 것을 가쪽뿔 또는 가쪽기둥이라고 부른다.

뒤뿔에는 주로 신체의 감각에 관계하는 여러 종류의 신경세포가 모여 층구조를 이루고 있다. 가쪽중간회색질에는 자율신경계통 기능에 관여하는 세포들이 분포해 있으며, 특히 가쪽은 교감신경계통이다. 앞뿔에는 뼈대근육을 수축시켜 신체의 운동을 유발하는 데에 관여하는 큰 알파운동신경세포, 근육방추에 분포하는 작은 감마운동신경세포, 그리고 앞뿔에 있는 여러 신경세포들을 연결하는 사이신경세포가 있다.

척수의 주변부를 이루고 있는 백색질은 뒤섬유단, 가쪽섬유단, 앞섬유단 등 세 부분으로 구분된다. 백색질은 신경섬유의 다발인 신경로로 이루어져 있는데, 척수의 위아래로 달리는 투사섬유에는 감각성의 오름신경로와 운동성의 내림신경로가 있고, 척수의 좌우부위를 연결하는 맞교차섬유, 그리고 동측의 상하를 연결하는 연합섬유로 구성된다.

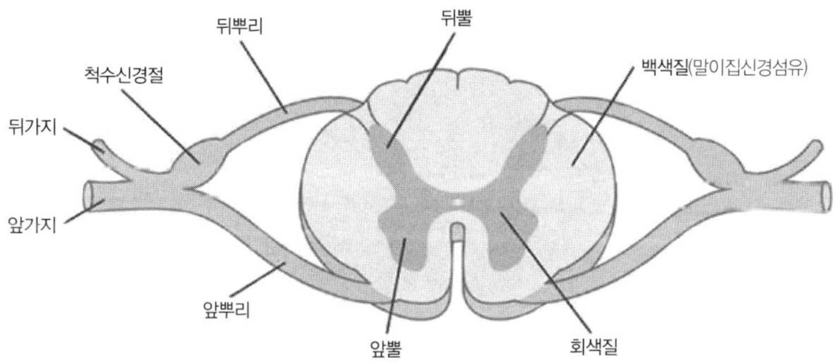

그림 3-6. 척수의 가로단면

3

뇌신경의 종류와 기능

뇌신경은 뇌에서 직접 출입하는 12쌍의 신경을 말한다 (그림 3-7). 신경섬유는 기능적으로 감각과 운동, 자율신경섬유가 있으며, 신경에 따라서 한 가지 기능의 신경섬유로 이루어져 있는 경우와 기능적으로 다른 신경섬유가 섞여 있는 혼합신경의 경우도 있다.

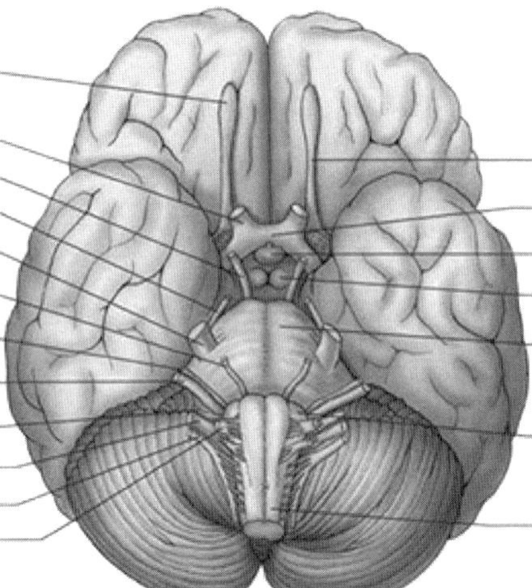

그림 3-7. 뇌의 바닥면과 뇌신경

1) 후각신경 (I)

후각을 전달하는 감각신경으로서 코안의 후각점막에 있는 후각신경세포에서 시작되며, 20개 정도의 작은 신경다발이 벌집뼈의 벌집체판을 통과하여 후각망울에 이른다.

2) 시각신경 (Ⅱ)

시각을 전달하는 감각신경으로, 안구의 속층인 망막의 신경절세포에서 시작한다. 시각신경은 뇌로 들어가기 전에 신경섬유의 약 반수 정도가 좌우로 교차하는 부위가 있는데 그 부위를 시각교차라고 한다. 시각교차 이후의 신경다발을 시각로라 부르며, 사이뇌의 가쪽무릎체와 중간뇌의 위둔덕에 연결된다. 발생학적으로 망막은 사이뇌의 일부가 팽대되어 형성된 것이므로 시각신경은 신경다발의 구조를 이루고 있지만 뇌 속에 있는 전도로의 하나라고 할 수 있다.

3) 눈돌림신경 (Ⅲ)

중간뇌에서 나오는 혼합신경이며, 운동신경과 자율신경으로 구성된다. 운동신경은 여섯 개의 안구근육 중에서 위곧은근, 아래곧은근, 안쪽곧은근, 아래빗근 등 네 개의 근육과 눈꺼풀올림근에 분포한다. 부교감신경은 섬모체신경절에서 중계되고, 이 섬유는 안구 홍채의 동공조임근과 섬모체근에 분포하여 동공을 좁히는 데에 관여한다. 반면, 교감신경은 위목신경질에서 나와 섬모체신경절을 통과한 다음 동공확대근에 분포하여 동공의 확장을 담당한다.

4) 도르래신경 (Ⅳ)

중간뇌에서 나와 안구를 움직이는 안구근육 중에서 위빗근을 지배하는 운동신경이다.

5) 삼차신경 (Ⅴ)

뇌신경 중에서 가장 큰 신경으로 다리뇌에서 나와 관자뼈 바위부분의 위에서 눈신경과 위턱신경, 아래턱신경의 세 가지로 나누어지며, 나뉘기 직전의 부위에 삼차신경절이 있다. 삼차신경섬유의 대부분은 감각성이며, 아래턱신경의 일부는 운동성이다. 감각성 섬유의 신경세포체는 삼차신경절에 모여 있고, 그의 말초가지는 얼굴과 머리부분에 분포하며, 중추가지는 다리뇌와 숨뇌, 척수 윗부분에 퍼져 있는 삼차신경감각핵에 연결된다. 감각신경섬유는 대부분의 얼굴 피부, 코와 입점막, 치아속질에 분포한다. 운동섬유는 다리뇌에 있는 삼차신경운동핵에서 시작하여 씹기근육을 지배한다.

6) 갓돌림신경 (Ⅵ)

다리뇌에서 나와 안구를 가쪽으로 당기는 가쪽곧은근을 지배하는 운동신경이다.

7) 얼굴신경 (Ⅶ)

얼굴신경은 작은 의미의 얼굴신경과 중간신경으로 구성되어 있다. 작은 의미의 얼굴신경은 얼굴근육에 분포하는 운동신경이다. 이에 비하여 중간신경은 무릎신경절에 있는 감각신경세포의 중추가지로 숨뇌와 다리뇌에 연결되고, 그 말초가지는 감각신경섬유와 자율신경섬유로 된 혼합신경으로 고실끈신경과 큰바위신경으로 나뉜다. 고실끈신경은 혀의 앞쪽 2/3 부위에 있는 맛봉우리에 분포하여 미각에 관여한다. 큰바위신경은 눈물샘과 코 및 입천장점막의 점액샘, 그리고 턱밑샘과 혀밑샘에 분포한다.

8) 속귀신경 (Ⅷ)

속귀에 분포하는 감각신경으로 평형각을 전도하는 안뜰신경과 청각을 전도하는 달팽이신경으로 구별된다. 안뜰신경은 속귀길에 있는 안뜰신경절의 신경절세포의 중추가지로 숨뇌와 다리뇌 경계에 연결되어 있고, 말초가지는 안뜰(둥근주머니와 타원주머니)과 팽대능선의 감각상피에 분포하고 있다. 달팽이신경은 달팽이축에 있는 나선신경절의 신경절세포의 중추가지로 숨뇌에 연결되어 있고, 그 말초가지는 나선기관의 털세포에 연접하고 있다.

9) 혀인두신경 (IX)

숨뇌에서 나와 혀뿌리부위에서 인두까지의 일반감각, 혀의 뒤쪽 1/3부분의 맛감각, 붓인두근의 운동 및 귀밑샘의 분비조절에 관여하는 혼합신경이다.

10) 미주신경 (X)

숨뇌에서 나와 목과 가슴, 배부위에 있는 여러 내장기관에 광범위하게 분포하는 혼합신경이다. 이 신경의 운동신경은 후두와 물렁입천장, 인두의 근육을 지배한다. 일반감각신경은 인두, 후두, 기관과 기관지, 허파, 심장, 식도, 위, 창자, 콩팥 등에 분포한다. 특수감각신경은 혀 뒷부위인 후두덮개부위에 분포하여 미각을 감지한다. 부교감신경은 가슴 및 배안 장기의 민무늬근육과 심장근육에 분포하면서 근육운동에 관여하고, 또한 소화계통과 호흡계통에 있는 각종 샘에 분포하여 분비활동에 관여한다.

11) 더부신경 (XI)

숨뇌에서 나오는 숨뇌뿌리와 척수에서 나오는 척수뿌리로 이루어진 운동신경이다. 숨뇌뿌리의 신경섬유는 미주신경에 합쳐져서 내려오면서 인두근육과 후두근육에 분포하고, 척수뿌리의 신경섬유는 머리의 회전 운동에 중요한 역할을 하는 목빗근과 등세모근을 지배한다.

12) 혀밑신경 (XII)

숨뇌에서 시작하여 다수의 고유혀근육과 외래혀근육에 분포하는 운동신경이다.

4

척수신경의 종류

척수신경은 척수에서 출입하는 말초신경이며, 31쌍이 있다. 8쌍의 목신경(C1-C8)과 12쌍의 가슴신경(T1-T12), 5쌍의 허리신경(L1-L5), 5쌍의 엉치신경(S1-S5), 1쌍의 꼬리신경(Co)들이 있다. 각 척수신경은 뇌신경과 달라서 앞뿌리(운동성)와 뒤뿌리(감각성)에 의하여 척수와 연결되어 있으며, 앞뿌리는 운동성 신경섬유로 되어 있고, 뒤뿌리는 감각성으로 뒤뿌리의 끝부분에 척수신경절이 형성되어 있다.

척수신경절은 각 척수신경의 뒤뿌리에 위치한 신경세포의 집단을 말하며, 크기가 다른 거짓홑극신경세포들로 이루어져 있다. 일반적으로 큰 세포는 촉각, 압각 등에 관여하고, 작은 신경세포는 온도 및 통각에 관여하는 것으로 알려져 있다. 이들 신경절세포의 중추섬유는 척수로 들어가고, 말초섬유는 척수신경다발을 이루어 피부 및 근육에 독특한 형태의 감각수용기 또는 자유신경종말의 형태로 분포한다. 척수에 연결되고 있는 척수신경의 앞뿌리와 뒤뿌리는 척추사이구멍을 나오면서 합쳐진 다음 곧이어 앞가지와 뒤가지로 나뉜다. 이 중에서 특히 목과 팔, 허리, 엉치부위에서 나온 가지들은 그 위와 아래의 신경들과 부분적으로 합쳐지고 다시 나뉘면서 복잡한 신경얼기를 형성한다.

척수신경과 신경얼기에서 형성되는 신경가지는 다음과 같다. 첫째, 목신경얼기는 1-4째 목신경(C1-C4)의 앞가지로 형성된 신경얼기이다. 둘째, 팔신경얼기는 5-8째 목신경(C5-C8)과 첫째 가슴신경(T1)들로 이루어진 얼기이다. 셋째, 가슴신경은 1-12째 가슴신경(T1-T12)의 앞가지로 12쌍이 있다. 이들은 신경얼기를 이루지 않고 갈비사이신경으로 가슴과 배벽의 근육과 피부에 분포하되 위쪽의 6개 신경은 가슴우리의 벽에 분포하며, 그 아래의 신경들은 배벽에 분포한다. 넷째, 허리신경얼기는 1-4째 허리신경(L1-L4)의 앞가지로 구성된다. 다섯째, 꼬리신경얼기는 4-5째 엉치신경(S4-S5)과 꼬리신경(Co)으로 이루어진 얼기이다.

표 3-2. 사람 몸 각 장기들에 대한 자율신경계통의 효과

장기	효과기관	교감신경 작용	부교감신경 작용
눈	동공 섬모체근	확대 이완	조임 수축
샘(선)	눈물샘, 귀밑샘, 턱밑샘, 혀밑샘, 코안샘, 땀샘	혈관수축으로 인한 분비 저하	분비증가

심장	심장근육 심장동맥(주로 국소적 대사인자에 의하여)	수축력 증가 확대(베타수용기) 수축(알파수용기)	수축력 감소
허파	기관지 근육 기관지 점액분비 기관지 동맥	이완(기관지 확장)	수축(기관지 수축) 분비증가 이완
위창자관	위,창자벽의 근육 조임근(괄약근) 위, 창자샘	수축 꿈틀운동 저하 분비감소	이완 꿈틀운동 증가 분비증가
간		혈관의 수축으로 분비감소 당원질을 포도당으로 전환	
쓸개		이완	수축
콩팥		동맥의 수축으로 배설감퇴	수축
방광	방광벽 수축근 방광조임근	이완 수축	수축 이완
음경과 음핵의 발기조직		음경발기의 이완	발기 촉진
사정		정관, 정낭, 전립샘의 민무늬근육 수축	
온몸의 동맥 피부의 동맥 배부분의 동맥 근육의 동맥		수축 수축(알파 수용기) 이완(베타수용기) 이완(콜린 작동성)	
털세움근		수축	
부신 겉질 속질		홍분 에피네피린과 노에피네피린 유리	

5

자율신경의 종류와 기능

자율신경계통은 갖가지 내장기관, 혈관, 피부 등에 분포하는 민무늬근육의 운동과 샘의 분비를 지배하는 신경계통으로 호흡, 소화, 순환, 흡수, 분비, 생식 등 생명유지에 필요한 기능을 무의식적으로 또는 반사적으로 조절한다(표 3-2). 자율신경계통은 서로 길항적으로 작용하는 교감신경계통과 부교감신경계통으로 구별된다. 뇌 및 척수에서 시작되는 교감과 부교감신경섬유는 한 개 내지 두 개 이상의 자율신경절을 거쳐 표적부위에 분포한다. 이때 중추신경계통(뇌와 척수)에서 신경절까지의 신경섬유를 신경절이전섬유라 하고 신경절에서 나와 효과기에 이르는 신경섬유를 신경절이후섬유라 한다.

교감과 부교감신경은 기능적으로는 서로 길항적이지만 구조면에서는 같아서 신경절에 이르는 신경절이전섬유는 말이집신경섬유로 되어 있다. 그리고 자율신경절세포는 뭇극신경세포로 그 세포체에 신경절이전섬유가 연접을 이루고 있으며, 이 세포체에서 말초로 뻗어난 신경절이후섬유는 민말이집신경섬유로 되어 있다.

1) 교감신경계통

교감신경계통에서 신경절이전섬유를 내고 있는 신경세포체는 척수의 첫째가슴분절부터부터 둘째허리분절의 가쪽뿔에 자리 잡고 있다(그림 3-8). 그러므로 교감신경부분을 자율신경계통의 가슴허리신경부분이라고도 한다. 교감신경계통에는 척주의 양쪽 옆을 따라 한쪽에 20-25개의 교감신경절이 있고, 이들은 염주처럼 오름과 내림 신경섬유들로 서로 연결되어 있는데 이를 교감신경줄기라고 한다.

(1) 머리목부분 : 이 부분에는 위목신경절, 중간목신경절, 아래목신경절의 3개의 신경절이 있으며, 이들 신경절에서 나오는 주요 신경을 보면 다음과 같다.

① 속목신경 : 위목신경절의 신경절이후섬유로 속목동맥과 이 동맥의 가지를 따라서 머리뼈 속의 민무늬근육과 샘에 분포한다.

② 바깥목신경 : 위목신경절에서 나와 바깥목동맥의 모든 가지들을 따라 잔신경가지를 내어 턱밑샘, 혀밑샘, 귀밑샘, 피부 등에 분포한다.

③ 후두인두가지 : 위목신경절에서 나와 후두와 인두에 분포한다.

④ 목심장신경 : 위와 중간, 아래목신경절에서 나와 심장얼기를 형성한다.

(2) 가슴부분 : 10 – 12개의 가슴신경절이 있으며, 주요 신경은 다음과 같다.

① 가슴허파가지 : 허파신경얼기를 이루어 허파에 분포한다.

② 식도가지 : 식도신경얼기를 이루어 식도에 분포한다.

③ 큰내장신경, 작은내장신경 : 이들 신경을 이루는 신경섬유는 신경절이전섬유로 복강신경절, 위창자간막신경절, 아래창자간막신경절 등에 이르러 연접하고, 그 신경절이후섬유가 배안에 있는 각종 내장기관에 분포하면서 운동을 담당한다.

(3) 배골반부분 : 4 – 5개의 허리신경절과 4 – 5개의 엉치신경절이 있다.

① 허리내장신경, 엉치내장신경 : 골반신경얼기를 이루면서 아랫배와 골반안의 내장기관들에 분포한다.

2) 부교감신경계통

부교감신경계통에서 신경절이전섬유를 내고 있는 신경세포체는 뇌줄기의 특정 핵에 그리고 척수의 엉치분절의 가쪽뿔에 자리 잡고 있다(그림 3-8). 뇌줄기의 핵에서 일어나는 신경섬유는 뇌신경에 포함되어 있고 엉치분절의 가쪽뿔에서 일어나는 신경섬유는 척수신경에 포함되어 있다. 그러므로 부교감신경계통을 자율신경계통의 뇌엉치신경부분이라고도 한다.

(1) 뇌신경부분 : 이 부분에서 나오는 부교감신경섬유는 눈돌림신경, 얼굴신경, 혀인두신경 및 미주신경에 포함되어 있다.

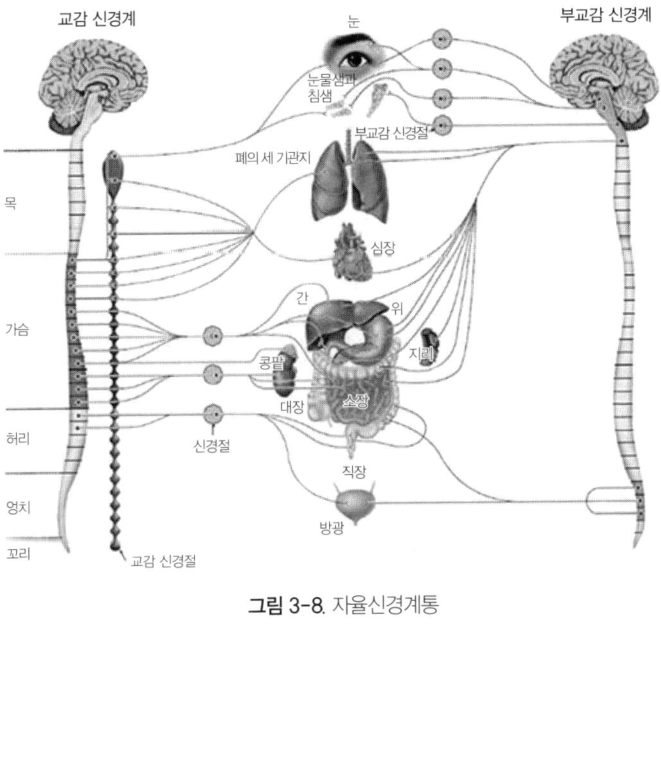

그림 3-8. 자율신경계통

① 눈돌림신경(III) : 중간뇌에서 나와 섬모체신경절에서 연접하고, 신경절이후섬유는 동공조임근과 섬모체근을 지배한다.

② 얼굴신경(VII) : 숨뇌에서 나와 일부는 턱밑신경절에서 연접하고, 그 신경절이후섬유는 턱밑샘과 혀밑샘의 분비를 촉진한다. 그리고 다른 일부는 날개입천장신경절에 이르고, 그 신경절이후섬유는 눈물샘과 코점막, 입천장, 인두점막 등의 각종 샘에 분포하면서 분비를 촉진한다.

③ 혀인두신경(IX) : 숨뇌에서 나와 귀신경절에 이르고, 그 신경절이후섬유는 귀밑샘에 분포하여 분비를 촉진한다.

④ 미주신경(X) : 숨뇌에서 나와 분포하는 장기의 조직 속에서 종말신경절을 형성하고, 신경절이후섬유는 심장, 허파, 위, 간, 이자, 콩팥, 콩팥위샘, 작은창자, 큰창자 등 여러 내장기관에 분포한다. 이 신경은 심장의 운동과 콩팥위샘의 내분비에는 억제적이나 다른 기관에는 촉진적으로 작용한다.

(2) 엉치신경부분 : 척수 엉치분절의 가쪽뿔 세포에서 나온 신경절이전섬유는 골반 속에 있는 여러 장기의 벽이나 근처에 있는 골반신경절에 이르고, 그 신경절이후섬유는 내림 및 구불주름창자, 곧창자, 방광, 생식기관 등에 분포하면서 음경발기, 배변, 배뇨 등을 일으키게 한다.

6

뇌와 척수의 혈액 순환

혈액은 호흡성 가스(산소와 이산화탄소)를 운반하고, 소화관을 통해 들어온 영양분을 온몸에 공급하며, 세포의 노폐물을 콩팥으로 운반하고, 호르몬과 같은 세포의 분비물을 온몸으로 운반한다. 또한 혈액은 조직의 pH를 조절함으로써 항상성을 유지시키고, 체온조절에 관여하며, 몸안으로 들어온 독성 이물질이나 미생물을 혈액내 포식세포에 의하여 처리하고, 혈액응고를 통한 체액의 과다한 손실을 막는 등 매우 다양하고 중요한 역할을 담당한다.

혈관계통은 혈액을 순환시키기 위한 펌프작용을 하는 심장, 혈액을 심장으로부터 받아 몸의 각종 기관과 조직쪽으로 운반하는 동맥, 동맥에 이어진 가는 관으로 혈액과 조직액의 사이에서 각종 물질의 교환이 일어나고 있는 모세혈관, 그리고 모세혈관으로부터 혈액을 모아서 심장으로 운반하는 정맥으로 구성되어 있다.

1) 뇌의 동맥

뇌는 좌우의 척추동맥과 속목동맥에 의하여 혈액을 공급받는다. 뇌에 혈액을 공급하는 동맥은 심장의 왼심실과 연결된 대동맥에서 시작하여 온목동맥을 거쳐 속목동맥이 되어 뇌바닥 부위에 위치한다. 속목동맥의 가지는 사이뇌의 대부분과 대뇌반구에 혈액을 공급한다. 속목동맥은 뇌바닥에서 뒤교통동맥을 내며, 그 끝은 앞대뇌동맥과 중간대뇌동맥으로 갈라진다. 왼앞대뇌동맥과 오른앞대뇌동맥은 앞교통동맥에 의해 연결된다.

뇌에 혈액을 공급하는 척추동맥은 여섯째목뼈부터 그 위쪽의 목뼈가로구멍을 관통하면서 위로 올라가 머리뼈의 큰구멍을 통하여 머리뼈속으로 들어가 뇌줄기의 다리뇌 배쪽면에서 왼쪽과 오른쪽이 합쳐져서 하나의 뇌바닥동맥이 되며, 이 뇌바닥동맥은 다리뇌 위쪽에서 다시 왼쪽과 오른쪽의 뒤대뇌동맥으로 갈라진다. 척추동맥의 가지는 소뇌, 다리뇌, 중간뇌, 사이뇌의 뒷부분에 혈액을 공급한다.

뇌바닥동맥에서는 소뇌와 뇌줄기에 영양을 공급하는 동맥가지인 앞척수동맥, 뒤아래소뇌동맥, 앞아래소뇌동맥, 위소뇌동맥, 다리뇌동맥 등이 나온다. 이로써 뇌바닥에서 속목동맥의 가지인 좌우의 앞대뇌동맥이 앞교통동맥에 의하여 연결되어 있고, 또한 뒤쪽에서 뇌바닥동맥의 가지인 좌우의 뒤대뇌동맥과 속목동맥이 왼뒤교통동맥과 오른뒤교통동맥에 의하여 각각 연결됨으로써 하나의 동맥고리를 형성하고 있는데, 이를 '대뇌동맥고리'라 한다(그림 3-9).

대뇌에 분포하는 동맥 중에서 앞대뇌동맥은 주로 대뇌반구의 이마엽과 마루엽의 안쪽 겉질에, 중간대뇌동맥은 대부분의 대뇌가쪽겉질과 속의 렌즈핵에, 그리고 뒤대뇌동맥은 시각영역이 있는 뒤통수엽겉질과 속의 시상 등에 각각 분포하고 있다.

온몸 각 부위의 조직에 영양분과 산소를 공급한 후 노폐물과 이산화탄소를 회수한 혈액은 정맥계통을 통하여 심장으로 되돌아오는데, 보통 하나의 동맥 양쪽에 두 개의 정맥이 달리고 있고, 또 명칭도 동맥과 같은 경우가 많다.

2) 뇌의 정맥

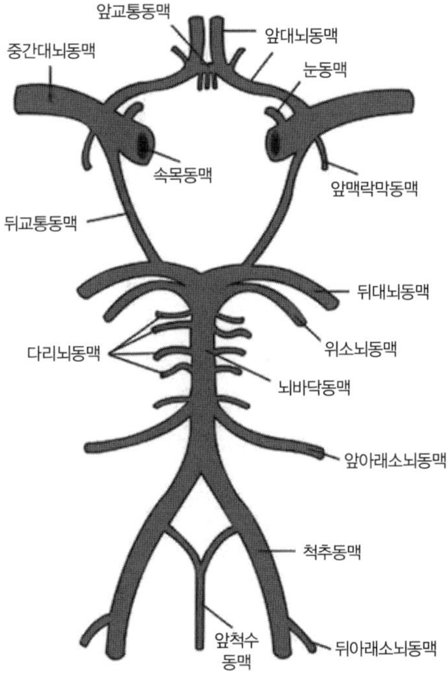

그림 3-9. 뇌의 혈액 공급

뇌의 깊은정맥은 주로 뇌의 실질로부터 시작되는데, 뇌실질의 모세혈관을 통과한 혈액은 다시 합류하여 정맥으로 되어 뇌표면으로 나와서 뇌경질막 속을 주행하는 경질막정맥굴로 유입된다. 이 정맥굴들 중에서 위시상정맥굴은 머리뼈공간의 이마부위에서 뒤통수부위에까지 시상봉합의 바로 밑을 주행하고 있으며, 가로정맥굴, 구불정맥굴로 이어져 있다. 구불정맥굴은 목정맥구멍으로 나가서 속목정맥으로 이어지고, 이 속목정맥은 얼굴, 혀, 갑상샘 등으로부터 오는 정맥혈액을 모으면서 속목동맥과 온목동맥의 가쪽을 따라 밑으로 내려가 빗장밑정맥에 합류한다. 왼쪽과 오른쪽의 빗장밑정맥과 속목정맥은 좌우의 팔머리정맥으로 합류하고, 다시 양쪽의 팔머리정맥은 하나의 위대정맥으로 이어져 심장의 오른심방으로 열린다.

3) 척수의 동맥과 정맥

척수의 목분절 상부는 혈액이 척추동맥에서 분지되는 앞과 뒤척수동맥에 의해 공급되고, 그 이하의 대부분은 오름목동맥, 갈비사이동맥, 허리동맥, 기타 혈관으로부터 분지되어 척수신경의 앞과 뒤뿌리를 따라 척주관으로 들어간 뿌리동맥에 의하여 공급된다. 척수의 정맥혈액은 앞과 뒤뿌리정맥을 통해서 척주관 밖으로 나간다.

제4장

신경계통의 구조 발견과 생리학적 개념 변화

중추신경계통은 뇌와 척수로 구성되어 있으며, 뇌막으로 둘러싸여 있고 그 안의 뇌척수액으로 보호를 받고 있다. 또한 타원형의 단단한 머리뼈와 기다란 원통형 모양의 척추가 이들을 감싸고 있다. 뇌는 체중의 2% 정도를 차지하여 대략 1500g 정도이고, 좌우 반구와 소뇌 그리고 뇌줄기 이렇게 세 부분으로 구성되어 있다. 척수는 기다란 원통형 구조물로 길이는 45cm 정도이며 뇌의 숨뇌(연수)로부터 시작하여 허리뼈(요추)의 첫 번째와 두 번째 사이 정도까지 뻗어 있다(그림 4-1).

말초신경계통은 척수신경과 뇌신경 그리고 자율신경으로 구성되어 있다. 척수신경은 총 31개로 구성되어 있으며, 감각신경은 뒤뿌리로 운동신경은 앞뿌리를 통해 척수와 연결되어 있다. 뇌신경은 총 12개로 구성되어 있으며, 자율신경은 교감신경과 부교감신경으로 구성되어 있다.

신경의 기본적 기능은 자극(빛, 온도 등의 주위 환경과 주변 신경 자체의 활성을 포함)을 감지하여 신경충동을 형성하여 이를 다른 기능을 가진 신경으로 전달하는 역할을 가진다. 이런 기본적인 기능이 신경망을 형성하게 되면 보다 복잡한 기능을 수행할 수 있게 된다.

신경계통의 기능은 각 장기들을 연결하여 신체의 활동을 조절하고 조정하는 것이며 신경계통의 조직체계에 따라 담당하는 기능들이 구별된다. 중추신경계통은 자극과 정보의 통합과 조절을 담당하며, 말초신경계통은 자극이나 정보가 중추신경계통으로 유입되거나 유출되는 통로 역할을 맡고 있다.

1

마음과 영혼이란?

'마음'은 사람이 다른 사람이나 사물에 대하여 생각, 인지, 기억, 감정, 의지, 그리고 상상력의 복합체로 드러나는 지능과 의식의 단면을 가리킨다. 이것은 모든 뇌의 인지 과정을 포함한다. '마음'은 가끔 이유를 생각하는 과정을 일컫기도 한다. 보통은 어떠한 실체의 생각과 의식의 능력으로 정의된다. '영혼'은 육체에 깃들어 있는 정신적 추상적 실체를 말한다. 기독교, 유대교, 이슬람교, 불교, 힌두교 등 세상의 많은 종교는 영혼불멸설을 따른다. 즉 육신과 영혼은 별개이며, 육신은 죽어도 영혼은 죽지 않아 천당·지옥이나 인간·동물 등으로 환생한다는 사상이다. 기독교에서는 여호와의 불멸하는 영혼을 인간에게 불어넣었다고 하며, 도교에서는 불멸의 그것을 일컬어 신선이라 하며, 불교에서는 불멸의 그것을 업식이라 일컬을 수 있으며 아뢰야식에 저장되며 이 업식에 따라 지옥, 아귀, 축생, 아수라, 인간, 천상으로 육도 윤회한다고 한다.

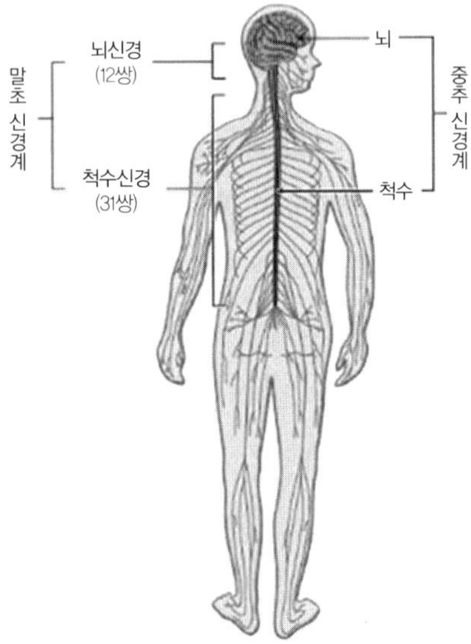

그림 4-1. 신경계통

1) 서양

(1) 고대 이집트

고대 이집트에서의 영혼은 무의식을 의미하는 '카'와 사람의 인격 혹은 자아를 의미하는, 사람 머리와 새의 몸통을 한 '바'로 나뉜다. '바'는 사람이 죽으면, 육체를 떠나 자유롭게 날아다니는 존재이며, 반면에 '카'는 사람이 죽어도 육체에 남는다. 고대 이집트 사람들은 신의 심장 무게 달기 의식재판을 통해 정당한 영혼임을 판정받은 자는 '카'와 '바'가 다시 합쳐져, '아크'가 되어 다시 부활한다고 믿었기 때문에, '카'가 머물러 있는 육체를 계속 보존시키기 위한 미라와 같은 독특한 장례의식이 발생했다.

(2) 고대 그리스

그리스도 이전의 그리스 철학에서는 영혼을 인간 생활의 원칙으로 보았는데 플라톤은 육신이라는 감옥에 갇혀 있는 영혼 자체가 삼부구조로 되어 있어서 감각적인 욕정의 원리인 탐욕혼이 복부에 자리 잡고 있고, 용기와 정기의 원리인 기혼이 마음에 자리 잡고 있으며, 생각의 원리인 지혼이 머리에 자리 잡고 있다고 보았다. 그리고 이 지혼은 불멸의 신적인 성격을 띠고 있다.

(3) 기독교

기독교에서 영혼은 사람이 옷을 입는 것 같이 영혼에게 입혀진 옷이 몸이라고 생각할 만큼 영혼의 존재에 대해서 중요하게 생각한다. 영혼의 존재는 불멸이며, 모든 인간의 영혼은 죽은 후 야훼와 그의 아들 예수 그리스도에 대한 믿음의 여부에 따라서 대해서 심판을 받고 천국 혹은 지옥으로 나뉘어 가게 된다고 믿는다. 즉 인간의 육체는 영혼이 존재하는 동안 머무는 임시거처일 뿐이며, 인간의 모든 지식과 기억을 포함한 자아는 영혼에 존재하기 때문에 육신보다 영혼을 더욱 중요하게 여기며 육신이 살아있는 동안 각 개인의 사후세계를 위해 하느님에 대한 믿음을 지켜 행할 것을 가르친다.

(4) 영혼에 대한 이해

'하느님은 육체와 영혼으로 된 사람을 창조하셨다.' '영혼은 죽지도 없어지지도 않는다.' 이와 같은 인간관은 창세기와 예수 그리스도의 영원한 생명론에 근거를 두는 것이지만 이 교리가 형성되기까지는 오랜 세월이 걸렸다. 아리스토텔레스는 영혼을 자연철학적인 원리인 질료형상론으로 설명한다. 모든 사물의 구조원리가 그렇듯이 모든 생물의 구성원리는 원질 혹은 질료와 체형 혹은 형상으로 되어있다. 여기서 모든 생명체의 체형 또는 형상이 영혼이다. 따라서 식물에게는 생혼이 있고, 동물에게는 각혼이 있으며, 이 각혼은 생혼의 기능을 동시에 한다. 그리고 인간에게는 지혼이 있는데, 지혼은 생혼, 각혼의 기능을 동시에 하고 있다.

(5) 교부들과 스콜라 철학자들의 이해

아리스토텔레스의 질료형상론은 중세기를 거치는 동안 토마스 아퀴나스를 위시로 그리스도교적 인간관을 정립하는 데 초석이 되었다. 니사의 그레고리오와 성 아우고, 네메시우스(4세기)와 증거자 성 막시모(6세기)에 이르러 이미 중세 스콜라 철학적인 영육의 인간관이 형성되었다. 성 토마스 아퀴나스는 아리스토텔레스의 질료형상론의 자연철학을 따르면서 인간혼은 개성을 가진 영체로서 육신의 체형 또는 형상이 된다고 정의하였다. 영혼은 죽은 뒤에라도 육신과 떨어져 단독으로 존재하나 살아있는 동안은 육신과 합하여 완전 일체를 이루고 있다고 주장하였다. 그러므로 영혼은 그 자체를 위하여 만들어진 것이 아니라 육체와 합하기 위하여 만들어졌다. 이 점에서 영혼 자체는 순수 영체로서 불사불멸하지만 천사와는 다르다. 영혼이 어떻게 생겨서 육체와 결합하느냐에 대해서는 여러 가지 설이 있었으나 토마스 아퀴나스의 창조설로 결론이 내려졌다.

(6) 창조설

창조설은 교회의 정통사상으로 받아들여지는 설로서 인간의 육신과 영혼이 하느님의 창조물이라는 것은 창세기를 기반으로 한 교리이지만 각 사람이 태어날 때 그 영혼이 어떻게 생겨나느냐 하는 것이 역사적으로 문제가 되어 왔다. 이에 대하여 락탄시오, 암브로시오, 예로니모 등 교부들의 주장을 종합하여 롬바르도는 이렇게 주장하였다. "각 사람의 영혼은 육체에 부여되어 창조된다." 토마스 아퀴나스도 이 설을 지지하면서 아리스토텔레스의 질료형상론으로 철학적인 설명을 하였다. 즉 영혼은 육체의 체형이며 육체와 함께 인간개성의 실체를 이룬다. 육신과 영혼은 일체를 이루는 공동구성 원리이기는 하지만, 영혼은 영체이기 때문에 육체를 떠나서 단독으로 존재할 수 있다(죽음). 그러나 영혼은 어디까지나 자기 육체를 위하여 창조된 것이다. 이것이 천사와 다르다. 아퀴나스의 인간관은 스콜라 학파의 일관된 주장이며 교회는 이 설을 정설로서 받아들이고 있다.

2) 동양

(1) 유교

유교에서는 천지만물이 음양, 오행, 기의 집합으로 생겨나고, 또한 그 기의 흩어짐으로 없어진다고 한다. 사람도 예외가 아니어서 기의 모임으로 태어났다가 그 기의 흩어지는 현상이 바로 죽음이다. 죽음 뒤에도 사라지지 않는다고 믿는 혼백 역시 음양의 기에 지나지 않기 때문에 시일이 지나면 마침내 흩어지고 자연으로 돌아간 기는 다시 사람으로 태어난다는 보장이 없기 때문에 유교에서는 내세를 믿지 않는다. 따라서 한번 죽으면 그만이기 때문에 자손을 통해 대를 이어감으로써 그 허무함을 달래고 영생의 욕구를 대신한다. 대가 끊어지는 것을 영생이 단절된다고 생각한다.

(2) 불교

불교에서는 내세관이 뚜렷하였다. 죽음은 곧 다른 삶의 시작으로 종말이 아니며 전생의 업보에 따라 금생에 태어나서 다시 업을 짓고 죽으면 그 업과에 따라 내세가 열리지만 반드시 사람으로 태어나는 것은 아니다. 자신의 지은 업이 아뢰야식에 저장되며 이 저장된 업식에 따라 지옥, 아귀, 축생, 아수라, 사람, 천상으로 윤회한다. 그렇기 때문에 선업을 닦고 내세를 예비하는 것이 가장 바람직한 삶의 형태라 본다. 그러나 사람으로 다시 태어나도 사바세계에서 생로병사의 사고를 면할 수 없기 때문에 윤회의 고리를 끊는 해탈을 하여야 된다.

(3) 도교

도교는 현세에 중심을 둔 종교로써 내세를 인정하지 않는다. 따라서 죽음이란 너무 허무한 것이기에 죽지 않는 장생불사와 신선이 되는 성선의 길을 택했다. 도교의 대표적인 서적인 『포박자』를 쓴 진나라의 갈홍은 거북과 학은 오래도록 산다고 하면서 어찌 사람은 오래 살지 못하겠냐고 갈파한다. 오래 사는 것에 대해 초기에는 불로초나 불사약 같은 것을 추구했지만 후에는 방향을 바꾸어 정신적 수양으로 해결하려 하였다. 하지만 죽음은 피할 수 없는 것이기에 도교에서는 죽음에 대한 해석을 신체는 관에 들어가지만 영혼은 신선세계에 간다고 했다. 이것이 도교에서 말하는 시해이다.

(4) 이슬람교

기독교와 그 뿌리를 같이 하면서도 크게 갈등한다. 기독교에서는 태어날 때부터 죄가 있다고 하는 원죄설을 주장하지만 이슬람교에서는 죄란 현세의 일상생활 속에서 가정환경이나 사회환경에 의하여 오염되거나 인간의 자유의지로 만들어내는 범죄일 뿐 원죄는 없다고 주장한다. 하지만 원죄가 없더라도 있는 죄가 씻김을 받지 않고서는 순결무구한 천국에 들어 갈 수 없으므로 천국으로 가는 길목에서 '바르자크(연옥)'을 거쳐야 한다고 주장한다. 즉, 씻김이란 변태하는 과정이고 필연적으로 거쳐야 하는데 이것이 바로 죽음이다.

2

뇌가 감각과 지능을 담당한다

기원전 5세기 이후부터 고대 그리스 철학자들과 의사들은 사고력의 본질을 설명하기 위한 답을 구하려고 노력했다. 뇌중심설은 뇌가 사람의 의식과 감각, 지식을 담당한다는 것이고, 심장중심설은 이 기능들을 심장이 담당한다는 것이다. 두 개의 이론은 그리스 학자들 사이에서 오랫동안 논쟁되며 열렬한 지지를 받았고, 뇌중심론자와 심장중심론자로 나뉜 대립이 갈레노스 시대를 거쳐 르네상스 시대까지 지속되었다.

기원전 5세기 초반 이전에 크로톤의 알크마이온이 감각과 인식에 있어서 뇌의 중요성을 처음으로 인지했다. 주목할 것은 알크마이온이 처음으로 동물과 사람을을 해부하여 해부학적 구조를 관찰했다는 것이다. 그는 "모든 감각들이 'poroi'라고 불리는 도관과 비슷한 구조물들로 뇌와 연결되었다"고 주장했다. 그가 말한 안구와 뇌를 연결하는 두 개의 poroi는, 즉 의심할 여지가 없이 시각신경을 기술한 것이었다. 그는 '뇌를 제거하거나 그 위치를 변화시키면 모든 감각 기능들이 저하됨'을 알았기 때문에 뇌가 의식과 감각을 담당하는 부위라고 주장하였다. 이것은 머리 손상으로 유발된 뇌진탕을 주목한 것으로, 알크마이온은 엠페도클레스와 다르게 감각과 이해를 구분했다. 알크마이온은 사람만 감각을 이해할 수 있고, 동물은 감각은 있으나 이해할 능력이 없다는 것이 사람과 동물 사이의 차이라고 말한다. 알크마이온이 사용한 용어에서 '이해'의 개념은 '종합하는 것'을 의미한다. 모든 동물들이 감각을 감지하지만 오직 사람만이 이 감각들을 통합할 수 있다. 영혼이 위치한 가장 중요한 장소가 뇌라는 사고를 제안한 사람이 알크마이온이었다고 다른 문헌들에도 기술되었다.

기원전 5세기 무렵에 다른 철학자들과 생물학자들도 유사한 사고를 갖고 있었다. 사모스의 히폰은 영혼의 주요 부분이 머리이며 특별히 뇌에 위치한다고 생각했다. 또한 클라조메나이의 아낙사고라스와 아폴로니아의 디오게네스도 모든 감각들이 뇌와 관련이 있다고 생각했다.

코스 출신의 유명한 히포크라테스(기원전 400년 무렵)는 사람 뇌가 동물들의 뇌와 유사하게 수직막에 의해서 좌우 대칭으로 절반씩 나뉘는 틈새가 있다는 것을 알고 있었다. 사람의 지능을 담당하고 신경학적 이상의 원인으로 뇌를 지적한 탁월한 사고가 『히포크라테스 전집』에 들어 있다.

1) 신경기능과 정신영기

영혼과 마음에 관한 고대 그리스의 학설들의 고찰을 통해서, 고대 그리스 학자들이 오랜 기간 심혈을 기울여 정립한 신경구조의 개념과 감각지각에 관한 이론, 자발적 운동의 수행 등을 이해하기는 쉽지 않다. 고대 그리스 학자들은 신경을 정신영기가 이동하기 위한 관이나 통로로 생각하였고, 눈으로 볼 수 없는 물질이 감각과 운동, 정신 활동을 수행한다고 생각했다. 신경을 내부가 비어있는 구조로 처음 생각한 것이 시각신경이었다. 알크마이온은 시각신경을 뇌에서 눈(안구)까지 도달하는 두 개의 '관[poroi]'으로 기술했다. 시각신경은 독특하게 구멍이 있는 구조이며 망막의 중심정맥과 나란히 위치하고 있다. 시각신경은 신경 기능의 일반적 이론을 정립하는 데 있어서 커다란 충격과도 같았다. 아리스토텔레스는 신경 구조에 대한 3가지 가능성을 설명하였고, 그는 실제로 시각신경과 시각로는 물론, 삼차신경과 눈돌림신경까지 포함하여 'poroi'라고 불렀다. 헤로필러스도 시각신경을 'poroi'라고 불렀으며, 헤로필러스와 동시대에 살았던 유명한 해부학자 유데무스도 마찬가지였다. 그래서 고대 그리스 학자들은 신경을 정신영기가 이동하는 속공간이 있는 구조로 생각했다. 뇌속에 있는 뇌실로부터 정신영기가 속이 빈 신경을 따라서 감각기능과 수의운동을 수행하는 감각기관과 근육까지 도달한다고 생각했다.

또한 정신영기가 수행하는 역할을 몇 개의 정신질환들과 신경질환들이 발병하는 이유로 설명하였다. 결과적으로, 운동과 신경계통의 이상에 대한 원인을 설명하기 위한 신경생리학적 해부학 모델과 같은 개념을 만들었다. 흥미롭게도 에라시스트라토스는 정맥 속에 들어 있던 액체가 수의운동을 수행하는 신경 속으로 들어가 머리에서 몸의 각 부위로 이동하는 능력을 방해하면 운동마비가 유발된다고 주장했다. 또한 뇌와 연결된 신경들 속에 점도가 높은 끈적끈적한 액체가 채워져 정신영기의 이동이 차단되면 근육의 경련이 유발된다고 믿었다. 그리고 뇌에서 차가운 점액질이 만들어지고, 이 점액질이 뇌와 연결된 신경 속에 채워지면, 정신영기를 받아들일 수 없기 때문에 뇌졸중이 생긴다고 에라시스트라토스는 주장했다.

3

심장이 지능을 담당한다

기원전 4세기 중엽에 아테네에서 활동한 철학자인 디오클레스는 체액설과 고유열학설을 받아들였고, '심장이 사람 몸의 근원이며 지능을 담당하는 부위'로 생각하였으며, 엠페도클레스의 '영기(프네우마)' 개념도 받아들였다. 또한 『히포크라테스 전집』의 『심장에 관하여』에는 신비한 실체가 존재하는 곳은 혈액이 아니라 심장이라고 믿는 고유열학설이 기록되어 있으며, 공기가 심장으로 직접 들어가서 왼심실에 머물다가, 혈액을 따라 영기로 변하며, 심장이 지능을 담당하는 부위라고 기술되어 있다.

고대 그리스의 위대한 철학자, 아리스토텔레스(기원전 384 - 322년)는 출생의 본질에 대한 문제를 해결하기 위하여 병아리를 이용한 발생학 연구를 수행하였다. 그는 병아리로 부화되는 발생 초기 3일째에 알에서 혈액-반점 같은 심장박동을 관찰하였다. 그는 병아리 발생과정의 현상들을 관찰하고 크게 감동을 받았으며, 특히 병아리 발생의 초기에 심장이 가장 먼저 출현한다는 것을 강조하였다. 그는 생명체들이 단계적으로 발생한다는 일반적인 관점에서, 가장 기본적이고 중요한 장기가 다른 장기들 보다 먼저 생긴다고 생각하였다. 이는 생명의 시작이자 마지막인 심장이 다른 장기들 보다 가장 먼저 발생한다는 개념이다. 그래서 그는 '심장이 지능을 담당한다'고 주장하였으며, '동맥 속에 혈액과 함께 공기가 들어 있다'고 믿었다. 그러나 뇌는 감각이나 사고와 관련이 없고, 단순히 심장을 차갑게 식혀서 과열을 막는 장기로 그는 생각하였으며, 뇌에서 분비되는 점액이 이러한 냉각과정에 관여한다고 주장하였다. 오늘날에도 이러한 유래가 해부학 용어인 뇌하수체(pituitary body, 'pitui -'는 점액을 의미함)에 여전히 사용되고 있다.

4

영혼이 혈액에 들어 있다

고대 그리스의 해부생리학자인 에라시스트라토스(기원전 304－250년)의 생리학 개념은 모든 장기들이 정맥과 동맥, 신경이라는 3중 계통의 "혈관들"로 이루어져 있다는 관찰결과를 근거로 만들어진 것이다. 그는 이것들을 눈으로 보이지 않을 정도의 작은 조각으로 나누며 해부하였고, 눈으로 보이지 않을 정도의 미세한 조각들은 계속해서 더욱 작게 나뉠 수 있다고 추정하였다. 당시에는 신경에도 눈에 보이지 않는 미세한 구멍들이 있고, 이 신경의 구멍 속으로 혈액이 이동한다고 추정하였다. 그래서 정맥과 동맥, 신경은 모두 작은 관들로 이루어져 있으며, 사람 몸에 영양분을 공급하는 통로로 생각하였다.

혈액과 두 종류의 영기(영혼, 프네우마)는 몸의 근육 움직임에 관여하며 영양분의 필수적인 공급원으로 생각하였고, 혈액은 정맥을 통하여 운반되며, 공기는 허파로 들어간 다음 심장으로 이동한 후 심장에서 특별한 영기로 바뀐다고 생각하였다. 이 특별한 영기를 '생명영기'라고 불렀고, 생명영기는 동맥을 통하여 사람 몸의 여러 부위로 이동한다. 생명영기가 뇌에 도달하면 뇌에서 점차 변화되어 뇌실에 위치하고, 이 뇌실에 위치한 영기를 '동물영기'로 생각하였다. 동물영기는 구멍이 있는 신경을 통하여 사람 몸의 각 부분으로 이동하여 몸의 움직임(운동)에 관여한다고 생각했다.

에라시스트라토스는 죽은 사람에서 동맥의 속은 비어있지만, 사람이 살아 있을 때 동맥을 절개하면 혈액이 들어 있다는 사실을 알았고, 영기가 사람 몸의 상처를 통해서 빠져나가면 진공 상태가 된다고 설명하였다. 이러한 진공 상태가 만들어진 결과로 인해서 정맥과 동맥 사이에 있는 미세한 통로를 통해 혈액이 정맥으로부터 동맥으로 빨려 들어간다고 그는 생각하였다. 다시 말해서 그는 모세혈관계통의 존재를 이미 알고 있었다.

에라시스트라토스는 심장의 오른심실은 혈액으로 채워져 있고, 왼심실은 '생명영기'로 채워져 있다고 생각하였다. 심장의 이완기(심실의 확장)에 혈액은 오른심실로 들어오고, 영기는 왼심실로 들어오며, 심장 수축기(심실의 수축)에 모두 심장 밖으로 빠져나가며, 심장의 반달판막들이 혈액과 생명영기가 다시 심장으로 돌아오는 것을 막는다고 그는 생각했다. 그는 자신이 명칭을 부여한 삼첨판막의 기능을 정확하게 이해했다. 그는 이첨판막의 역할에 대하여, 삼첨판막이 혈액의 역류를 방지하는 것과 같은 방식으로, 이첨판막은 생명영기가 대동맥에 도달하지 못하게 보호하며 심장을 떠나지 못하게 막는다고 생각했다. 그는 영기(영혼, 프네우마)이론 때문에 혈액 순환에 대한 생각을 미처 하지 못했다.

고대 그리스의 의사이며 의학저술가인 루푸스(1세기 후반)가 저술한 『몸 부분별 해부학』에 심장에 대한 설명이 들어 있는 데, 이전의 에라시스트라토스의 개념을 그대로 계승하였지만, 루푸스는 사람 혈액 속에 영기가 들어 있다고 주장하였으며, 동맥 속에도 혈액이 들어있다고 말했다. 루프스의 『맥박의 개요』는 해부학, 생리학, 병리학의 기초가 되는 대단히 훌륭한 저서이다. 이 저서에 있는 내용을 인용하면, '심장수축기에 심장꼭대기는 가슴 벽을 때린다'고 기록하였다. 지난 몇 세기 동안 학자들은 심장이 이완기 동안에 가슴 벽을 친다고 잘못 알고 있었기에, 맥박은 심장의 팽창과 동시에 일어난다고 믿고 있었다. 17세기에 영국의 의사이며 근대 생물학과 생리학의 선구자인 하비(1578–1657년)는 맥박의 본질을 깨닫기까지 많은 실험을 실시했다. 그의 맥박 연구는 근대 의학의 혁명적인 발견인 혈액순환의 개념을 밝히는 효시가 되었다.

히포크라테스 이후 고대 의사들 중 가장 위대한 의사이며, 역사상 가장 뛰어난 생물학자이고 '의사들의 왕자'라고 불리는 갈레노스(129 – 200년)는 중세 의학에 커다란 영향을 주었다. 그의 저서인 『사람 몸 부분의 유용성에 관하여』에서 갈레노스는 '창조된 사람의 각 장기들은 완벽한 기능을 수행하기 때문에 이 보다 더 나은 구조물은 존재하지 않는다'는 개념을 증명하려고 노력했다. '천지만물은 무에서 시작한다'는 아리스토텔레스의 원리를 따라서, 그는 '각 장기의 기능은 정확하게 예정되어 있다'고 믿었기 때문에 사람의 모든 장기와 구조물들을 각각의 기능들과 연관 지어 증명하려고 노력했다. 다시 말해 갈레노스의 저서들은 해부학과 생리학을 연구하기 위한 것이 아니라 자신의 학설을 뒷받침하거나 신의 섭리를 증명하기 위하여 저술한 것이었다. 갈레노스는 "신의 창조물과 창조물의 모든 세부적인 구조물들에서, 이러한 신의 속성을 증명할 수 있다"고 주장하였으며, 이것이 자연법칙에 관한 완벽한 지식이라고 말했다.

갈레노스는 '동맥의 벽은 정맥보다 두껍고, 동맥 속에 공기가 들어있다'는 에라시스트라토스의 생각은 잘못되었다고 주장했으며, 동맥의 공기는 절개 후에 들어간 것이라고 설명했다. 그는 간단한 실험으로 이것을 증명했다. 동맥을 길게 노출시킨 후 일정한 간격을 두고 두 지점을 묶은 다음, 묶여진 두 곳 사이의 동맥을 절개하여 동맥 속에 혈액이 들어 있음을 관찰했다. 그리고 이 동맥 속의 혈액은 묶여진 혈관 때문에 다른 곳으로 이동하지 못하고 남아 있다고 설명했다.

갈레노스의 철학에서 생명의 기본 원리는 우주로부터 호흡을 통해서 공기와 함께 몸 안으로 들어오는 영기 또는 프네우마였다. 이 영기는 기관을 통해서 허파까지 도달한 후, 허파정맥을 경유하여 심장의 왼심실로 들어가 혈액과 섞이게 된다고 그는 생각했다.

한편 혈액의 기원은 어디일까? 이 질문에 대한 갈레노스의 답변은 재치가 있었다. 이 답변의 일부는 에라시스트라토스의 주장을 인용한 것이었고, 하비의 시대인 17세기까지 그대로 전해 내려왔다. 갈레노스의 혈액의 기원설과 세 가지 영기론(자연영기, 생명영기, 동물영기)은 다음과 같다.

사람이 섭취한 음식물이 창자에서 유미가 되어 간문맥을 통해서 간에 도달한다. 간이 창자에서 온 유미를 혈액으로 변화시켜(간에서 혈액이 만들어짐) 정맥으로 내보내고, 생물이 살아있는 동안 특별한 영기(프네우마)를 불어넣는 능력을 간이 갖고 있다. 갈레노스는 이 영기를 '자연영기'라고 명명하였다. 그는 혈액이 간으로 부터 오는 자연영기와 창자로 부터 오는 영양물질들로 채워진다고 믿었기 때문에, 혈액은 창자에서 기원하는 정맥계통을 통해 간으로 들어오고, 정맥계통의 중요한 가지는 심장의 오른쪽이라고 생각하였다.

혈액이 심장의 오른쪽으로 들어가기 때문에 갈레노스는 두 가지 운명이 있다고 생각했다. 대부분의 혈액은 불순물을 내놓는 심장의 오른심실 속에 잠시 머물다가 허파동맥을 통해 허파로 이동한 후 방출된다. 내보내진 불순물은 오른심실 속에 있는 정맥혈액과 함께 일반적인 정맥계통으로 되돌아간다. 한편 일부 적은 양의 혈액은 심장의 심실사이막에 있는 미세한 통로를 통해 왼심실로 조금씩 스며들어간다. 심장의 왼심실로 들어온 혈액은 기관과 허파정맥을 통해 공기와 함께 바깥세상에서 들어온 영기와 만난다. 이처럼 심실사이막을 통과하여 심장의 왼심실로 들어온 혈액은 공기와 섞이면서 높은 차원의 '생명영기'로 변화되어 동맥으로 흘

러간다.

동맥 중 일부는 머리로 가는 혈관인데, 이 혈관들을 통해 생명영기가 뇌바닥으로 이동한다. 뇌속에서 혈액은 세동정맥그물(괴망, 동물에 있으나 사람에 없는 구조)이라는 통로를 통해 끊임없이 나뉜다. 이 수수께끼 같은 장기 안에서 혈액은 제3의 영기인 '동물영기'가 되고, 이것은 다시 신경에 의해 뇌의 구조물에 보급된다는 것이다. 당시엔 신경의 속이 비어 있다고 생각하였고, 이와 같은 세 종류의 영기가 자연영기, 생명영기, 동물영기이다. 이 개념은 1600년 무렵 하비의 시대까지 사람 생리학의 근간을 이루게 되었다.

오늘날로부터 약 400년 이전까지 1400년에 걸쳐서 신처럼 믿고 있었던 혈액의 생리학은 '갈레노스의 영기론' 이었다. 즉, "혈액은 순환하지 않는다. 혈액이 간에서 심장으로 이동하고, 심장에서 허파로 이동하는 것은 인정하지만, 혈액은 모든 혈관에 가득 채워져 있다"라고 생각했다. 또한 "머리에 영기(영혼)가 있다. – 영기에는 자연영기와 생명영기, 동물영기가 있다. – 영기의 종류에 따라 혈액이 새롭게 변화되는 것이다"라고 생각하였다. 당시의 학자들은 하비가 1628년에 새로운 혈액의 순환을 주장하기 이전까지 갈레노스의 학설을 믿었고, 갈레노스는 히포크라테스와 함께 의학의 신처럼 숭배되었다.

5

신경계통의 구조물 발견의 역사

1) 선사시대에서 로마시대까지

고대 이집트의 기록 중에는 뇌에 대해 기술한 부분이 있다. 기원전 3500년경의 기록을 필사한 기원전 1700년경의 이집트의 의학 파피루스 에서 뇌에 해당하는 단어를 찾을 수 있으며 뇌의 표면의 주름, 뇌막과 뇌 밑의 체액에 대해 기술되어 있다. 이집트 19왕조(기원전 1308－1194년경)의 부조에는 제사장이 소아마비에 의해 한쪽 다리가 위축되고 발의 형태가 변형된 모습으로 정확하게 나타나 있다.

보다 정확한 해부학적 관찰에 대한 기록은 그리스 시대에 나타난다. 남부 이탈리아의 그리스 식민지인 크로톤 지방 사람인 알크마이온(기원전 500년 무렵)은 동물을 해부함으로써 과학으로서의 의학의 기초를 세우기 시작하였다. 그는 뇌가 감각을 지각한다고 처음 주장하였으며, 태아의 형태로부터 추리하여, 머리 부분이 다른 부분보다 먼저 발달된다고 기술하였다. 소아시아 출신으로 아테네에서 활약한 아낙사고라스(기원전 500－428년)는 마음과 영혼은 뇌에 위치하며 신경이 뇌에서 기원한다는 것을 인식하고 있었다.

의학의 아버지라고 불리는 히포크라테스(기원전 460－370년)시대에는 신경계통의 구조에 대한 해부학적 기록들을 찾아볼 수 있다. 기원전 400년경에 쓰인 것이라고 믿어지고 있는 『신성병에 대하여』에는 사람의 뇌는 다른 동물들과 마찬가지로 수직으로 배열된 막에 의해 두 개의 대칭적인 반구로 나누어지고 뇌로 들어가는 많은 혈관들이 있으며, 이 중의 일부는 가늘고 길지만, 두 혈관은 두껍다. 이들 중 하나는 간에서 오며, 하나는 지라(비장)에서 온다고 기술되어 있다. 이 저술에서 저자는 뇌를 조사하기 위해 염소의 머리뼈(두개골)를 해부했다고 한다. 신성한 질병, 즉 뇌전증(간질)은 뇌의 이상으로 나타나며 감각과 운동, 지능이 모두 뇌에서 비롯된다고 기술되어 있다.

그리스의 위대한 철학자 아리스토텔레스(기원전 384–322년)는 자연과학자로도 많은 업적을 남겼지만 신경해부학의 발달에는 상당한 저해요소가 되었던 인물이었다. 히포크라테스와 그의 스승인 플라톤(기원전 428–347년경)이 지능과 감정을 뇌의 기능으로 생각했지만, 아리스토텔레스는 심장이 지능을 담당하는 기관이고 마음과 영혼이 있는 장소로 생각했다.

이집트의 알렉산드리아는 기원전 3세기 당시 학문의 중심지였고 과학으로서의 의학이 발달했으며 동물과 인체의 해부가 규칙적으로 시행되었다고 알려져 있다. 소아시아에서 태어나 알렉산드리아에서 활약한 칼세돈의 헤로필로스(기원전 335–280년)는 '해부학의 아버지'로 알려져 있다. 그는 뇌가 신경계통의 중심기관으로 지능을 담당하는 기관임을 확실하게 인식하고 있었으며, 신경을 운동신경과 감각신경으로 구분하였다. 대뇌의 주름에 대해서도 언급하였고 대뇌와 소뇌를 구분하였다. 뇌실과 뇌정맥굴을 기술하였고, 정맥굴합류(정맥동교회)를 발견하여 오늘날에도 '헤로필로스굴'이라고 그의 이름이 붙어 있다.

생리학의 아버지라고 불리는 키오스의 에라시스트라토스(기원전 310–250년)는 사람의 뇌에 주름이 많은 것이 동물에 비해 지능이 높은 이유라고 결론지었고, 넷째뇌실(제4뇌실)의 아래 부분을 '필첨'이라고 명명하였다고 전해진다. 뇌의 기능에 대해 기술하여 영기(프네우마)가 허파로 들어와 '생명영기'로 바뀐 후 동맥을 통해 뇌로 전달되어 여기에서 '동물영기'로 전환된 후 신경을 통해 근육으로 전달되어 운동이 일어난다는 가설을 세웠다.

로마 시대에는 그리스의 의학이 많은 영향을 미쳤으며 비티니아의 아스클레피아데스(기원전 129–40년)는 로마에 의학교를 설립하였고 켈수스(기원전 30–서기 45년), 에페소의 루푸스(서기 100년 무렵), 에페소의 소라누스(서기 100년 무렵), 카파도키아의 아레테우스 등이 활약하였지만 갈레노스 이상으로 후세에 영향을 미친 사람은 없었다.

소아시아의 페르가몬에서 태어난 갈레노스(갈렌, 129–200년)는 로마 시대의 의사로 갈레노스의 의학적 권위는 하비의 혈액순환 원리의 발견에 의해 도전받을 때까지 서양 중세의 1500년간을 지배하였다. '실험생리학의 창시자'라고도 불린 그의 방대한 저술들은 대부분이 실험과 관찰을 토대로 한 것이지만 일부는 그 당시의 해부학적 지식을 요약한 것도 있다. 갈레노스는 사람을 직접 해부하지 않았기 때문에 그의 해부학적 기술에는 일부 오류가 있었다. 뇌와 척수, 신경의 구조와 기능에 대한 갈레노스주의식 개념은 18세기 초반까지 지배적이었다. 과거로 거슬러가서, 갈레노스는 의학에 엄청난 영향을 미친 방대한 문헌들을 저술했기에 때문에 고대시대뿐 아니라 중세까지 위대한 의학자로 추앙을 받았다. 갈레노스의 가장 위대한 업적은 신경계통에 관한 것이었다. 그는 동물의 뇌를 해부하여 자세하게 설명하였는데 뇌와 관련된 많은 명칭들, 즉 뇌들보(뇌량), 중간뇌둔덕(사구체), 뇌활(뇌궁), 솔방울샘(송과체), 투명사이막(투명중격) 등은 오늘날까지 사용되고 있다. 갈레노스는 뇌실과 뇌실의 경로, 맥락얼기(맥락총)를 알고 있었다. 셋째뇌실과 넷째뇌실(제4뇌실)에 대한 설명은 그의 예리한 관찰력을 잘 보여주고 있다. 히포크라테스와 마찬

가지로, 갈레노스는 몸의 혈관과 신경의 분포가 '각 부분의 필요성과 일치하여' 존재하기 때문에 대자연도 이와 같다고 믿었다. 신경과 혈관들이 신체의 도달부위까지 안전하게 주행하고 있기 때문에 대자연도 '당연히 그렇고, 능숙하고 현명한' 존재라고 그는 생각했다.

2) 중세 암흑기와 르네상스

서양에서 중세는 신앙의 시대로 모든 질병의 원인을 신의 의지로 해석하였고 과학 면에 있어서 오히려 퇴보하였던 암흑기였다. 갈레노스 이후 해부학적인 발전은 거의 없었으며 오히려 퇴보하였고 아라비아의 학자들에 의해 갈레노스의 전통이 겨우 명맥을 잇고 있었다. 이 시대에는 뇌의 기능이 뇌의 뇌실에 있다는 개념이 나타나기도 하였다. 알베르투스(1193/1206 – 1280년)는 뇌 속의 뇌실을 앞쪽, 중간, 뒤쪽의 세 원형의 공간으로 그려 놓았고, 첫째 뇌실은 상식, 중간 뇌실은 상상력, 뒤쪽 뇌실은 기억에 관여한다고 생각하였다. 이러한 개념은 16세기 초까지도 계속되어 1501년의 훈트(1449 – 1519년)의 도판과 1512년의 라이쉬(1467 – 1525년)의 도판에 나타나 있다.

북부 이탈리아의 볼로냐 대학에서는 몬디노(1276 – 1326년)에 의해 해부의 전통이 부활되어 공개적으로 해부가 시행되었다. 알베르투스와 같이 몬디노 역시 뇌실에 주요한 기능을 부여하여 가쪽뇌실(측뇌실)의 앞쪽은 공상 또는 기억의 보유, 중간 부분은 특수감각, 뒤쪽 부분은 상상력과 인식된 여러 가지를 통합하는 기능을 한다고 기술하였다. 또한 셋째 뇌실은 인식과 예언의 능력, 넷째 뇌실은 느낌과 기억을 담당한다고 생각하였다.

르네상스 시대에 모든 방면에 족적을 남긴 천재 레오나르도 다빈치(1452 – 1519년)는 실제 시체를 해부하여 이를 그림으로 남겼다. 다빈치의 초기의 뇌의 그림은 알베르투스와 같은 세 개의 뇌실을 보여주고 있으나 후기의 그림은 실제 뇌실의 형태와 같은 모습으로 나타나 그 중간에 뇌를 해부한 적이 있음을 알 수 있다. 그의 그림은 실제 출판은 되지 않아 후세에 미친 영향이 크지는 않았다.

최초로 뇌실의 정확한 형태를 도해하고 출판한 사람은 파비아와 볼로냐에서 해부학자, 외과의사로 활약하던 베렌가리우스 또는 베렌가리오(1470-1550년)이었다. 그는 갈레노스의 세동정맥그물이 사람에게는 없다고 갈레노스의 오류를 최초로 지적한 사람으로도 알려져 있다. 마르부르크의 해부학 교수였던 드레안더(1560년 사망) 또는 요하네스 아이히만은 최초로 머리의 해부에 대한 책 『아나토미아 캐피티스 휴마니』(1536년)를 출판했으며, 프랑스의 해부학자이며 의학서적을 출판하던 샤를 에스티엔느(1503-1564년)는 대뇌와 소뇌의 주름이 다른 것을 뚜렷하게 나타낸 뇌의 그림을 포함한 8장의 도판을 출간하였다.

실비우스(1478-1555년)는 자크 두보아라고도 하며 프랑스의 해부학자로 파리 대학에서 해부학과 외과학의 교수로 있었으며 베살리우스와 세르베투스도 그의 조수로 있었다. 그 전까지 번호로만 구분되었던 여러 근육과 혈관에 이름을 붙였으며, 중간뇌수도관에는 그의 이름이 붙어 있다. 만년(51세)에 의과대학을 졸업한 사람으로도 유명하다.

베살리우스(1514-1564년)는 해부학사에 길이 남는 『사람 몸 구조에 관하여』(1543년) 라는 저작에서 뇌의 구조를 명확하게 표현하였다. 대뇌피질의 '이랑(회)'과 고랑(구), 중간뇌둔덕(사구체), 뇌하수체(하수체), 솔방울샘(송과체) 등 바깥 구조들 뿐 아니라 내부의 구조들까지 명확하게 표현되어 최초로 회색질(회백질)과 백색질(백질)이 구분되어 있고 대뇌피질이 뚜렷하게 나타나며 속섬유막(내포), 꼬리핵(미상핵), 렌즈핵 등이 뚜렷하게 관찰된다. 또한 갈레노스의 세동정맥그물(괴망)이 사람에게는 없다고 갈레노스의 오류를 지적하였다.

로마의 해부학자인 유스타키 또는 유스타키우스(1510-1574년)는 뇌의 바닥부분(기저부)과 자율신경계통을 관찰하여 정확하고 아름다운 도판을 남겼다.

바롤리오(1543-1575년)는 볼로냐 대학의 해부학 교수였으며 당시의 해부 방법과는 달리 뇌를 바닥부터 해부하여 해마, 시각신경, 대뇌다리(대뇌각), 다리뇌(교뇌) 등을 관찰하였고 다리뇌에 그의 이름이 남아 있다.

베살리우스의 제자였던 팔로피오(1523-1562년)는 뇌 바닥부분(기저부)의 혈관에 대해 기술했고, 카세리오(1552-1616년)는 대뇌동맥고리(대뇌동맥륜)를 처음으로 도해하였다. 카세리오가 활동하던 15세기 말에 뇌의 도해는 기술적으로 대단히 발전하여 미세한 구조까지도 정확하게 나타내고 있다.

3) 근대 발전기

17세기부터 19세기까지 신경해부학은 지속적으로 서서히 발전하였다. 17세기와 18세기에는 육안적인 관찰이 지속적으로 계속되었고 19세기 초반에는 거의 완성되었다. 17세기 초반 발견된 현미경이 17세기 후반에 실제적으로 사용되었고 19세기에는 특히 뇌 내부의 미세한 구조에 대한 많은 발견이 이루어졌다. 19세기 후반 염색 방법이 발달하면서 더욱 현미경적 관찰이 많이 이루어졌고 실험적 신경해부학적 방법이 개발되기 시작하였다. 19세기 말에서 20세기 초에 신경원설에 대한 논쟁이 있었고 이것이 마무리되면서 신경계 구조 연구의 비약적 발전의 전 단계에 도달하였다.

(1) 17세기

철학자로 잘 알려져 있는 데카르트(1596–1650년)는 뇌의 구조에도 많은 관심을 가졌으며 갈레노스의 3 가지 영기론을 버리고 하나의 영혼이 뇌의 중심부에 위치한 솔방울샘(송과선)에 있을 것이라고 추론하였다. 반사작용에 대한 설명도 시도했다. 프랑스의 의사이며 해부학자인 프란시스퀴스 실비우스(1614–1672년)는 라이덴 대학에서 의학교수로 있었다. 대뇌겉질의 가쪽고랑(외측구)을 처음 기술한 사람으로 알려져 있다. 보렐리(1608–1679년)는 피사에서 수학 교수였고, 『동물의 운동에 관하여』를 출판하였다. 보렐리는 신경활동의 물리적 개념을 분명히 알고 있었다. 그는 고대시대 학자들이 그렇게 믿고 수 세기 동안 받아들였던 '동물영기' 개념을 '신경의 액체와 움직이는 신경'이라는 개념으로 바꾸어 생각했다. 이것은 '포도주의 영혼처럼' 액체밀도가 있고, 신경을 따라 양쪽 방향으로 움직인다. 몸의 중추에서 감각을 감지하고, 뇌로부터 근육까지 말초로 운동을 유발한다.

윌리스(1621–1675년)는 1664년 『대뇌해부학』을 출판하였으며, 이것은 신경과학 분야에서 위대한 걸작이었다. 뇌의 해부학과 신경계통의 질병들에 관한 그의 업적은 근대 신경학 발전의 발판을 마련한 것이었다. 그는 17세기에 가장 뛰어난 신경해부학자로 그 시대에 신경과학 분야에서 가장 뛰어난 저작은 그의 『대뇌해부학』이었다. 이 책은 신경계통의 해부에 대해 자세하게 기술한 최초의 저술이며, 그 시대의 천재적 건축가였던 렌(1632–1723년)이 삽화를 담당하여 예술적인 가치도 높다. 이 책에서 윌리스 뇌바닥부분(뇌기저부)의 동맥고리를 도해하여 대뇌동맥고리(대뇌동맥륜)에 그의 이름이 붙게 되었다. 그는 처음으로 줄무늬체에 대해 자세하게 기술했으며, 줄무늬체와 시상을 구분하였고, 속섬유막을 도해하였다. '신경과학'이라는 용어도 그가 처음 사용하였다고 알려져 있다. 윌리스는 옥스퍼드 대학에서 교육받았으며 한동안 교수로 재직하다가 런던에서 내과의사로 개업하였다. 신경계 질환과 내과 질환에도 큰 공헌을 하여 『대뇌병리학』을 1667년에 저술하였고, 당뇨병환자 오줌의 단맛에 주목했던 최초의 학자로도 알려져 있다.

블라시우스(1625 – 1692년)는 네덜란드의 해부학자로 1666년 척수에 관한 최초의 저작인 『척수와 신경의 해부』를 출간하여 척수신경뿌리의 형태를 처음으로 명확하게 기술하였다. 블라시우스는 신경해부학자보다는 동물비교해부학자로 널리 알려져 있으며, 동물비교해부학에 관한 세 종류의 저작 『해부학 잡론』(1673년), 『해부학 관찰』(1674년), 『동물 해부학』(1681년)을 출판하였다. 이 저술은 모두 20권이 넘는 방대한 양이며, 그 당시까지의 해부학적 지식을 집대성한 것이다. 라위스(1638 – 1731년)는 네덜란드 암스테르담 대학의 해부학 교수로 혈관에 왁스를 주입하는 방법을 개발하여 뇌혈관의 미세한 부분까지도 도해하였다. 뷰상(1635 – 1715년)은 프랑스 몽펠리에 대학의 해부학 교수로 『일반신경학』을 1685년에 저술했으며 처음으로 피라미드(추체)에 대해 기술하였고 대뇌부챗살(방사관), 속섬유막(내포), 대뇌다리(대뇌각)과 피라미드가 연속되어 있음을 밝혔다. 올리브와 삼차신경절에 대해서도 기술하였으며 말초신경의 경로를 매우 자세하게 기술하였다.

(2) 18세기

스코틀랜드의 해부학자인 몬로 2세(1733 – 1817년)는 아버지(몬로 1세)와 아들(몬로 3세)과 함께 삼대에 걸쳐 백년 이상 에든버러 대학의 해부학 교수로 재직했다. 대뇌섬(대뇌도)을 처음으로 도해하였으나 이름을 붙이지는 않았다. 뇌실사이구멍(실간공)은 몬로 이전에 이미 레오나르도 다빈치와 베렌가리우스에 의해 도해되었으나 그의 책 『신경계통의 기능과 구조 관찰』(1783년)이 후대에 큰 영향을 미쳤기 때문에 이 구조에 그의 이름이 붙게 되었다. 콘투니우스(1736 - 1822년)는 나폴리 대학의 해부학, 외과 교수였으며 뇌척수액을 밝혔고 속귀의 구조에 대해서 기술했으며 궁둥신경통(좌골신경통)에 대해서도 자세하게 기술하였다. 젠나리(1752 - 1797년)는 이탈리아 파르마 의과대학의 학생으로 있던 1776년 뒤통수엽겉질(후두엽피질)에서 그의 이름이 붙은 층판을 발견하였다. 마리 앙투아네트의 시의이기도 하였던 프랑스의 다질(1748 - 1794년)은 알코올을 사용 뇌를 고정하는 방법으로 뇌의 여러 구조들을 기술하였고 그의 『아틀라스』(1786년)는 매우 정교하고 아름다운 컬러 도판을 사용하는 등 매우 뛰어난 것이었다. 뇌 단면의 미세한 구조를 도해하여 유두시상로에 아직도 그의 이름이 남아 있다.

쇰머링(1755 - 1830년)은 당시의 뛰어난 해부학자로 독일의 마인츠와 뮌헨 대학의 해부학 교수였으며 뇌신경을 현재와 같이 12쌍으로 분류한 것으로 유명하다. 시각신경교차, 솔방울샘(송과선)에 대해 기술했으며 중간뇌의 흑색질(중뇌의 흑질)에는 그의 이름이 붙어 있었다. 모두 5권으로 된 방대한 해부학에 교과서 『인체 구조론』(1791 - 1796년) 를 저술하였다. 갈(프란츠 요제프 갈, 1758 - 1828년)은 빈 대학의 교수로 있던 해부학자이며, 골상학의 창시자로 스퍼르차임(1776 - 1832년)과 함께 연구하였다. 뇌의 백색질은 신경섬유로 되어 있으며, 회색질이 정신작용을 하는 곳이라는 것을 확립하였으며, 뇌의 해부생리학이라는 4권의 저작을 출판하였다. 이 책에는 100개의 동판 삽화가 삽입되어 있다. 이 당시 골상학이 크게 유행하였으며 뇌가 부위에 따라 서로 다른 여러 가지 기능을 할 것이라는 개념을 후세 학자들에게 물려주어 기능적 연구의 전환점이 되었다.

라일(1759 - 1813년)은 독일의 신경해부 학자로 처음에는 할레 대학, 나중에는 베를린 대학의 의학 교수였다. 빅 다질과 같이 알코올을 고정액으로 사용하여 뇌를 굳힌 뒤 해부하여 여러 업적을 남겼다. 1809년 'insula(대뇌섬)'를 처음으로 기술하고 명명했으며, 소뇌와 바닥핵(기저핵)의 형태에 대한 많은 연구를 하였다. 롤란도(1773 - 1831년)는 이탈리아의 신경해부학자로 튜린에서 해부학 교수였으며, 대뇌의 고랑(구)과 이랑(회)이 규칙적이고 일정하게 배열되어 있다는 것을 밝혔고, 대뇌의 중심고랑(중심구)을 처음으로 기술하여 이 구조에 그의 이름이 붙어 있다. 롤란도는 척수의 아교질에 대해서도 기술하여 이 구조에도 그의 이름이 붙어 있다.

찰스 벨(1774 - 1842년)은 19세기 초의 뛰어난 영국의 신경해부학자로 예술적 재능도 뛰어나 자신이 책의 그림까지 그렸고 겉질척수로(피질척수로)가 속섬유막(내포)에서 아래로 이어지고 숨뇌(연수)에서 교차하여 척수로 들어가는 형태를 정교하게 도해하였다. 그의 이름이 붙은 얼굴신경마비를 기술하였으며 척수의 앞뿌리(전근)가 운동신경이라는 것을 밝혔다. 그는 운동신경들로부터 감각신경을 구분하였고(1826년), 신경계통을 이해하는 데 크게 공헌하였다. 마장디(1783 - 1855년)는 프랑스의 신경생리학자로 신경계통의 실험적 연구에 큰 발자취를 남기었다. 척수 뒤뿌리(후근)의 기능을 실험적으로 확인하여, 척수신경의 앞뿌리는 운동성이고 뒤뿌리는 감각성이라는 벨 - 마장디의 법칙을 확립하였다. 뇌척수액에 대한 연구도 많이 하였고, 넷째뇌실(제4뇌실)의 정중구멍(정중구)에 그의 이름이 붙어 '마장디구멍'이라 부른다.

부르다흐(1776 - 1847년)는 프러시아의 수도였던 쾨니히스베르크에서 해부학 교수로 있었으며 신경해부학이 육안 해부학의 시대에서 현미경을 사용하는 시대로 넘어가던 과도기의 시점에서, 그 전까지의 모든 업적을 정리한 뛰어난 저술 『Vom Baue und Leben des Gehirns』(1819 – 1826년)를 남겼다. 부르다흐는 특히 그 전까지의 구조에 붙은 명칭을 정리하고 여러 구조에 명칭을 붙였다. 그는 척수 뒤쪽섬유단(척수의 후삭)의 쐐기다발(설상속)을 최초로 기술하여 그의 이름을 붙였다. 편도체를 처음으로 기술하였으며, 렌즈핵을 창백핵(담창구)과 조가비핵(피각)으로 구분하였다. 또한 시상을 분류하였고, 시상베게(시상침)라는 명칭을 처음 사용하였다. 그는 적색핵(적핵)을 자세히 기술하였고, 속섬유막(내포)과 바깥섬유막(외포)을 구분하였다. 대뇌에서 겉질밑회색질(피질하회질)과 대뇌겉질(대뇌피질)을 구분하였으며, 쐐기(설상), 쐐기앞부분(설전부), 해마이행부(지지), 백색판(백판), 띠다발(대상다발), 담장(전장), 종말판(종판)도 부르다흐가 붙인 명칭이다. 또한 그는 '생물학'이란 명칭을 처음으로 사용하였으며, 오늘날과 뜻이 다르지만 '형태학'이라는 용어도 처음 사용하였다. 신경해부학자로는 최초로 자서전 『나의 생애의 회고』(1845년)를 저술하였다.

비샤(1771 – 1802년)는 1801년 출판된 그의 『해부학 총론』에서 각 신경들은 각기 다른 기능들을 갖고 있을 것이라고 제안하였다. 피사에서 안과의사이며 해부 학자였던 스카르파(1752 – 1832년)는 그의 『타블래 신경학』에서, 신경의 가장 작은 가지들을 아름답고 정확하게 묘사하였다. 다른 해부학자들처럼 그도 척수신경의 신경절과 삼차신경의 뒤뿌리에 위치한 큰 신경절의 기능에 대하여 너무나 당황해 하였다.

19세기 초에는 태아와 동물들의 신경계통을 비교 연구하는 동물비교 신경해부학자들이 많은 업적을 남겼으며 티데만(1781 – 1861년), 로레

(1797 – 1851년), 그라티올레(1815 – 1865년) 등이 잘 알려져 있다.

(3) 19세기

19세기 초반부터 현미경을 이용하여 뇌조직의 미세구조를 연구하는 현미경 해부학이 발달하게 되었다. 이를 통해 신경계통의 여러 미세구조들이 발견되었고 신경세포의 구성과 기능을 이해하는 길이 열리게 되었다. 푸르키니에(1787 – 1869년)는 브레슬라우와 프라하에서 생리학과 병리학 교수였으며 최초로 중추신경계에서 신경세포를 확인하였고 소뇌의 푸르키니에 신경세포에 그의 이름이 붙어 있다. 최초로 박절기를 사용했으며 그 전의 방법보다 개선된 고정, 포매방법을 사용하였다. 소뇌 푸르키니에 세포의 세포체와 수상돌기를 도해하였고 신경이 축삭으로 구성되어 있다는 것을 도해하였다. 바일라르제(1809 – 1890년)는 프랑스의 정신과 의사로 파리 대학에서 의학을 공부했으며 1840년부터 살페트르에서 20년간 봉직하였다. 대뇌겉질(대뇌피질)에서 여섯 층을 구분하였고 1840년 젠나리선을 뒤통수엽(후두엽)에서부터 추적하여 모든 겉질에 이 구조가 있는 것을 밝혔다. 이 구조가 대뇌겉질 IV층에 있는 바일라르바깥띠이며, V층에 있는 바일라르제속띠에도 그의 이름이 붙어 있다.

슈반(1810 – 1882년)은 독일의 해부학자로 슐라이덴과 함께 세포설을 주장하였고, 1838년 처음으로 말이집(수초)을 기술하여, 말이집을 형성하는 슈반세포에 그의 이름이 붙게 되었다. 레막(1815 – 1865년)은 독일의 신경조직학자로 신경계통의 조직발생에 대해 연구하였으며, 민말이집신경섬유(무수신경)를 기술하여 이를 '레막섬유'라고 그의 이름이 붙게 되었다. 마이네르트(1833 – 1892년)는 오스트리아의 신경학자로 빈 대학의 정신과와 신경과의 교수로 있었으며, 지그문트 프로이트의 스승이었다. 연속절편 방법으로 신경계통의 조직학을 연구하여 여러 업적을 남겼다. 그의 이름이 붙은 무명질의 바닥핵(기저핵)을 처음으로 기술했으며, 뒤뒤판교차(배측피개교차)에도 그의 이름이 붙어 있다. 클라크(1817－1880년)는 영국의 신경과 의사이며 해부학자로 1851년 척수의 구조에 대한 논문에서 처음으로 클라크흉수핵을 기술하였다.

다이터스(1834－1863년)는 신경세포가 하나의 축삭과 여러 개의 수상돌기로 구성되어 있다는 것을 처음으로 밝힌 독일의 해부학자로, 이 신경세포의 형태를 정확하게 가쪽안뜰핵(외측전정핵)에서 도해하였다. 가쪽안뜰핵에 그의 이름이 붙어 있다. 29세의 젊은 나이에 장티푸스로 요절하였기 때문에 그의 업적은 친구인 막스 슐체(1825－1874년)에 의해 그가 죽은 지 2년 후인 1865년에 출간되었다. 베츠(1834－1894년)는 러시아의 해부학자로 1868년에서 1879년까지 키예프대학의 교수로 있었다. 1874년 그의 이름이 붙은 거대피라미드세포를 발견, 기술하였다. 랑비에(1835－1922년)는 실험조직학의 창시자로 불리는 프랑스의 조직학자로 1878년 최초의 신경조직학 교과서 『Lecons sur l'histologie du systeme nerveaux』를 저술하였다. 여기에서 수초신경섬유의 중간 중간이 중단되어 있는 부분을 최초로 기술하였고 그의 이름이 이 구조에 붙게 되었다. 이러한 현미경적 구조의 발견에는 조직을 염색하는 방법이 큰 역할을 하였다. 염색 방법을 최초로 사용한 사람은 겔라하(1820－1896년)이며 1858년에 카민을 염료로 사용하여 소뇌를 염색하였다.

그 후 골지(1843－1926년), 바이게르트(1845－1904년), 카할(1852－1934년), 니슬(1860－1919년), 빌쇼프스키(1869－1940년), 오르테가(1882－1945년) 등에 의해 신경계의 여러 성분을 염색하는 다양한 방법이 개발되었다. 바이게르트Karl Weigert(1843－1905년)는 독일의 신경병리학자로 프랑크푸르트대학의 병리학 교수로 있었으며 말이집 염색방법을 개발하였고 셀로이딘 포매방법을 완성시켰다. 니슬은 독일의 정신과 의사이며 신경병리학자로 뮌헨의대 재학 중 대뇌겉질의 신경세포의 병리학적 변화에 대한 논문으로 대상을 받을 정도로 일찍부터 연구에 몰두하였다. 졸업 후 뮌헨의대에서 폰 구덴(1824 – 1886년)의 조수로 있었으며, 폰 구덴이 죽은 후 프랑크푸르트로 옮겨 에딩거(1855 – 1918년), 바이게르트를 만나 영향을 받았고, 알츠하이머와는 7년 동안 함께 연구하였다. 그 후 하이델베르크대학으로 자리를 옮겨 연구를 계속하였으며 1904년에는 크레플린의 뒤를 이어 정신과의 교수가 되었다. 1894년 알코올과 염기성아닐린염료(메틸렌 블루, 톨루이딘 블루 등)로 신경세포를 염색하는 방법을 발표하였고 니슬소체를 처음으로 기술하였다. 1918년에는 뮌헨으로 돌아가 독일정신과학연구소에서 연구에 몰두하였으나 그 다음 해에 사망하였다.

또한 19세기 후반부터는 신경계의 특성을 다양한 실험적인 방법으로 연구하기 시작하게 되어 신경계통의 구성과 기능을 직접적으로 이해할 수 있게 되었다. 월러(1816 – 1870년)는 영국의 신경생리학자로 1850년 개구리의 혀인두신경(설인신경)이나 혀밑신경(설하신경)을 절단하면 그 먼쪽부위는 완전히 변성되는 사실을 발견, 기술하였고 그 원인을 세포체에서의 영양물질 공급의 장애에 의한 때문이라고 주장하였다. 신경 손상 후 먼쪽부위의 변성을 월러변성이라고 한다. 브로카(1824 – 1880년)는 처음에는 파리 비샤트르의 외과 의사였으며 1861년 임상 경험과 환자의 부검에서 뇌의 관찰을 연결시켜 브로카영역이 손상된 환자에서 운동성실어증이 나타난다는 것을 보고하였다. 1877년에는 대뇌 가쪽뇌실(측뇌실) 주위의 구조를 변연엽(둘레엽)이라고 명명하였다. 나중에는 체질인류학에 흥미를 느껴 체질인류학적 머리 측정에 기준점을 만들어 이를 계측하였고, 여러 가지 수학적 방법으로 측정치를 비교하였다. 유명한 사람들의 뇌를 측정하였고 이들을 모아 파리에 사람박물관을 세웠다.

독일의 신경정신과학자인 구덴(1824 - 1886년)은 어린 토끼 뇌의 일부분을 손상시킨 후 시기별로 뇌의 변화를 연구하여 뇌의 각 부분의 연결을 구명하였다. 1884년 시상하부의 유두체에서 다리뇌(교뇌)의 뒤판으로 이어지는 유두뒤판로(유두피개로)가 끝나는 핵인 앞뒤판핵(복측피개핵)과 뒤뒤판핵(배측피개핵)을 발견하였다. 정신이상 증세로 권좌에서 축출된 루트비히 II세를 치료하는 과정에서 환자에게 살해당한 의사로도 유명하다. 스위스 바젤의 히스(1831 - 1904년)는 발생학적으로 신경계통에 대해 연구하였고, 독일 라이프치히대학의 정신과 교수인 플레시히(1847 - 1929년)는 신경계의 각 부분에서 말이집이 발달되는 양상을 연구하였고 피라미드로(추체로)의 발생 양상을 밝혔다. 포렐(1848 - 1931년)은 스위스의 신경병리학자로 셀로이딘을 포매제로 하고 그의 스승인 구덴이 고안한 박절기를 사용하여 신경해부학 분야에서 많은 연구를 하였다. 시상밑부의 섬유다발에 그의 이름이 붙어 있으며, 앞뒤판교차(복측피개교차)에도 그의 이름이 붙어 있다. 손상된 신경세포의 병리학적 관찰에 의해 골지의 신경그물설을 부정하여 신경원설의 토대를 마련했다.

마르키(1851 - 1908년)는 이탈리아의 조직학자로 1885년 오스뮴산이 변성된 신경섬유의 말이집을 정상과 다르게 염색한다는 것을 발견하였고, 이를 이용하여 소뇌다리(소뇌각) 등 많은 신경로의 기원을 밝혔다. 에딩거(1855 - 1918년)는 독일의 신경해부학자며 신경과 의사로 현대 동물비교신경해부학의 창시자로 알려져 있다. 1885년 태아의 중간뇌에서 동공수축에 관여하는 구조를 발견하였고, 2년 뒤 베스트팔(1833 - 1890년)은 어른 중간뇌에서 이 핵을 발견하였다. 포크트 부부, 즉 독일의 신경과 의사인 오스카 포크트(1870 – 1950년)와 프랑스 출신의 세실 포크트(1875 – 1962년)는 베를린 신경생물학연구소를 세웠고, 베를린 의대 교수, 빌헬름 황제 뇌연구소 소장으로 활동하였다. 대뇌겉질의 세포구축학적 연구, 특히 말이집염색을 사용한 수초구축학적인 연구를 하였다. 러시아혁명을 주도한 독재자 레닌(1870 – 1924년)의 뇌를 연구한 학자로 잘 알려져 있으며, 레닌 뇌의 겉질 신경원의 배열이 질서정연하게 되어 있다고 하여 이를 "연합겉질의 운동선수"라고 찬양하였다. 독일의 작가인 슈펭글러는 최근 『레닌의 두뇌』라는 포크트의 전기를 써서 이를 비판하였다.

브로드만(1868 – 1918년)은 포크트의 제자였으며, 대뇌겉질 영역의 조직학적 구분에 큰 공헌을 하였다. 그는 뮌헨, 뷔르츠부르크, 베를린 등 여러 대학에서 의학을 공부하였으며 프라이부르크에서 의사면허를 얻은 후 1896년 오스카 포크트를 만나 그 후에는 신경계의 연구에 몰두하였다. 포크트와 함께 베를린 신경생물학연구소에 있었으며, 1910년에는 튀빙겐으로 옮겼다가 뮌헨으로 가서 크레플린, 니슬과 같이 연구하던 중 사망하였다. 19세기에서 20세기로 넘어가는 시점에 신경원이 신경계의 기본 단위이며 축삭이 신경원에서 나온 하나의 돌기라는 신경원설이 카할(1852 – 1934년)에 의해 제기되었고, 골지(1843 – 1926년) 등은 이에 반대하였다. 신경원설은 발다이어(1836 – 1921년), 쾰리커(1817 – 1905년) 등의 지지로 점차 지지기반을 넓혀나갔으며 전자현미경으로 확인되었다. 신경원설은 현대 신경과학의 기초가 된 중요한 학설이었다.

쾰리커(1817 – 1905년)는 스위스 취리히 대학의 해부학 교수로 일생동안 신경계의 조직학적 구조를 연구하였다. 카할과 발다이어의 신경원설을 지지하였다. 축삭이란 용어를 처음 사용한 사람으로도 알려져 있다. 발다이어(1836 – 1921년)는 독일의 해부학자로 브레슬라우대학에서는 병리해부학교실의 교수였으며, 베를린대학으로 옮긴 뒤에는 해부학교실의 교수가 되었다. 신경세포체와 돌기를 신경원이라고 명명하였고, 신경원설을 주장한 학자로 널리 알려져 있다. 척수 등쪽뿔에 있는 세포에 그의 이름이 붙어 있으며, 입안(구강)에서 인두로 이행되는 부위를 둘러싸고 있는 림프조직을 부르는 명칭인 발다이어고리에도 그의 이름이 붙어 있는 구조이다.

골지(1843 - 1926년)는 이탈리아 파비아 대학의 조직학과 병리학의 교수로 1873년 돌기를 포함한 신경세포 전체의 형태를 관찰할 수 있는 특수한 염색방법을 고안하여 신경세포의 구조의 연구에 있어 혁명적 변화를 가져 왔다. 신경원을 제 I형과 제 II형의 두 가지로 분류하였고, 골지힘줄기관도 발견하였으며, 1898년에는 처음으로 골지복합체를 신경세포에서 발견하였다. 이 중 골지복합체는 다른 모든 세포에도 있다는 것이 밝혀졌다. 이러한 공로로 1906년 카할과 함께 노벨의학상을 수상하였다. 신경의 돌기들이 서로 이어져 그물과 같은 구조를 이룬다는 신경그물설을 주장하였으나 오류로 밝혀졌고, 결국에는 신경세포가 독립된 형태적, 기능적 단위라는 신경원설로 대체되었다.

카할(1852 - 1934년)은 스페인의 신경조직학자로 역사상 가장 위대한 신경해부학자라고 말할 수 있는 인물이다. 골지의 금속도금염색으로 거의 모든 척추동물의 신경계통을 연구하여 신경과학에 수없이 많은 기여를 하였다. 신경원설을 완성시켰으며, 시냅스를 발견하였고 신경세포에서 정보는 가지돌기(수상돌기) 쪽에서 세포체를 거쳐 축삭종말로 전해진다는 역동적 극성화의 개념을 정립하였다. 그 자신이 저술하고 모든 그림까지 그린 거의 2000페이지 분량의 『인체 및 척추동물신경계통의 조직학』은 1909 - 1911년에 프랑스어로 번역 보완되었고 이의 중판이 그의 사후인 1955년에 다시 나올 정도이며, 1995년에는 영어로도 번역 출간되었다. 처음 출간된

지 90년이 된 지금까지도 아직 교과서와 논문에 인용이 되고 있는 거작이다. 또한 1928년에 영어로 번역 출간된 『신경계통의 변성과 재생에 대한 연구』 역시 이 분야에서 많이 인용되고 있다. 또한 그는 여러 염색방법도 고안하였고 이 중 별아교세포(성상세포)를 염색하는 금승홍법에 그의 이름이 붙어 있다. 1906년 골지와 함께 노벨상을 수상하였다.

4) 신경과학의 폭발적 성장

20세기에 와서 신경해부학을 포함한 신경과학은 폭발적으로 신속하게 발전하였다. 학자에 따라서는 '해부학적 방법의 문예부흥기'가 도래하였다고 할 만큼 새로운 테크닉이 나오고 있으며, 연구의 양과 질적인 측면에서 가공할 정도로 자료가 쌓이고 있어 신경계의 신비가 이해할 수 있을 만한 수준으로 풀려가고 있다. 20세기에 들어와서 신경조직 배양방법의 발견과 전자현미경의 개발, 각종 신경로 추적 방법인 변성섬유의 은염색, 자기방사법, HRP 등 추적물질을 사용한 신경로 추적의 개발, 그리고 단세포염색방법, 형광조직화학염색, 면역조직화학염색, 인 사이투 하이브리드형성, 기타 컴퓨터단층촬영, 자기공명영상촬영, 양전자방출단층촬영 등 신경영상방법의 발전 등 수많은 새로운 방법이 개발되었고 하루가 다르게 발전하고 있다. 이들 방법을 이용한 연구 결과는 과거의 신경계의 구조와 기능에 대한 개념을 바꿔놓고 있는 중이다. 아직 20세기의 연구자들이 생존해 있는 경우가 많고 역사적인 판단이 내려지기 어렵기 때문에 20세기의 신경과학은 아직 역사로 정립될 수 있는 단계라고 할 수는 없지만, 최근 이를 정리해 보려는 노력들이 많이 나타나고 있다.

향후 신경계에 대한 연구는 지속적으로 이루어질 것이다. 그리고 그 신비가 하나, 둘씩 벗겨져 나갈 것이다. 과학은 그렇게 진보되어 왔고 여전히 미래를 향해 나아 갈 것이다. 우리들이 학문과 기술의 발전의 역사에서 확인할 수 있듯이 누군가의 노력과 열정으로 미로의 출구를 찾아 나가듯이 신경계의 신비는 풀려 갈 것이다.

6

뇌신경과 척수신경 발견의 역사

1) 고대시대

기원전 650년경에 제작된 것으로 추정되는 메소포타미아 아슈르바니팔의 궁전에는 '죽어가는 사자'란 이름의 부조가 있으며 활에 맞아 척수가 손상되어 마비된 두 다리를 끌고 가는 모습이 명확하게 나타나 있다. 이러한 자료로 보아 고대 이집트와 메소포타미아 문명에서 신경계통의 구조와 기능에 대한 지식이 어느 정도는 있었다는 것으로 추정된다. 고대 그리스 학자들은 신경을 정신영기가 이동하기 위한 관이나 도관, 통로로 생각하였고, 눈으로 볼 수 없는 물질이 감각과 운동, 정신 활동을 수행한다고 생각했다. 신경을 내부가 비어있는 구조로 처음 생각한 것이 시각신경이었다.

크로톤의 알크마이온(기원전 500년 무렵, 이탈리아 출생)은 감각지각의 본질을 이해할 목적으로 생리학적 연구를 수행했다. 그는 사람이 지각을 이해하는 감각을 가진 유일한 창조물이고 다른 동물들은 이러한 능력이 부족하고 생각했다. 그는 감각이 관이나 'poroi'를 통해 뇌와 연결된다고 믿었다. 만약에 뇌를 제거하거나 뇌의 위치를 바꾸면 감각이 도달하는 통로가 막혀 감각이 상실된다고 믿었다. 알크마이온은 안구를 처음으로 언급했고, 눈이 뇌와 연결되는 관(poroi, 시각신경)에 대해 기술했다. 그는 시각을 감지하기 위해 안구 속의 액체(유리체)와 외부의 빛이 꼭 필요하다고 주장했다. 그는 물체를 보기위한 시각에서 눈으로 들어오는 빛의 중요성을 잘 인식했다. 그는 귀에 대해 기술했으며, 귓속에는 빈 공간이 존재하며, 이 빈 공간 속으로 공기가 들어가 울려 퍼지면서 소리가 만들어진다고 주장했다. 알크마이온은 콧구멍으로 들어오는 공기처럼 뇌가 어떤 냄새를 인식한다고 기술했다. 또한 그는 혀가 감촉과 온도를 인식하고, 그래서 혀가 사람에게 맛의 감각을 느끼게 한다고 믿었다.

소아시아 출신으로 아테네에서 활약한 아낙사고라스(기원전 500-428년)는 마음과 영혼은 뇌에 위치하며 신경이 뇌에서 기원한다는 것을 인식하고 있었다. 또한 아리스토텔레스는 신경 구조에 대한 3가지 가능성을 설명하였고, 그는 실제로 시각신경과 시각로는 물론, 삼차신경과 눈돌림신경까지 포함하여 'poroi'라고 불렀다. 소아시아에서 태어나 알렉산드리아에서 활약한 칼세돈의 헤로필로스(기원전 335-280년)는 뇌가 신경계통의 중심기관으로 지능을 담당하는 기관임을 확실하게 인식하고 있었으며, 신경을 운동신경과 감각신경으로 구분하였고 신경이 척수에서 근육으로 이어지는 것을 추적하였다. 헤로필러스도 시각신경을 'poroi'라고 불렀으며, 시각신경, 동안신경, 삼차신경, 안면신경, 청신경, 설하신경 등 여러 뇌신경에 대해서도 알고 있었다. 생리학의 아버지라고 불리는 키오스의 에라시스트라토스(기원전 310-250년)는 사람의 뇌에 주름이 많은 것이 동물에 비해 지능이 높은 이유라고 결론지었다. 그는 뇌의 기능에 대해 기술하여 영기(프네우마)가 허파로 들어와 '생명영기'로 바뀐 후 동맥을 통해 뇌로 전달되어 여기에서 '동물영기'로 전환된 후 신경을 통해 근육으로 전달되어 운동이 일어난다는 가설을 세웠다.

2) 중세와 근대시대

서양에서 중세는 신앙의 시대로 모든 질병의 원인을 신의 의지로 해석하였고 과학 면에 있어서 오히려 퇴보하였던 암흑기였다. 갈레노스 이후 해부학적인 발전은 거의 없었으며 오히려 퇴보하였고 아라비아의 학자들에 의해 갈레노스의 전통이 겨우 명맥을 잇고 있었다.

소아시아의 페르가몬에서 태어난 갈레노스(129－200년)는 로마시대의 의사로 "의사의 왕자"라고 불렀다. 뇌와 척수, 신경의 구조와 기능에 대한 갈레노스주의식 개념은 18세기 초반까지 지배적이었다. 갈레노스의 가장 위대한 업적은 신경계통에 관한 것이었다. 그는 영혼이 머무는 뇌를 설명하면서, 7쌍의 뇌신경들을 분류하였고, 뇌에서 기원하는 뇌신경들을 감각신경으로, 30쌍의 척수신경들을 운동신경으로 구분하였다. 해부학의 역사에 가장 큰 족적을 남긴 베살리우스(1514－1564년)는 해부학사에 길이 남는 『사람 몸구조에 관하여』라는 저작을 1543년에 남겼다. 그는 사람의 구조에서 뇌의 구조를 명확하게 표현하였다. 뇌신경과 팔신경얼기(상완신경총), 허리신경얼기(요추신경총), 뇌신경 등도 비교적 정확하게 그려져 있다. 로마의 우르비노공작의 주치의이며 해부학자인 유스타키 또는 유스타키우스(1510－1574년)는 뇌의 바닥부분(기저부)과 자율신경계통을 관찰하여 정확하고 아름다운 도판을 남겼다. 이 도판은 1552년에 제작되었으나 1714년에야 출판되었다. 그렇지만 19세기 초반까지의 해부학 교과서에 이 그림이 계속 사용될 정도로 정확한 그림이었다. 볼로냐 대학의 해부학 교수인 바롤리오(1543－1575년)는 당시의 해부 방법과는 달리 뇌를 바닥부터 해부하여 해마, 시각신경, 대뇌다리(대뇌각), 다리

뇌(교뇌) 등을 관찰하였다. 그러나 그의 그림은 베살리우스나 유스타키에 비해서 사실적이지는 못하였다. 보렐리(1608-1679년)는 고대시대 학자들이 그렇게 믿고 수 세기 동안 받아들였던 '동물영기' 개념을 '신경의 액체와 움직이는 신경'이라는 개념으로 바꾸어 생각했다. 이것은 '포도주의 영혼처럼' 액체밀도가 있고, 신경을 따라 양쪽 방향으로 움직이고, 몸의 중추에서 감각을 감지하고, 뇌로부터 근육까지 말초로 운동을 유발한다고 주장했다.

17세기 초반 발견된 현미경이 17세기 후반에 실제적으로 사용되었고 19세기에는 특히 뇌 내부의 미세한 구조에 대한 많은 발견이 이루어졌다. 19세기 후반 염색 방법이 발달하면서 더욱 현미경적 관찰이 많이 이루어졌고 실험적 신경해부학적 방법이 개발되기 시작하였다. 19세기 말에서 20세기 초에 신경원설에 대한 논쟁이 있었고 이것이 마무리되면서 신경계 구조 연구의 비약적 발전의 전 단계에 도달하였다. 윌리스(1621-1675년)는 1664년 『대뇌해부학』을 출판하였는데, 신경과학 분야에서 위대한 걸작이었다. 그는 뇌신경을 분류하여 9쌍으로 기술하였으며 거의 100년 후 쉼머링이 뇌신경을 12쌍으로 재분류하기 전까지는 윌리스의 분류방법이 표준적인 분류방법이었다. 네덜란드의 해부학자인 블라시우스(1625-1692년)는 1666년 척수에 관한 최초의 저작인 『척수와 신경의 해부』를 출간하여 척수신경뿌리의 형태를 처음으로 명확하게 기술하였다. 척수신경의 앞뿌리(전근)와 뒤뿌리(후근), 잔뿌리(소근), 척수신경절, 척수의 단면에서 H자 모양의 회색질(회백질)의 형태 등을 명확하게 그림으로 묘사했다. 프랑스 몽펠리에 대학의 해부학 교수인 뷰상(1635-1715년)은 『일반신경학』을 1685년에 저술했으며 처음으로 피라미드(추체)에 대해 기술하였고, 올리브와 삼차신경절에 대해서도 기술하였으며 말초신경의 경로를 매우 자세하게 기술하였다. 당시에 뛰어난 해부학자인 쉼머링(1755－1830년)은 독일의 마인츠와 뮌헨 대학의 해부학 교수였으며 뇌신경을 현재와 같이 12쌍으로 분류한 것으로 유명하다. 시각신경교차, 솔방울샘(송과선)에 대해 기술했으며 중간뇌의 흑색질(중뇌의 흑질)에는 그의 이름이 붙어 있었다. 이탈리아의 신경해부학자인 롤란도(1773－1831년)는 튜린에서 해부학 교수였으며, 대뇌의 고랑(구)과 이랑(회)이 규칙적이고 일정하게 배열되어 있다는 것을 밝혔고, 대뇌의 중심고랑(중심구)을 처음으로 기술하였으며, 척수의 아교질에 대해서도 기술하여 이 구조에도 그의 이름이 붙어 있다.

영국의 찰스 벨(1774－1842년)은 19세기 초의 뛰어난 신경해부학자로 그의 이름이 붙은 얼굴신경마비를 기술하였으며 척수의 앞뿌리(전근)가 운동신경이라는 것을 밝혔다. 프랑스의 신경생리학자인 마장디(1783－1855년)는 신경계통의 실험적 연구에 큰 발자취를 남겼고, 척수 뒤뿌리(후근)의 기능을 실험적으로 확인하여, 척수신경의 앞뿌리는 운동성이고 뒤뿌리는 감각성이라는 벨－마장디의 법칙을 확립하였다. 비샤(1771－1802년)는 1801년 출판된 그의 『일반 해부학』에서 각 신경들은 각기 다른 기능들을 갖고 있을 것이라고 제안하였다. 피사에서 안과의사이며 해부 학자였던 스카르파(1752－1832년)는 그의 『타블래 신경학』에서, 신경의 가장 작은 가지들을 아름답고 정확하게 묘사하였다. 독일의 해부학자인 슈반(1810－1882년)은 슐라이덴과 함께 세포설을 주장하였고, 1838년 처음으로 말이집(수초)을 기술하여, 수초를 형성하는 슈반세포에 그의 이름이 붙게 되었다. 영국의 신경과 의사인 클라크(1817－1880년)는 해부학자로 1851년 척수의 구조에 대한 논문에서 처음으로 클라크흉수핵을 기술하였다. 독일의 해부학자인 다이터스(1834－1863년)는 신경세포가 하나의 축삭과 여러 개의 수상돌기로 구성되어 있다는 것을 처음으로 밝혔다. 그는 이 신경세포의 형태를 정확하게 가쪽안뜰핵(외측전정핵)에서 도해하였고, 가쪽안뜰핵에 그의 이름이 붙어 있다.

실험조직학의 창시자로 불리는 랑비에(1835-1922년)는 프랑스의 조직학자로 1878년 최초의 신경조직학 교과서 『Lecons sur l'histologie du systeme nerveaux』를 저술하였다. 여기에서 수초신경섬유의 중간 중간이 중단되어 있는 부분을 최초로 기술하였고 그의 이름이 이 구조에 붙어 '랑비에결절'이라고 부른다(그림 4-2). 영국의 신경생리학자인 월러(1816-1870년)는 1850년 개구리의 혀인두신경(설인신경)이나 혀밑신경(설하신경)을 절단하면 그 먼쪽부위는 완전히 변성되는 사실을 발견, 기술하였고 그 원인을 세포체에서의 영양물질 공급의 장애에 의한 때문이라고 주장하였다. 신경 손상 후 먼쪽부위의 변성을 월러변성이라고 한다. 스위스 취리히의 해부학자인 쾰리커(1817-1905년)는 교수로 일생동안 신경계의 조직학적 구조를 연구하였으며, 카할과 발다이어의 신경원설을 지지하였고, '축삭'이란 용어를 처음 사용한 사람으로도 알려져 있다. 독일의 해부학자인 발다이어(1836-1921년)는 브레슬라우대학에서는 병리해부학교실의 교수였으며, 베를린대학으로 옮긴 뒤에는 해부학교실의 교수가 되었다. 신경세포체와 돌기를 신경원이라고 명명하였고, 신경원설을 주장한 학자로 널리 알려져 있으며, 척수 등쪽뿔에 있는 세포에 그의 이름이 붙어 있다.

이탈리아 파비아 대학의 조직학과 병리학의 교수인 골지(1843-1926년)는 1873년 돌기를 포함한 신경세포 전체의 형태를 관찰할 수 있는 특수한 염색방법을 고안하여 신경세포의 구조의 연구에 있어 혁명적 변화를 가져 왔다. 신경원을 제 I형과 제 II형의 두 가지로 분류하였고, 골지힘줄기관도 발견하였으며, 1898년에는 처음으로 골지복합체를 신경세포에서 발견하였다. 이 중 골지복합체는 다른 모든 세포에도 있다는 것이 밝혀졌다. 이러한 공로로 1906년 카할(1852-1934년)과 함께 노벨의학상을 수상하였다.

스페인의 신경조직학자인 카할(1852-1934년)은 역사상 가장 위대한 신경해부학자로서, 골지의 금속도금염색으로 거의 모든 척추동물의 신경계통을 연구하여 신경과학에 수없이 많은 기여를 하였다. 신경원설을 완성시켰으며, 시냅스를 발견하였고 신경세포에서 정보는 가지돌기(수상돌기) 쪽에서 세포체를 거쳐 축삭종말로 전해진다는 역동적 극성화의 개념을 정립하였다.

20세기에 들어와서 신경조직 배양방법의 발견과 전자현미경의 개발, 각종 신경로 추적 방법인 변성섬유의 은염색, 자기방사법, HRP 등 추적물질을 사용한 신경로 추적의 개발, 그리고 단세포염색방법, 형광조직화학염색, 면역조직화학염색, 인 사이투 하이브리드형성, 기타 컴퓨터단층촬영, 자기공명영상촬영, 양전자방출단층촬영 등 신경영상방법의 발전 등 수많은 새로운 방법이 개발되었고 하루가 다르게 발전하고 있다. 이들 방법을 이용한 연구 결과는 과거의 신경계통의 구조와 기능에 대한 개념을 바꿔놓고 있는 중이다.

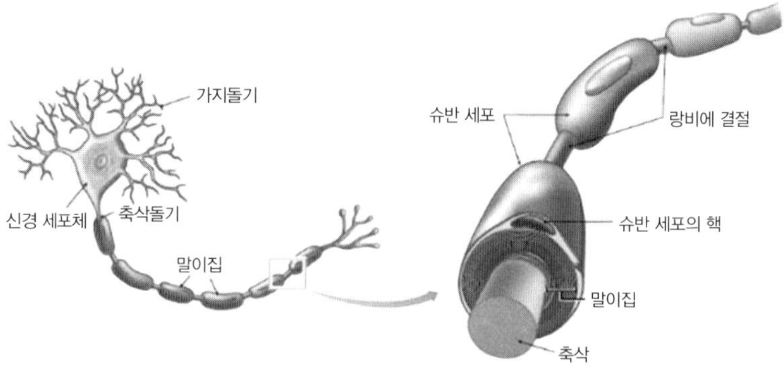

그림 4-2. 신경세포와 랑비에 결절

제5장

신경전달이 어떻게 이루어지나?

1

신경전달 물질의 종류와 기능

신경전달 물질은 신경 세포에서 분비되는 신호 물질이다. 고전적인 신경전달 물질로는 아세틸콜린 등이 알려져 있으며 이는 시냅스를 통해 인접한 신경 세포의 전위를 높이거나 낮추는 역할을 한다. 이 밖에도 신경세포는 아민이나 뉴로펩타이드를 통해 보다 넓은 지역의 세포에 신호를 전달할 수 있다.

1) 작용 기전

신경전달 물질은 신경세포의 시냅스 소포체 안에 들어있다. 신경세포에 자극이 전달되면 신경세포 시냅스 전에 칼슘이온 채널이 열려 칼슘이 신경세포 안으로 유입되어 시냅스 소포체를 신경세포의 세포막으로 이동시킨다. 세포막으로 이동한 소포체가 축삭돌기 말단에서 세포외유출에 의해 신경전달 물질을 시냅스로 방출시킨다. 방출된 신경전달 물질은 시냅스 후 세포막의 수용체와 결합하여 시냅스 후 세포의 투과성을 변화시킨다. 만약 양이온 채널이 열려서 양이온이 신경세포 안으로 들어가면 신경세포가 탈분극되어 흥분성 신경을 전달하고 음이온 채널이 열리면 신경세포가 과분극되어 신경전달이 억제된다(그림 5-1).

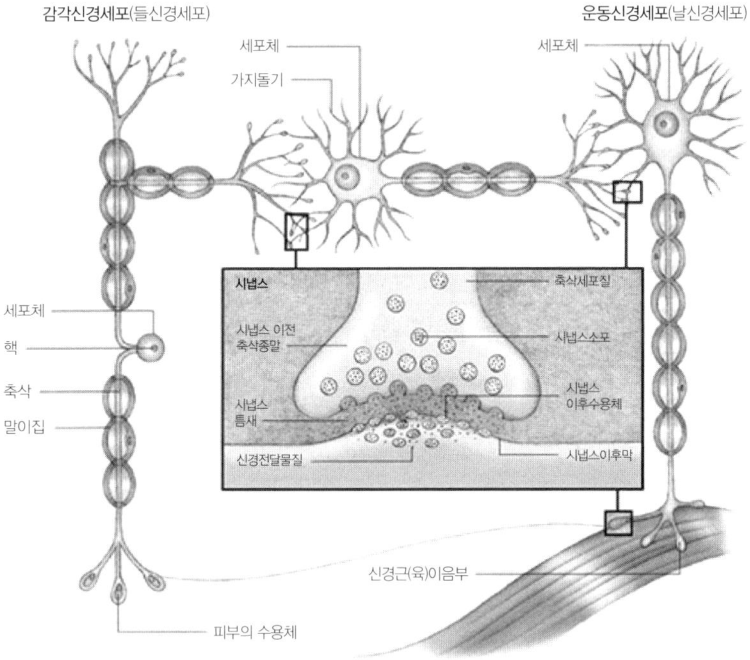

그림 5-1. 신경세포와 시냅스

2) 종류와 기능

(1) 아미노산

① 글루탐산, 글라이신 : 불쾌한 기억과 주로 연관된다. 죽음은 누구에게나 공포의 대상이지만 어떤 사람은 거미처럼 다리가 많은 동물을 싫어하는가 하면 어떤 사람들은 높은 건물의 난간 위를 표정 하나 바뀌지 않고 뛰어다니기도 한다. 이처럼 사람마다 다르게 후천적으로 지속하여 나타나는 공포감을 공포증이라 하며, 글루타메이트가 공포증을 유발하는 데 일조한다. 사고 현장이나 전

쟁터에서 느낀 극한의 스트레스가 유발하는 '외상후스트레스장애'도 글루타메이트가 중요한 역할을 하는 것으로 보인다.

② 가바 : 억제성 신경전달물질로, 항불안 작용, 항우울작용, 항경련작용, 혈압 강하 효과, 간기능 개선 효과를 가진다.

(2) 펩타이드

콜레시스토키닌, 엔케파린, 신경펩타이드 Y

(3) 모노 아민

① 아세틸콜린 : 아세틸콜린은 혈관확장제로서 작용하여 심장 박동 및 수축을 감소시켜 심혈관계를 포함한 수많은 신체 기관에 영향을 미친다. 또한 위의 연동운동 및 소화기의 수축 폭을 증가시켜 위장관계에도 영향을 미치며, 방광의 용량을 감소시키고 수의, 방뇨압을 증가시키는 작용을 하여 비뇨계에 영향을 미친다.

② 노르에피네프린 : 저혈당, 공포, 추위에 대응하기 위해 부신수질의 크로마핀 세포에 있는 티로신으로부터 합성된다. 중성지질과 글리코겐의 분해를 촉진할 뿐만 아니라 심박출량과 혈압을 증가시킨다.

③ 도파민 : 뇌의 일부 구조에서 발견되는 뉴런에서 생성되고 중추신경계 내에서 억제작용을 하는 것으로 보인다. 도파민은 아드레날린이나 노르에피네프린의 전구체로 의욕, 행복, 기억, 인지, 운동 조절 등 뇌의 다양한 기능과 연관이 있다. 도파민은 운동 신경을 활성화하거나 비활성화하는 데 작용하여 근육이 안정적으로 움직일 수 있도록 조절한다. 따라서 도파민이 부족해지면 파킨슨병처럼 움직임이 둔해지고 불안정해진다. 또한 도파민의 기능은 행복

감, 고양감을 일으킨다는 것이다. 도파민 분비가 많아지면 의욕과 흥미를 느끼기 쉬워지며 어떤 일을 달성했을 때의 성취감 역시 도파민의 작용이다.

④ 세로토닌 : 세로토닌은 우울한 감정과 관련이 있다. 기분, 체온 조절, 고통 인식, 수면 등에 영향을 준다. 또한 신경성 식욕부진, 이상식이와 탄수화물 갈구증 같은 인간의 섭식 질환과 관련이 있다. 세로토닌은 혈소판에서 혈청 속으로 방출되어 혈관을 수축시킴으로써 지혈작용을 돕는 물질이다. 그러나 이들은 뇌의 시상하부에서 신경전달 물질로 작용하기도 한다. 세로토닌은 행복감을 느끼게 하며 식욕을 떨어뜨리는 역할을 한다. 이에 비해 이들이 부족하면 우울증이나 불안증을 유발하기 쉽다.

⑤ 히스타민 : 알레르기와 염증 반응의 매개체이면서, 위산 생성의 자극제 그리고 뇌의 여러 부분에서 신경전달 물질로서 작용한다.

2

흥분의 전도와 전달

신경세포(뉴런)가 자극을 받아 발생한 흥분은 축삭돌기를 따라 이동하는데, 이것을 '흥분의 전도'라고 한다. 한 신경세포의 흥분은 전도에 의해서 신경 말단에 도달한다. 그러나 한 신경세포와 다음 신경세포 또는 다른 세포와는 시냅스라는 연결 부위에서 시냅스 틈에 의해 서로 떨어져 있기 때문에 시냅스에서 흥분의 이동은 신경세포에서의 흥분의 전도와는 다른 방식으로 이루어진다. 시냅스에서 신경전달 물질을 통해 한 신경세포에서 다음 신경세포로 신호가 전해지는 현상을 '흥분의 전달'이라고 한다.

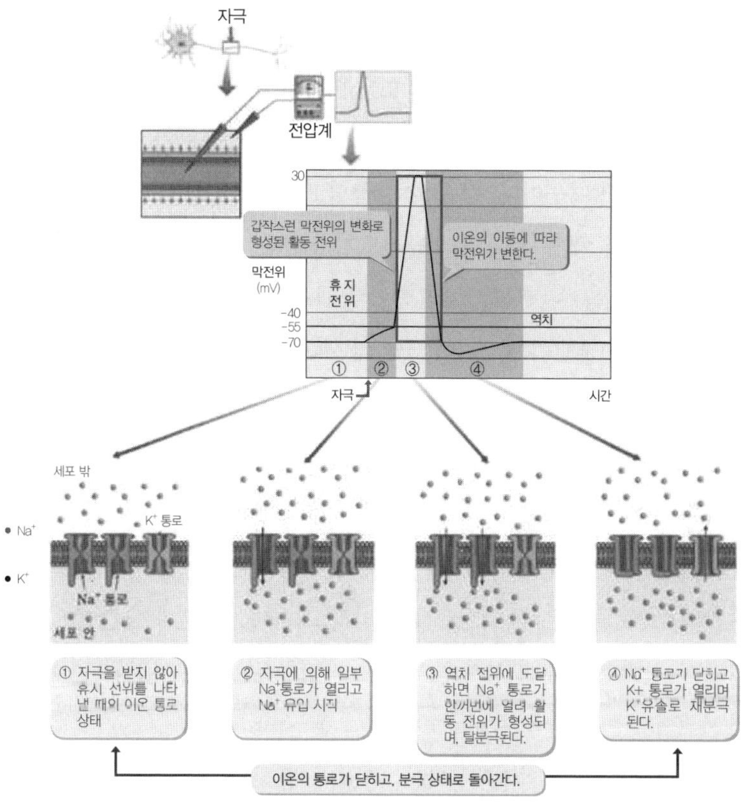

그림 5-2. 신경세포에서 흥분전도 및 활동전위의 발생 과정.
그림의 Na^+통로와 K^+통로는 세포막 전위의 변화에 의해 열리는 통로이다.

신경세포에서 흥분의 전도는 어떻게 일어날까? 자극을 받지 않을 때 신경세포의 세포막 안쪽과 바깥쪽에 전극을 꽂아보면 신경세포의 내부가 외부보다 상대적으로 (-)전위를 나타낸다. 이와 같은 세포막 내외의 전위차를 휴지 전위라고 하며, 신경세포의 종류에 따라 −40 ~ −90 mV를 나타낸다. 휴지 전위는 세포막 내외의 여러 가지 이온의 농도 차이와 세포막을 통한 이온의 투과성 차이로 나타난다(그림 5−2).

자극이 없을 때 신경세포의 내부는 K^+의 농도가 높고, 외부는 Na^+의 농도가 높게 유지되는 이온의 불균등 분포 현상을 나타낸다. 이것은 Na^+−K^+ 펌프가 에너지를 소비하면서 Na^+은 세포 밖으로, K^+은 세포 안으로 이동시키기 때문이다. 이때 막 안쪽의 K^+은 세포 밖으로 쉽게 나갈 수 있지만, Na^+은 세포 내로 거의 들어오지 못한다. 또한 막 안쪽에 있는 (−) 전하를 띠고 있는 단백질은 세포막을 통과할 수 없기 때문에 세포 내부는 음이온이 양이온보다 많아져 (−)로 대전되고, 외부는 상대적으로 (+)로 대전된다. 이 상태를 분극이라고 한다.

휴지 전위 상태의 신경세포가 역치 이상의 자극을 받으면 세포막의 투과성이 변하여 막전위에 급격한 변화가 발생한다. 세포막에 있는 Na^+통로가 먼저 열려 바깥쪽에서 높은 농도를 유지하던 Na^+이 빠른 속도로 세포 안쪽으로 들어온다. 이를 탈분극이라고 하며, 그 결과 순간적으로 막 안팎의 전위가 바뀌어 안쪽은 (+)로, 바깥쪽은 (−)로 대전된다. 이러한 막전위의 변화를 활동 전위라고 한다(그림 5−3).

일시적으로 바뀐 막전위는 Na^+ 통로가 닫히고, K^+ 통로가 열리면서 K^+이 급속히 세포 밖으로 확산되어 나가 휴지 전위로 회복되는데, 이를 재분극이라고 한다. 활동 전위가 발생한 지점의 Na^+은 옆으로 확산되어 그 부분의 전위차를 변화시키므로 옆 부분에서도 연속적으로 탈분극이 일어나고 그 결과 새로운 활동 전위가 형성된다. 이와 같이 활동 전위가 축삭돌기를 따라 연속적으로 형성되어 흥분의 전도가 이루어진다. 이때 활동 전위의 크기는 실무율이 적용되어 자극의 세기에 따라 변하지 않고 일정하다.

말이집의 유무에 따라 흥분의 전도가 일어나는 과정은 다르다. 말이집 신경은 축삭돌기의 표면 대부분이 절연층 역할을 하는 말이집으로 싸여 있으며, 랑비에 결절 부분만 노출되어 있다. 이 랑비에 결절 부분에 이온 통로들이 집중되어 있고, 랑비에 결절과 결절 사이는 말이집에 의해 막혀 있다. 따라서 말이집 신경은 랑비에 결절에서만 활동 전위가 발생하여, 활동 전위는 하나의 랑비에 결절에서 다음 랑비에 결절로 건너뛰어 형성된다. 이와 같은 흥분의 전도를 '도약 전도'라고 한다. 흥분의 전도 속도는 말이집 신경이 민말이집 신경보다 빠르고, 축삭돌기가 굵을수록 빠르다(그림 5-3).

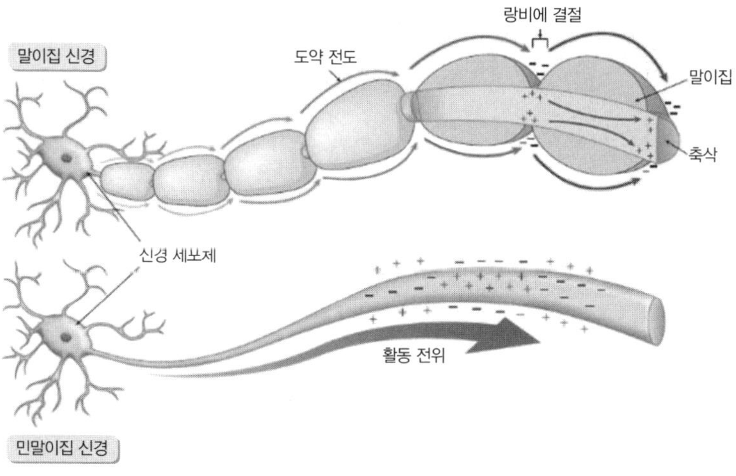

그림5-3. 신경세포의 도약전도와 활동전위

시냅스에서 신경전달 물질을 통해 한 신경세포에서 다음 신경세포로 신호가 전해지는 '흥분의 전달'은 어떻게 일어날까? 한 신경세포의 흥분은 전도에 의해서 신경 말단에 도달한다. 그러나 한 신경세포와 다음 신경세포 또는 다른 세포와는 시냅스라는 연결 부위에서 시냅스 틈에 의해 서로 떨어져 있기 때문에 시냅스에서 흥분의 이동은 신경세포에서의 흥분의 전도와는 다른 방식으로 이루어진다(그림 5-1).

신경 말단에는 시냅스 소포라는 작은 주머니가 있는데, 활동 전위가 신경 말단에 도달하면 시냅스 소포에서 아세틸콜린과 같은 신경전달 물질이 시냅스 틈으로 분비된다. 아세틸콜린은 확산되어 다음 신경세포의 세포막을 자극하고, 이 자극에 의해 탈분극이 일어나 활동 전위가 발생한다.

가지돌기나 신경 세포체에서는 아세틸콜린과 같은 신경전달 물질이 분비되지 않기 때문에 흥분의 전달은 한 신경세포의 가지돌기에서 다른 신경세포의 축삭돌기 쪽으로는 전달되지 않는다. 따라서 시냅스를 통한 흥분의 전달은 한쪽 방향으로만 이루어진다. 또한 시냅스에서 신경 전달 물질의 확산으로 인해 흥분의 전달 속도는 신경세포의 흥분 전도 속도보다 느리다.

3

신경전달 물질 발견의 역사

20세기 초까지만 하더라도 신경세포와 신경세포는 세포질이 서로 전깃줄처럼 연결되어 정보가 전달되는 것으로 생각했다. 그러나 현미경으로 자세히 관찰한 결과 신경세포들 사이에는 항상 일정한 틈이 존재한다는 사실이 밝혀졌다. 따라서 이러한 틈을 뛰어넘어서 정보가 전달되기 위해서는 어떤 매개 물질이 필요하다는 자연스러운 추론이 나오게 되었다.

1921년 독일 태생의 미국 의사 겸 약리학자였던 오토 뢰비(1873 - 1961년)는 신경이 붙어 있는 개구리 심장과 신경을 제거한 개구리 심장을 준비하여 각각 링거액에 담그고 링거액이 서로 통하게 연결하였다(그림 5 - 4). 첫 번째 개구리 심장에 붙어 있는 신경을 자극하자 심장의 박동이 느려졌다. 그런데 놀랍게도 신경이 없는 두 번째 심장의 박동도 느려진 것이다. 이를 통해 오토 뢰비는 첫 번째 개구리 심장에 붙어 있는 신경을 자극하면 이 신경의 말단에서 어떤 물질이 분비되어 링거액을 통해 신경이 없는 두 번째 개구리 심장에 직접 영향을 미친다는 사실을 알아냈다.

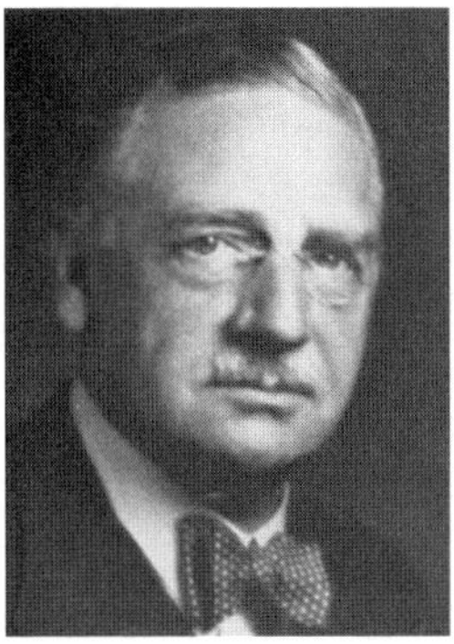

그림 5-4. 오토 뢰비(1873–1961)

이는 신경전달 물질의 존재를 처음으로 증명한 것으로, 뢰비는 이러한 공적을 인정받아 1936년 노벨 생리 · 의학상을 받았다. 이후에 이 신경 전달 물질이 아세틸콜린임이 밝혀졌다. 현재까지 알려진 신경전달 물질은 40여 종에 이른다.

4

신경전달의 이상으로 생긴 질환

1) 신경전달 물질의 과다와 결핍

뇌가 정상적인 활동을 하기 위해서 꼭 필요한 물질 가운데 하나가 신경전달 물질이다. 정상 상태에서는 시냅스에서 분비되는 신경전달 물질은 효소에 의해 분해되어 재흡수되거나 파괴되어 비교적 일정한 농도를 유지한다. 그런데 어떤 이유로 신경전달 물질이 결핍되면 운동이나 행동을 하지 못하여 죽게 될 수도 있고, 과도하게 분비되면 경련, 마비가 일어나 죽음에 이를 수 있다.

이 신경전달 물질 중에는 아세틸콜린이나 도파민과 같은 화학물질들도 포함된다. 이들 물질이 어떤 이유로 과다하게 방출되거나 전혀 방출되지 못하면 알츠하이머나 파킨슨과 같은 병에 걸릴 수도 있다. 미국의 레이건 대통령(1911 – 2004년)도 퇴임 후, 알츠하이머병에 걸려서 투병생활을 하다가 결국 이 병으로 세상을 떠났다. 알츠하이머는 뇌세포가 점점 손실되면서 그로 인해 이차적으로 기억력이나 판단력, 계산력과 같은 지적능력들이 감퇴해가는 질환이다. 처음에는 말을 못하다가 나중에는 사람을 알아보지 못하게 되는 무서운 병이다. 알츠하이머에 걸리면 대뇌 피질의 콜린계 화학물질의 활성이 감소된다.

또한 흥분성 전달 물질인 도파민이 제대로 방출되지 않으면 파킨슨병(도파민 신경세포의 소실로 인해 발생하는 신경계의 만성 진행성 퇴행성 질환으로 떨림, 근육 강직 등 증상이 나타남)에 걸릴 수도 있다. 신경전달 물질은 뇌세포인 신경세포들 사이에 전기적 신호를 통한 정보 전달 방식에 관여하여 화학신호로 전환시키고, 다시 화학신호에서 전기신호로 전달하는 과정에 관여한다. 즉, 뇌의 신경세포의 끝부분에서 화학 물질인 신경전달 물질이 분비되며 이 화학 물질이 정보를 전달하는데 중요한 역할을 한다는 것이다. 뇌에서 방출되는 신경전달 물질의 기능을 최초로 밝혀낸 학자는 오토 뢰비(1873 - 1961년)이다. 그는 1921년 꿈에서 영감을 얻어서 실험으로 그 사실을 입증하였다. 그가 발견한 신경전달 물질은 나중에 아세틸콜린으로 명명되는데, 맨 처음 발견된 화학 물질인 아세틸콜린은 꿈의 생성 과정에도 중요한 기능을 한다.

또 다른 꿈의 생성 과정에 영향을 미치는 것으로 알려진 신경전달 물질로는 세로토닌과 노르아드레날린(노르에피네프린)이 있다. 1960년에 스웨덴의 신경해부학자 쉬엘 푹세가 이 화학 물질들을 함유한 세포가 뇌줄기(뇌간)에 존재하는 것을 발견했다. 이들 아민계 신경전달 물질인 세로토닌과 노르아드레날린은 깨어 있을 때만 분비되고 렘수면 도중에는 억제된다. 먼저, 세로토닌 화학 물질이 뇌 속에 존재한다고 처음 보고된 때는 1954년이다. 세로토닌은 뇌 속에 넓게 분포되어 있으며, 감정을 조절하는 편도체, 식욕·성욕·수면에 관여하는 시상하부, 인지·판단능력과 같은 고도의 뇌기능을 담당하는 대뇌겉질에 집중되어 있다. 따라서 세로토닌이 부족하면 이 부위들이 충분히 활동하지 못하여 의욕과 성욕이 감퇴하고 기분이 가라앉고 심하면 우울증에 걸린다. 노르아드레날린은 흥분성 신경전달 물질로 신경세포가 이를 대량으로 받아들이면, 엑셀을 세게 밟은 것처럼 심한 흥분 상태가 되어 침착함을 잃거나 불안해서 어쩔 줄 모르는 병적인 증상을 보인다. 노르아드레날린의 양이 적절하면 기분이 좋아질 뿐 아니라 적당한 긴장감으로 활력을 느낀다. 반대로 너무 부족하면 기분이 가라 앉으면서 우울해진다. 노르아드레날린도 뇌 속에 넓게 분포하며 우울, 행복, 불행 등 정서에 많은 영향을 미친다.

신경생리학자 앨런 홉슨의 연구에 의하면, 깨어 있을 때 뇌의 상태를 조절하는 세로토닌과 노르아드레날린을 만드는 세포들은 비렘수면 동안 이러한 화학 물질의 생산량을 절반으로 줄이고 렘수면 동안에는 완전히 생산을 중단한다고 한다. 수면 중에 뇌가 활성화된다고 해도 이 두 가지 화학 물질 없이 작동한다는 것이다. 홉슨은 이러한 신경전달 물질의 부재는 '깨어 있을 때의 기능(주의, 기억, 반성적 사고)이 꿈을 꾸는 동안 사라지는 현상과 정확히 일치한다'고 주장한다. 반면에 수면 중 특히, 대부분 꿈을 꾸는 렘수면 기간에 아세틸콜린은 활발히 분비되는 동시에 쾌락 및 흥분과 관련된 화학 물질인 도파민도 분비된다. 아세틸콜린은 기억 능력에 관여한다. 따라서 아세틸콜린이 부족하면 기억력 감퇴로 알츠하이머병에 걸릴 수 있다. 도파민은 뇌 속에 넓게 분포되어 있으며 공격성, 창조성, 조현병(정신분열병), 파킨슨병에 깊이 관련되어 있는 흥분성 화학 물질이다. 좋아하는 게임을 하거나 바라던 시험에 합격하여 기쁘고 통쾌한 쾌감을 느끼면 뇌에서 도파민이 방출되었기 때문이다. 꿈을 꾸는 동안 분출된 도파민의 작용으로 정상인에게는 광기와 같이 보이는 꿈을 꿀 수도 있다. 이 아세틸콜린 수치는 오히려 렘수면일 때 높아진다. 하루의 꿈 주기 동안에 다섯 차례, 90분 정도 렘수면을 하는데, 이때 아세틸콜린이 분출된다. 아세틸콜린은 기억과 관련 있는 화학 물질로 이 물질이 가지고 오는 것은 기억의 강한 인출이다. 그래서 아세틸콜린이 분출되는 렘수면 상태에서 과거 기억들이 영상 이미지로 떠오른다.

꿈을 꾸는 상태에서 신경전달 물질은 다음과 같이 변화한다. 노드아드레날린과 세로토닌이 없기 때문에 꿈을 꾸는 뇌는 사고를 지시한다든지, 분석적으로 문제 해결에 임한다든지, 스스로의 활동을 기억한다든지 하는 일부 기능을 수행할 수 없다. 더 나아가 지남력(소재 인식)과 능동적 추리력도 할 수 없다. 반면에 꿈을 꾸는 렘수면 상태에서 도파민과 아세틸콜린 등 흥분성 신경전달 물질의 분비는 환각, 과잉 연상, 과잉 감정 등과 관련된 뇌 영역의 국소적 활성하게 기여한다. 뇌의 이러한 화학적 상태의 차이가 깨어 있는 상태와 꿈을 꾸는 상태의 의식의 차이를 결정하는 것으로 보인다.

2) 세로토닌 결핍, 치매 결과 아닌 원인

알츠하이머 치매 환자는 기분, 수면, 식욕을 조절하는 뇌의 신경전달 물질인 세로토닌을 만드는 신경세포들이 아주 적다는 연구 결과들이 있다. 그러나 세로토닌 결핍이 치매의 원인인지 아니면 결과인지는 밝혀지지 않고 있다. 세로토닌 부족이 치매의 결과가 아닌 원인일 가능성이 크다는 증거가 제시됐다. 미국 존스 홉킨스대학 의대 노인 정신의학 실장 그윈 스미스 연구팀은 기억력이 떨어지기 시작하는 단계서부터 세로토닌이 줄어든다는 연구결과를 발표했다고 『메디컬 익스프레스』가 2017년 8월 보도했다.

치매의 위험 요인으로 널리 알려진 경도 인지장애로 판정된 28명과 인지기능이 정상인 28명을 대상으로 인지기능 검사와 함께 양전자방출 단층촬영으로 세로토닌 운반체 수치를 측정한 결과 이 같은 사실이 밝혀졌다고 스미스 박사는 말했다. 인지장애란 기억력, 판단력 등의 인지기능이 같은 연령대의 다른 노인들에 비해 떨어진 상태를 말한다. 일상생활에 큰 지장이 있을 정도는 아니지만 이런 사람들은 치매로 이행될 가능성이 크다. 양전자방출 단층촬영에서는 항우울제와 유사한 구조를 가진 화학 물질에 방사성 탄소의 꼬리표를 달아 참가자들에게 투여했다. 이 화학 물질은 세로토닌 운반체와 결합하기 때문에 양전자방출 단층촬영이 방사성 탄소의 꼬리표를 추적하면 세로토닌 운반체의 수치를 알아낼 수 있다. 그 결과 인지장애 그룹이 인지기능이 정상인 대조군에 비해 세로토닌 운반체 수치가 최대 38% 적은 것으로 밝혀졌다.

신경세포가 다른 신경세포에 신호를 보낼 땐 신경전달 물질인 세로토닌을 분비한다. 다른 신경세포가 이 신호를 받는 것이 완료되면 바로 세로토닌 운반체가 세로토닌을 되받아 최초의 신호를 보낸 신경세포로 다시 가져간다. 따라서 신경세포가 죽을 경우엔 세로토닌 운반체도 없어지고 세로토닌 수치는 떨어지게 된다고 스미스 박사는 설명했다.

인지기능 검사로는 연관된 단어 리스트, 이를테면 쇼핑 리스트를 보여주고 얼마나 기억하는지를 테스트하는 캘리포니아 언어학습 검사와 여러 형태의 모양을 보여주고 기억해 그려보게 하는 간편 시공간 기억 검사를 시행했다. 80점이 만점인 캘리포니아 언어학습 검사에서는 인지장애 그룹이 평균 40.5점, 대조군이 55.8점을 기록했다. 36점이 만점인 간편 시공간 기억 검사 성적은 인지장애 그룹이 평균 12.6점, 대조군이 20점이었다. 전체적으로 인지기능 테스트 성적이 낮은 사람은 세로토닌 운반체 수치도 낮게 나타났다.

한 예로, 인지장애 그룹은 캘리포니아 언어학습 검사 성적이 대조군에 비해 37% 낮았고 뇌의 기억 중추인 해마 신경세포의 세로토닌 운반체 수치도 18% 낮았다. 이 결과는 세로토닌 손실을 막는 방법을 찾아내거나 세로토닌 대체 물질을 개발하면 치매의 진행을 지연시키거나 멎게 할 수 있음을 시사하는 것이어서 주목된다. 연구팀은 전자방출 단층촬영으로 측정한 세로토닌 운반체 수치가 치매로의 진행을 감지하는 표지가 될 수 있을지에 관한 연구도 진행 중이다. 전자방출 단층촬영으로는 치매의 주범으로 지목되고 있는 신경세포의 독성 단백질 베타 아밀로이드 플라크의 형성을 잡아낼 수도 있다. 이 연구 결과는 『질병 신경생물학』 2017년 9월호에 실렸다.

3) 신경전달 물질 세로토닌 균형 유지해야

수면 조절이나 식욕, 행동 등 여러 신체 활동에 관여하는 뇌의 신경전달 물질이 세로토닌이다. 세로토닌은 사람의 기분이나 두려움, 기타 전반적인 감각에서 중요한 역할을 하는데, 세로토닌의 저하는 우울증과 같은 정신 질환에도 영향을 미친다. 이와 관련해 최근 버지니아 대학은 연구를 통해 사람의 두뇌에 직접 세로토닌의 수치와 효과를 측정, 더 깊은 관련성을 밝혀내는데 성공했다.

(1) 세로토닌 수준과 질병의 연관성

세로토닌 수치 측정은 환자의 정신병 위험을 결정하는 중요한 진단 방법이다. 수치 측정은 혈액 샘플을 채취해 이를 분석하는 방법으로 이루어지는데, 정상적인 세로토닌 범위는 밀리리터 당 101－283ng(나노그램) 정도다. 이 보다 더 적을 경우엔 우울증이나 불면증 같은 정신 질환의 위험이 증가될 수 있다.

그러나 이러한 혈액채취 방법은 뇌에서 직접 측정하는 것에 비해 그리 커다란 변화점을 발견할 수 없다. 이에 버지니아대 연구팀은 뇌심부자극술이 예정된 파킨슨병 환자들을 대상으로 관련 실험을 진행했다. 연구팀은 전기화학 조사를 통해 환자가 깨어있을 때 뇌심부자극술을 시행한 후, 이들에게 투자 게임, 그중에서도 갬블링 같은 도박성이 강한 게임을 하도록 했다. 참여자들이 게임을 하는 동안, 연구팀은 이들의 세로토닌과 도파민에서 초 이하 단위로 변동되는 뇌 판독을 수집했다. 도파민은 보상 및 즐거움과 관련된 두뇌의 또 다른 신경전달 물질이다.

실험 결과, 게임을 하는 환자들 사이에서 이들 도파민과 세로토닌이 서로 영향을 미친다는 것이 발견됐다. 즉, 게임에서 긍정적인 결과를 기대하지 않았는데 그런 결과를 얻은 환자의 경우, 세로토닌이 저하되고 도파민이 상승됐다. 연구의 수석 저자인 리드 몬테규는 이런 결과는 모든 종에서, 세로토닌 계통이 도파민 신호 전달에 반대하는 역할을 한다는 최초의 증거라고 밝혔다.

또 다른 증거는 세로토닌이 고도로 활성화되면, 바람직하지 않은 결과를 도출하는데 도움이 되는 역할을 한다는 것이다. 즉, 과민 반응을 일으키거나 나쁜 결과를 유발할 수 있으며, 주의를 환기시키고, 나쁜 것들에 대해 배우며, 덜 위험한 행동을 조장하게 된다. 이는 세로토닌이 불균형할 경우, 심한 불안이나 우울증을 초래할 수 있다는 것을 의미한다.

마지막으로, 잘 균형 잡힌 세로토닌의 양은 좋거나 나쁜 결과를 처리할 때, 사람의 행동과 기분을 그 중간에 위치시킨다는 것이다. 세로토닌은 긍정적인 결과를 얻을 때 흥분을 일으키고 부정적인 결과에서는 완화시켰다. 이 같은 발견은 우울증을 앓는 일부 사람들이 항우울제를 복용하는 이유와도 일맥상통한다. 약에 함유된 유효 성분은, 세로토닌을 높은 수준에 유지시켜 증상을 줄이고 기능적인 생활을 촉진시킨다.

(2) 세로토닌 결핍

장내 미생물(세균)과 치매의 관련성을 분석한 연구결과가 2018년에 발표됐다. '행복 호르몬'으로 불리는 세로토닌의 90% 이상을 장내 세균이 만든다. 만약 장내 세균이 세로토닌을 만들지 못하면 사람들은 매일 우울한 상태로 지낼 지도 모른다. 일본의 국립 장수의료연구센터에서는 치매 환자의 장 속에 '박테로이데스'라는 특정 세균이 일반인보다 훨씬 적다는 사실을 발견했다.

일상에서 흔히 경험하는 스트레스는 세로토닌의 양을 감소시킨다. 스트레스를 받으면 배가 살살 아프고, 배가 아프면 기분이 슬슬 나빠진다. 이 모든 게, 몸 속의 보이지 않는 작은 세균들이 사람을 지배하고 있는 것이다. 스트레스의 요인에는 만성 스트레스, 유전적 요인, 건강에 해로운 식품, 독성물질, 호르몬 변화, 특정 약물 등이 포함된다. 세로토닌이 낮으면, 사람들은 종종 에너지가 저하되면서 긴장이나 과민 반응, 부정적 생각, 우울한 기분을 경험하게 된다.

세로토닌이 낮을 경우 세로토닌 재흡수 억제제를 처방받을 수 있다. 이 약물은 뇌에서 순환하는 신경전달 물질의 재흡수를 제한하는 역할을 한다. 그러나 세로토닌 양을 증가시키지는 못한다. 세로토닌의 양을 증가시키기 위해서는 이에 도움이 되는 영양 요법이 추가로 실시될 수 있다. 대표적 요법은 표적화 아미노산 치료법으로, 트립토판과 세로토닌 전구체 결핍과 5-하이드록시트립토판의 결핍을 해결하는데 도움이 된다.

4) 파킨슨병도 자가 면역질환이다

자가 면역질환이란? 면역체계가 자체의 기관, 조직, 세포를 외부물질로 오인, 공격함으로써 발생하는 질환으로 류머티스성 관절염, 다발성 경화증, 루푸스, 염증성 장질환, 1형(소아) 당뇨병, 건선, 아토피성 피부염 등이 이에 속한다. 독일 프리드리히-알렉산더 대학의 베아테 빈너 줄기세포생물학 교수는 면역세포가 신경전달 물질 도파민을 만드는 신경세포를 공격해 파킨슨병이 발생한다는 새로운 연구결과를 2018년에 발표했다.

면역세포의 일종인 '헬퍼 T세포-17'이 도파민 생산 신경세포를 공격해 죽인다는 사실을 줄기세포 실험을 통해 확인했다고 빈너 교수는 밝혔다. 도파민은 운동, 행동, 보상, 즐거움, 학습 등을 조절하는 신경전달 물질로 파킨슨병은 이를 생산하는 신경세포가 소실돼 발생한다. 그 이유는 지금까지 확실히 밝혀진 것이 없다.

빈너 교수는 먼저 파킨슨병 환자와 건강한 사람에게서 채취한 피부세포를 유전자 주입을 통해 모든 세포로 분화가 가능한 유도만능 줄기세포로 환원시켰다. 이어 이 줄기세포를 배양, 도파민을 만드는 중간뇌의 신경세포로 분화시켰다. 그 다음 이 도파민 생산 신경세포를 같은 파킨슨병 환자와 정상인으로부터 채취한 '헬퍼 T세포-17' 면역세포에 노출시켰다. 그러자 파킨슨병 환자의 도파민 생산 세포는 '헬퍼 T세포-17' 면역세포의 공격을 받아 거의 대부분 죽었다. 그러나 정상인의 도파민 생산 세포에는 아무런 변화가 없었다.

빈너 교수는 자가 면역질환인 건선 치료에 이미 사용되고 있는 항체를 면역세포에 노출된 도파민 생산 세포에 투여해 봤다. 그러자 도파민 생산 세포는 대부분 죽음을 면했다. 이는 파킨슨병이 면역체계가 도파민 생산 신경세포를 공격해 발생하는 자가 면역질환임을 입증하는 것이라고 빈너 교수는 설명했다.

그는 앞서 파킨슨병 환자의 뇌에서 보통 사람보다 많은 '헬퍼 T세포-17' 면역세포가 발견되고 류머티스성 관절염같은 자가 면역질환 환자에게서도 같은 면역세포가 증가한다는 사실을 알고 이 같은 연구를 하게 됐다고 밝혔다. 이 연구결과는 미국의 과학전문지 『셀 줄기세포』에 2018년 발표됐다.

제6장

감각이란?

지각과 감각은 어떻게 다른가?

지각이란? 외부에 실재하는 것을 보거나 듣거나 만지거나 함으로써 존재하고 있다고 판단하는 것을 말한다. 한편, 감각은 단지 보는 것, 듣는 것, 만지는 것 그 자체를 말한다. 지각하기 위해서는 감각이 필요하다. 예를 들면, 빨갛고 둥근 것을 본다는 것은 감각이다. 그러나 그것이 풍선이라는 것을 판단하는 것은 지각이다. 지각에는 감각이 필요하지만 그것만으로는 불충분하다. 지각에는 의미를 가진 실체를 인지하는 능력을 포함하고 있기 때문이다. 감각을 통해 얻은 정보를 인지함으로써 지각이 생긴다. 바꾸어 말하면 지각은 감각과 인지를 합친 것이다. 지각에는 대뇌겉질, 특히 마루엽에서의 인지 기능이 필요하다.

1

감각의 종류

몸감각은 '몸에서 느낀 감각'이라는 의미이지만 구체적으로 무엇을 가리키는지 잘 알 수 없다. 한편, 내장감각은 '내장에서 느낀 감각'이라는 의미로 이것은 구체적으로 알기 쉽다. 여기에서 알 수 있는 것은 몸감각은 '몸에서 느끼는 감각'이라고는 해도 내장에서 느끼는 감각은 제외한다는 것이다. 요컨대 내장 이외의 몸에서 느낀 자극을 전달하는 신경이 몸감각을 전달하는 신경이라고 생각하면 된다(표 6-1).

몸감각에는 온도, 통증, 촉감 등에 대한 표재감각과 관절위치, 압통, 진동 등으로 느끼는 심부감각이 있다. 이들 몸감각에는 의식적으로 인식되는 것과 의식적으로 인식되지 않는 것이 있다. 예를 들면, 지금 현재 여러분은 자신의 자세를 잘 제어하면서 앉아 책을 읽고 있다고 생각하지만, 이때 일일이 어떤 근육을 어느 정도 수축하고, 거꾸로 어디를 어느 정도 이완시키거나 하는 의식을 하지 않고도 잘 앉아 있을 수 있다. 이것이 의식되지 않는 감각이다.

그러나 이번에는 눈을 감아 보자. 자신의 손이 지금 어디 근처에 있는지 또는 자신의 다리가 어느 쪽으로 향해 있는지를 일일이 보고 확인하지 않아도 알 수 있다. 그것은 관절 위치를 의식할 수 있기 때문에 가능한 것이다. '이러한 차이가 왜 생기는 것인가?' 또는 '의식되는 경우와 의식되지 않는 경우를 각각 지배하는 신경회로는 무엇인가?'와 같은 의문이 생긴다.

한편 내장감각은 자율신경이 지배하고 있다. 자율신경이 지배하는 내부 장기로부터는 장기의 수축 상황이 감지되어 중추신경으로 보내지는데, 그 정보를 내장감각이라고 한다. 자율신경이라고 해서 내장감각이 느껴지지 않을 거라고 생각하면 그것은 잘못이다. 예를 들면, 배가 아파본 적이 있을 것이다. 그것을 '내장통'이라고 하며, 이 내장통은 자율신경이 전달하는 통증이다. 협심증일 때의 가슴 통증도 자율신경이 전달하며, 우리가 느낄 수 있다. 또한, 특수감각이라 불리는 것이 있는 데 시각과 후각, 청각, 미각, 평형감각 등이 포함되며, 감각 중에서도 특수하기 때문에 별도로 분류되고 있다.

이처럼 신경은 기능적인 측면으로부터, 날신경(원심성신경)과 들신경(구심성신경)으로 나뉘고 이것은 다시, 각각 몸신경과 자율신경으로 나뉜다. 이러한 여러 가지 신경으로 인해 몸의 구석구석까지 움직임이 제어되고, 어떤 부분은 의도적으로 또 어떤 부분은 의도하지 않아도 자동적으로 조절되어, 생명활동이 원활하게 이루어질 수 있는 구조가 유지되고 있는 것이다.

표 6-1. 감각의 종류

- 감각
  - 몸감각
    - 표재감각 …… 온통각, 촉각(촉압각)
    - 심부감각
      - 의식할 수 있는 심부감각 …… 위치각, 진동각 등
      - 의식하지 못하는 심부감각 …… 근육의 길이, 근육에 관련된 힘의 정보
  - 내장감각 …… 공복감, 구토감, 변의, 요의, 혈압, 체온 등
  - 특수감각 …… 후각, 시각, 청각, 평형감각, 미각 등

2 시각

우리는 시각을 통해 많은 정보를 얻고 있다. 우선 눈의 외관을 살펴보자. 눈은 외부 정보를 받아들이는 감각기 중 하나로, 검은자위 중심에 있는 것이 동공으로, 흔히 눈동자라고 한다. 동공 주위가 홍채로 사물을 볼 때 빛을 조절하는 역할을 한다. 멜라닌 색소가 많은 우리나라 사람의 홍채는 검은색이지만, 멜라닌 색소가 적은 백인의 홍채는 청색이다. 흰자위 부분은 공막(흰자위막)이라고 한다.

눈은 100원짜리 동전과 거의 비슷한 지름을 가진 안구를 바깥눈근육이라고 일컬어지는 6개의 근육이 움직이고 있다. 안구 안을 채우고 있는 것

은 유리체로, 젤리 같은 물질로 되어 있다. 안구의 벽 부분은 3층으로 되어 있으며, 가장 안쪽에 있는 것이 빛을 감지하는 망막, 그 다음이 홍채와 섬모체(모양체)를 포함하는 포도막, 가장 바깥쪽이 튼튼한 막으로 된 섬유막이다. 섬유막 일부가 투명한 각막이며, 홍채와 수정체를 덮고 있다. 섬유막 대부분은 백색의 공막이다(그림 6-1).

망막에는 빛의 색과 밝기를 느끼는 2종류의 세포가 있다. 색을 느끼는 세포에는 적색, 청색, 녹색을 담당하는 것이 있고 이 3종류가 다양한 강도로 반응함으로써 색을 식별한다. 밝기를 느끼는 세포는 매우 감도가 좋아 어두운 장소에서도 희미한 빛을 느끼지만, 밝은 장소에서는 작용하지 않는다. 갑자기 어두워졌을 때, 점차 사물이 보이게 되어 어둠에 눈이 익숙해진다고 느끼는 것은 서서히 빛을 느끼는 세포가 활동하기 시작했기 때문이다.

눈으로 들어온 빛은 망막에 도달하여 빛으로 감지된다. 망막에는 빛을 감지하는 시각세포와 흥분을 전달하는 신경세포가 층을 이루고 있는데, 시각세포에는 망막의 가장 깊은 곳에 있고 막대세포와 원뿔세포의 2종류가 있다. 시각세포는 세포체에서 나온 돌기 부분에서 빛을 느끼며 그 형태가 막대세포에서는 막대 모양, 원뿔세포에서는 원뿔 모양으로 다르다. 막대세포는 빛의 감도가 높아서 어두운 곳에서도 빛을 느끼지만, 색을 구별할 수는 없다. 원뿔세포는 밝은 곳에서 작용하며 다른 파장의 빛을 느끼는 3종류가 있기 때문에 색을 구별할 수 있다. 두극세포(양극세포)는 신경절세포와 시각신경 사이에 끼어 시각세포에서 신경절세포에 흥분을 전달한다.

신경절세포에서 나온 신경섬유는 시각신경을 지나 뇌에 도달한다. 오른·왼쪽의 눈에서 나온 시각신경은 중간에 시각교차를 만들고, 두 눈에서 나온 신경섬유 가운데 절반이 한쪽 뇌에, 나머지 절반이 반대쪽 뇌에 도달한다. 망막에서 나온 신경섬유는 중간뇌의 가쪽무릎체(외측슬상체)에 도달하고 그곳에서 나온 신경섬유가 대뇌의 1차 시각영역에 도달한다.

1차 시각영역에 도달한 영상 정보는 고차원적인 정보를 처리하기 위해 뒤통수엽의 시각교차앞영역(시각교차전구역)에 전달된다. 그 경로에는 2가지가 있는데, 배쪽시각경로(복측시각경로)에서는 대상을 인식하여 형상을 파악하는 작업이 이루어지고, 등쪽시각경로(배측시각경로)에서는 대상의 위치나 운동을 파악하는 작업이 이루어진다.

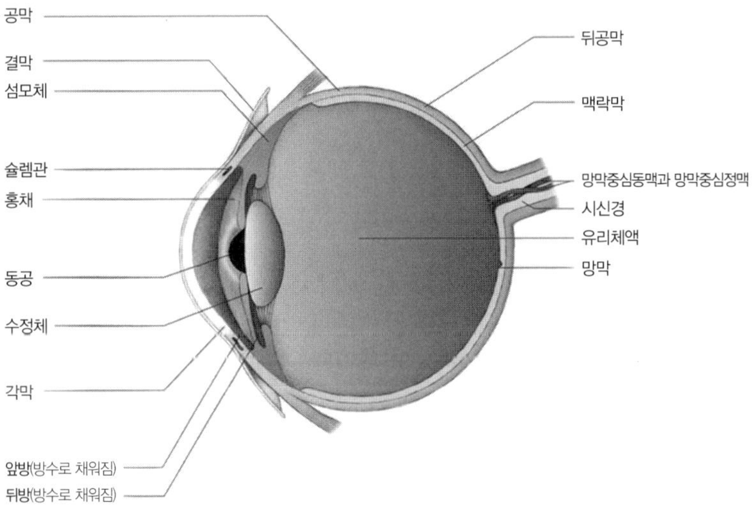

그림 6-1. 눈의 구조

3

후각

냄새는 코안(비강)에서 느껴 뇌로 전달된다. 냄새 물질은 분자가 작은 입자로, 자연계에 2만 종 이상 존재한다고 한다. 분자가 부착하여 냄새를 느끼는 것은 코안이다. 코에는 감각기로서 냄새를 느끼고, 호흡기로서 공기의 통로가 되며, 공명기로서 소리를 낼 때에 소리를 울리게 하는 3가지의 역할이 있다. 호흡기로서의 코는 허파의 공기 출입에 더해 온도와 습도를 조정하는 에어컨의 역할도 하고 있다. 허파로 들어오는 공기는 온도 35℃, 습도가 90%가 가장 좋다. 온도와 습도가 충분하지 않으면 허파가 건조하여 상처를 입는다. 그러한 허파의 요구에 응답하는 것이 코안이다. 공기는 콧구멍에서 코안으로 들어오고 위코선반(상비갑개), 중간코선반(중비갑개), 아래코선반(하비갑개)이라고 하는 3개의 선반 아래에 있는 위콧길(상비도), 중간콧길(중비도), 아래콧길(하비도)을 지나면서 코안의 점막에 접촉하며 적당한 습기와 온도가 되어 허파로 보내지고 있다(그림 6-2).

또 허파에 들어오는 공기는 오염되어 있어도 안 된다. 코안뜰(비전정)에 나 있는 코털은 공기 중 작은 이물질을 없애는 공기청정 필터의 역할을 하고 있다. 그런데 콧구멍은 2개 있으며, 동시가 아니라 좌우 교대로 사용하고 있다는 사실은 알고 있는가? 몸이 그만큼 산소를 필요로 하지 않을 때는 한쪽 코선반(비갑개)을 충혈시켜 공기 통로를 막고 쉬게 하여 효율적으로 호흡하고 있다.

코 깊은 쪽의 큰 공동은 코안(비강)이지만, 이 밖에도 코 주위의 뼈 내부에는 공기를 포함하는 공동이 몇 개 있으며 모두를 일컬어 코곁굴(부비동)이라고 한다. 코안은 소리를 낼 때 소리를 공명시켜 음량을 높이고 울림을 좋게 하는 기능을 한다.

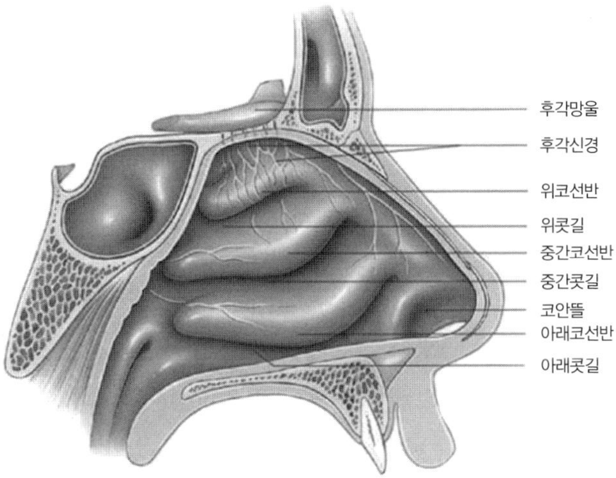

그림 6-2. 코의 구조

4

청각

소리의 정체는 진동이다. 공기의 진동은 바깥귀, 가운데귀, 속귀 순으로 전달되며 림프액으로 채워 진 속귀이 달팽이(와우) 안에 있는 감각세포가 림프액의 진동을 뇌로 보내는 전기신호로 바꿈으로써 소리 정보를 뇌로 전달한다(그림 6-3).

'귀'라는 말을 들었을 때 먼저 떠오르는 것은 얼굴 좌우 양쪽에 붙어 있는 귓바퀴(이개)일 것이다. 바깥귀의 일부인 귓바퀴는 내부에 연골이 있고 이것이 피부에 덮여 있다. 정면에서 보면 머리에서 뻗어 나와 파라볼라안테나와 같은 형태를 하고 있는데, 이는 많은 소리를 모으기 위해서이다. 바깥귀길(외이도)은 길이 2~3cm의 통로로, 입구에는 이물질이 침입하는 것을 막기 위한 털이 나 있다. 바깥귀길 피부에는 부분분비샘(아포크린샘)이 있고 이곳에서 나오는 분비물이 귀지가 된다. 바깥귀길 안에는 비스듬하게 기운 지름 1cm 정도의 얇은 막인 고막이 있다. 고막 안쪽인 가운데귀에는 고실이라는 공간이 있으며, 귓속뼈(이소골)라고 하는 3가지 작은 뼈가 있다. 이들은 고막의 진동을 속귀로 효율적으로 전달하는 기능을 하며 모두 뼈의 형태가 닮은 도구의 이름에서 망치뼈(추골), 모루뼈(침골), 등자뼈(등골)라는 명칭이 붙었다.

기압이 변동하면 귀가 멍해지는 경우가 있는데, 이것은 고실 내의 공기 체적이 바뀌어 고막을 압박하기 때문이다. 이 기압의 변동에 대처하는 것이 귀관(이관)이다. 귀관은 인두에 연결되어 있으며 보통은 닫혀 있으나 음식을 삼키는 동작을 할 때 일시적으로 열려서 기압을 조절하고 있다. 귀의 구조 가운데 가장 안쪽에 있는 속귀는 관자뼈(측두골) 안에 있다. 달팽이와 같은 소용돌이 모양의 달팽이(와우)와 3개의 루프 모양 관이 수직으로 배치된 반고리관(반규관), 달팽이와 반고리관의 중간에 위치하는 안뜰(전정)로 이루어져 있다.

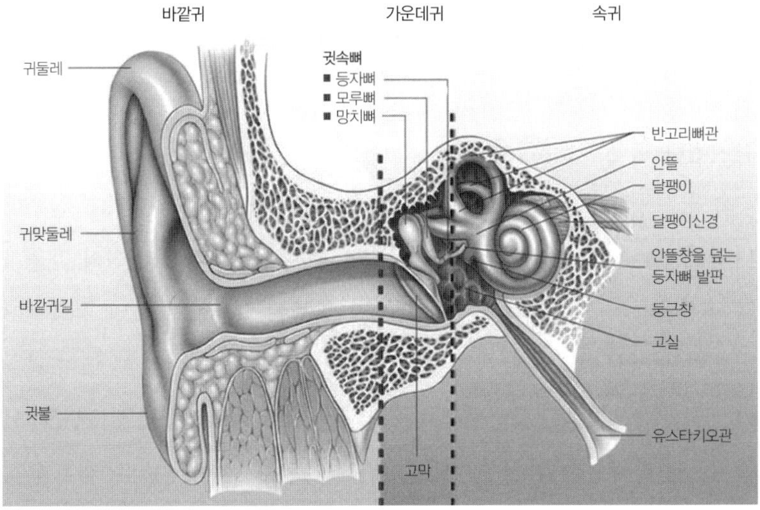

그림 6-3. 귀의 구조

5

평형각

속귀 뒤쪽에 있는 반고리관에서는 회전운동의 변화를 감지한다(그림 6-3). 반고리관에는 3개의 고리가 있는데, 가쪽반고리관(외측반규관)은 수평면에, 앞반고리관(전반규관)과 뒤반고리관(후반규관)은 수직면에 있어서 서로 수직이 되도록 배치되어 있다. 반고리관은 각 면의 회전운동을 감지한다. 회전운동이 일어나면 관성에 의해 반고리관 안의 속림프가 반대방향으로 흐른다. 반고리관이 시작되는 팽대부위에는 감각세포를 갖춘 팽대능선(팽대부릉)이 있고 털세포의 감각털을 젤라틴 상의 물질이 싸서 꼭대기(마루)를 만든다. 속림프의 흐름은 꼭대기를 움직여서 털세포를 자극하는데, 이렇게 하여 다양한 방향의 회전운동 변화가 털세포에 의해 감지된다.

속귀의 중간에 있는 안뜰에는 둥근주머니평형반(구형낭반)과 타원주머니평형반(난형낭반)이라는 2가지 막미로 주머니가 있어서 머리의 기울기나 직선운동의 변화를 감지한다. 그 벽 일부에 털세포가 모인 평형반이 있으며, 털세포의 감각털에는 칼슘으로 구성되는 귀돌(이석)이 모여 귀돌막(이석막)을 만든다. 평형반이 기울면 귀돌막이 가로방향으로 어긋나서 털세포를 자극한다. 둥근주머니평형반과 타원주머니평형반은 서로 수직방향으로 배치되어 있어서 다양한 방향의 머리 기울기나 직선운동의 변화가 감지된다.

6
미각

혀는 입안 바닥에서 나와 있는 뼈대근육의 덩어리이다. 음식물을 삼킬 때에는 그 움직임으로 삼키기(연하)를 돕고, 말을 할 때에는 발음을 돕는 큰 역할을 하고 있다. 그리고 혀의 역할로서 가장 먼저 떠오르는 것은 아마도 맛을 느끼는 미각일 것이다. 혀에서 느끼는 기본적인 맛은 4종류이다. 단맛, 신맛, 쓴맛, 짠맛이며 이들의 조합을 통해 다양한 맛을 느낀다. 또 감칠맛도 5번째의 맛으로서 그 연구가 진행되어 국제적으로 인정받고 있다.

혀 표면에는 유두라고 하는 작은 오돌토돌한 것이 있으며 그 일부에 맛을 느끼는 맛봉오리(미뢰)가 있다(그림 6-4). 혀에 부착한 맛 물질이 침에 녹아 섞여서 맛봉오리 안으로 들어오면 맛을 느끼는 세포가 그 정보를 신경에서 뇌로 전달하는 기전으로 맛을 느낀다. 혀는 미각뿐만 아니라 촉각도 느낄 수 있다. 음식물 중에 이상한 감촉의 것이 들어있으면 바로 알 수 있으며, 잘못해서 혀를 깨물면 아프다. 톡톡 터지는 연어 알, 물컹한 두부, 쫄깃쫄깃한 오징어 등의 독특한 감촉도 느낄 수 있다. 이들은 맛과는 다른 신경으로 뇌에 전달되고 있다. 병원에서 의사가 혀를 살펴보자고 한 적이 있을 것이다. 혀는 피곤할 때나 질병이 있을 때에는 표면이 거칠거칠해지거나 비늘 같은 것이 돋거나 붓는다. 혀의 상태로 건강을 확인할 수 있기 때문에 건강의 잣대라고도 한다.

혀의 유두에는 성곽유두, 잎새유두, 버섯유두, 실유두의 4가지 형태가 있다. 성곽유두(유곽유두)는 혀몸통의 가장 뒤쪽에 역 V자형으로 나열된 대형 유두로, 유두고랑(유두구)에 의해 주위로부터 격리되어 있다. 성곽유두의 가쪽 벽에는 맛봉오리가 분포하고 유두고랑의 깊은 층에는 에브너샘이 있어서 장액성 침을 분비한다. 잎새유두(엽상유두)는 혀몸통 바깥에 있는 주름 모양의 유두로, 앞뒤로 나란히 배열되며, 유두 옆면에 맛봉오리가 분포한다. 버섯유두(심상유두)는 혀몸통에 널리 분포하는 바늘머리 크기의 유두로, 위 끝이 약간 부풀어 버섯과 같은 형태를 하고 있다. 아동은 윗면에 맛봉오리가 분포하지만, 성인은 맛봉오리가 적다.

맛봉오리는 점막의 상피 안에 있으며 폭 20-40μm, 길이 70μm 정도의 방추형 장치로, 끝에 맛구멍(미공)이 열려 있어서 입안과 연결된다. 1개의 맛봉오리에는 30-80개의 미각세포가 있는데, 그 수명은 10일 정도이다. 미각세포는 끝에 미세융모가 나 있고 이 세포막에 맛을 느끼기 위한 수용체와 통로(이온을 통과시키는 부분)가 있다. 맛의 자극은 미각세포에서 맛의 신경섬유로 전달된다. 맛은 순응(동일한 장소에 동일한 자극이 가해지면 그 장소에서는 자극을 느끼지 못하게 되는 것)이 빨라서 음식물이 같은 장소에 있으면 점차 맛을 느끼지 못하게 된다. 혀로 음식물을 움직여서 위치를 바꾸어 주면 맛을 지속해서 느낄 수 있는 효과가 있다.

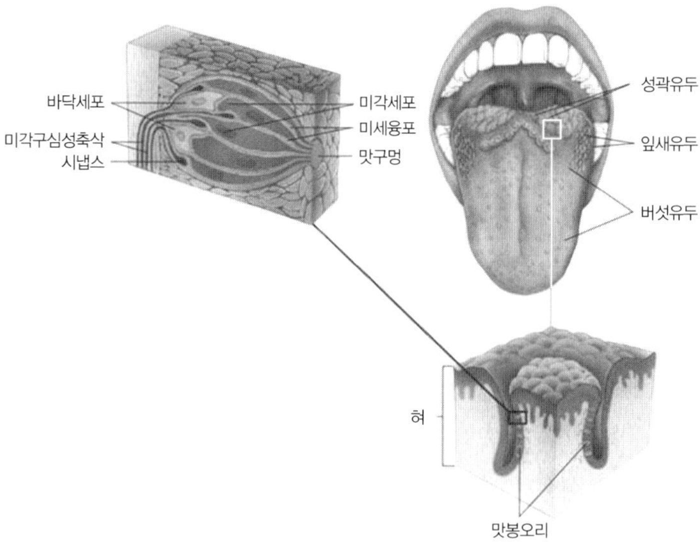

그림 6-4. 혀의 유두와 맛봉오리

제7장

신경장애

1

운동의 장애

1) 운동장애

운동장애를 생각할 때에도 '운동신경'의 꼭두각시인형 모델이 도움이 된다. 단지 몸을 움직일 뿐이라면 상위운동신경세포와 하위운동신경세포, 근육 세 가지가 있으면 된다. 거꾸로 이 세 가지 중 어느 것 하나라도 장애를 받으면 몸은 움직이지 않는다. 근력이 저하되어 운동할 수 없게 되는 것이다. 이것을 운동마비라고 한다. 한편 정상적인 운동을 위해서는 이 세 가지만으로는 불충분하다. 피라미드바깥길(추체외로)계가 운동을 조절하지 않으면 원활한 운동을 할 수 없게 되기 때문이다(그림 7-1).

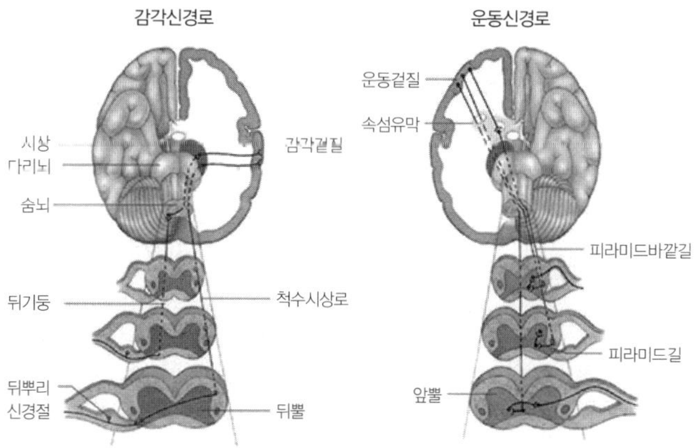

그림 7-1. 감각신경로와 운동신경로

이러한 운동조절계는 소뇌와 대뇌바닥핵이 담당하고 있다. 따라서 소뇌와 대뇌바닥핵에 장애가 있으면 운동의 조절이 불가능해진다. 즉, 근력이 정상적으로 유지되고 운동마비도 없지만 운동조절이 잘 이루어지지 않게 되는 것이다. 소뇌의 장애에 의한 운동장애를 운동실조라고 한다. 또 대뇌바닥핵의 장애로 나타나는 운동장애를 불수의운동이라고 한다.

(1) 운동마비

운동마비는 근력이 저하되어 운동 그 자체가 장애를 받고 있는 상태이다. 근력이 저하되어 있는 환자는 다음의 세 가지 가능성을 생각해야 한다.

① 상위운동신경세포가 장애를 받고 있다. 이것은 '추체로장애가 있다'로 바꾸어 말할 수 있다.
② 하위운동신경세포가 장애를 받고 있다. 구체적으로는 말초신경병증이 있는 경우가 많다. 말초신경 속을 통과하는 운동신경이 장애를 받으면 하위운동신경세포에 장애가 발생한다.
③ 뼈대근육이 장애를 받고 있다(신경근육 접합부를 포함한다). 뼈대근육의 장애를 근육병증이라고 한다. 또 신경근육 접합부의 장애, 즉 하위운동신경과 뼈대근육이 접합하는 부분이 손상되는 경우도 여기에 포함시킬 수 있다.

(2) 운동조절장애

운동을 조절할 때에는 어떻게 하면 되는지 생각해 보자. 만약 근육이 '수축될 때에는 100의 힘이 들어가고, 거꾸로 이완될 때에는 전혀 힘이 들어

가지 않는다.' 즉, all or none의 형태로 밖에 움직이지 않는다고 한다면 어떻게 될까? 몸의 움직임은 거칠어지게 되고 세밀한 운동은 전혀 할 수 없게 될 것이다. 이러면 움직임에 문제가 생기기 때문에 소뇌와 대뇌바닥핵이 세밀한 운동을 조절한다.

2) 운동장애 진단법

(1) 근육긴장

관절을 수동적으로 움직여 보면서 조사한다. 또, 근육을 만져 보고 단단함을 관찰함으로써 확인할 수 있다. 지금 팔의 힘을 완전히 빼보라. 그 상태에서 자신의 위팔근육을 잡아보라. 이때 잡은 근육의 팽팽한 정도가 근육긴장이다. 이것은 진정한 의미에서 근육이 '이완'된 상태는 아니다. 완전하게 힘을 뺀 상태의 근육도 운동신경에 연결되어 있는 상태에서는 운동신경으로부터 자극이 가해져 약간의 근육수축이 일어나고 있다. 그 증거로 운동신경을 잘라보면 근육의 팽팽한 정도가 더욱 감소되어 흐늘흐늘하게 이완되어 버린다.

정육점에서 사온 '고기의 살점'을 상상해 보자. 그 고기에서 지금 자기가 만지고 있는 위팔근육의 팽팽한 정도가 느껴지는가? 정육점에서 사온 고기의 근육이 훨씬 흐늘흐늘하고 연할 것이다. 신경에 연결된, 살아 있는 근육은 '긴장'되어 있기 때문에 팽팽한 것이다. 이 '팽팽한 정도'를 근육긴장이라고 한다.

① 근육긴장이 저하되는 경우 : 하위운동신경세포나 근육, 또는 소뇌에 장애가 발생하면 근육긴장이 저하되어 근육이 흐늘흐늘해지는

데 이러한 상태를 이완이라고 한다.

② 근육긴장이 항진되는 경우 : 근육을 수동적으로 움직였을 때 느껴지는 저항이 증가된 상태이다. 이러한 상태에는 경직과 강직이 있다. 우리말로 하면 의미의 차이가 모호하지만 분명히 미묘한 차이가 있다. 이 의미 차이는 '천천히 움직이게 하는가' 또는 '빨리 움직이게 하는가'에 따라 나뉠 수 있다. 경직은 상위운동신경세포의 장애, 강직은 대뇌바닥핵의 장애에 의한 것이다. 또 상위운동신경세포의 장애에서도, 하위운동신경세포의 장애에서도 운동장애는 발생한다. 이런 경우는 근육긴장의 항진, 저하에 의해 구별되어 각각, 경직마비, 이완마비라고 한다.

(2) 심부(깊은) 힘줄반사

심부 힘줄반사로는 무릎힘줄 반사가 유명하다. 이들을 힘줄반사라고는 하지만, 실은 힘줄의 반사가 아니라 근육방추의 반사이다(그림 7-2).

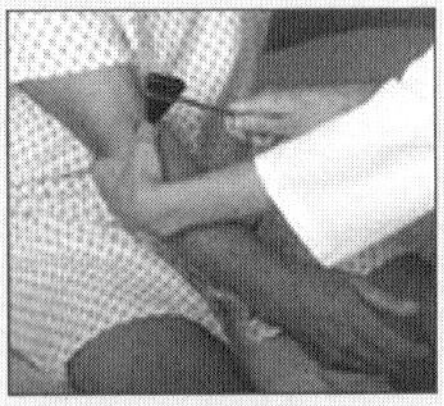

두갈래근반사

환자의 팔꿈치를 45° 각도로 굽히고 팔의 긴장을 풀도록 한다. 당신의 엄지손가락, 또는 집게손가락을 두갈래근 위에 둔다. 반사망치의 뾰족한 끝으로 당신의 손가락을 두드려보자. 그리고 두갈래근의 수축과 아래팔의 굽힘이 일어나는지 살펴보고 느껴본다.

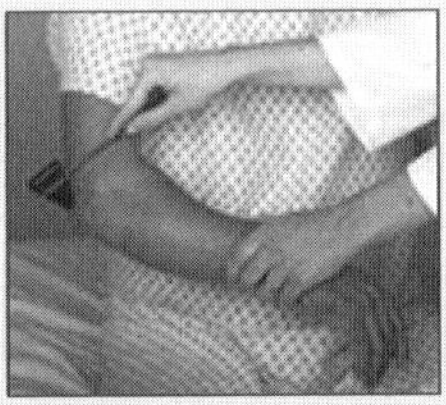

세갈래근반사

환자가 팔을 모으고 아래팔을 가슴을 가로질러 놓도록 한다. 위팔 신전부에 있는 팔꿈치머리의 약 2인치(5cm) 위에 있는 세갈래근을 두드린다. 세갈래근의 수축과 아래팔의 폄이 일어나는지 살펴본다.

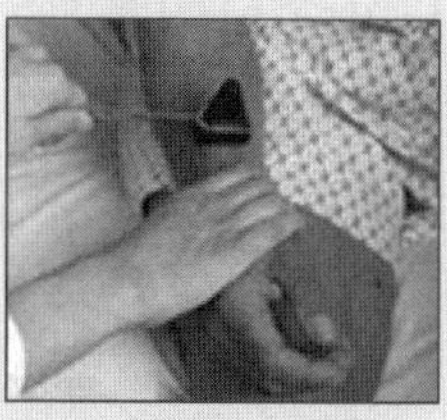

위팔노근반사

환자가 손의 자쪽 표면을, 팔꿈치를 약간 굽힌 채로 배나 무릎 위에 올려놓도록 한다. 노뼈를 두드리고, 손의 뒤침과 팔꿈치의 아래팔 쪽에서 굽힘이 일어나는지 살펴본다.

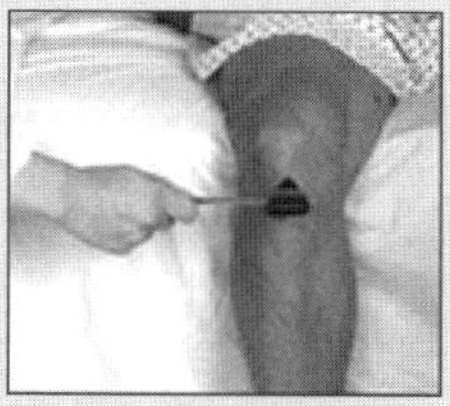

무릎반사

환자가 다리를 자유롭게 늘어뜨려 대롱거리는 상태가 되도록 해서 앉게 한다. 만약 환자가 앉을 수 없는 상태라면, 환자의 다리를 45° 각도로 굽힌 후, 지지하기 위해 여분의 손을 뒤에 놓는다. 무릎뼈 바로 밑의 무릎힘줄을 두드리고, 허벅지의 네갈래근수축과 다리의 폄이 일어나는지 살펴본다.

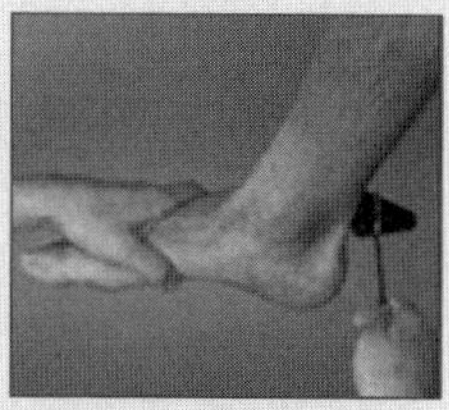

아킬레스힘줄반사

환자가 다리를 굽히도록 한다. 아킬레스힘줄을 두드리고, 발목에서 발바닥쪽 굽힘이 일어나는지 살펴본다.

그림 7-2. 심부 힘줄반사의 종류

① 심부 힘줄반사의 기전 : 아래의 경로로 근육이 수축되며, 이것을 반사활이라 한다. 힘줄(근육)을 두드린다→근육방추가 펴진다→자극→척수(단일 연접성)→앞뿔세포(하위운동신경세포의 신경섬유)→근육수축

② 심부 힘줄반사 이상 : 심부 힘줄반사가 항진되는 경우(추체로장애), 심부 힘줄반사가 감소-소실되는 경우(반사활(하위운동신경세포, 근육, 뒤뿌리 등)의 장애)

(3) 표재반사

표재반사는 배를 만지면 배근육이 수축하는 복벽반사, 넓적다리를 만지면 고환이 위로 올라가는 고환올림반사가 유명하다.

① 표재반사의 기전 : 피부 · 점막에 가해진 자극→다연접성→근육수축

② 표재반사의 이상 : 표재반사는 심부 힘줄반사와 달라서 상위운동신경세포의 장애, 하위운동신경세포의 장애 또는 근육 자신의 장애로도 감소된다.

(4) 병적반사

병적반사는 정상에서는 나타나지 않는 반사로, 병적 의의를 갖는 경우가 많기 때문에 임상적으로 중요하다. 바빈스키 반사가 가장 많이 알려져 있다. 병적 반사가 양성이 되는 원인은 상위운동신경세포(추체로) 장애이다.

바빈스키 반사 외에 호프만 반사가 있는데 가운데 손가락(중지)의 끝(손톱)을 강하게 튕기면 정상인 경우 변화가 없다. 그러나 병적 반사인 경우(상위운동세포의 장애) 자극에 따라 엄지손가락이 구부러진다.

(5) 근육위축

근육이 말라서 홀쭉해져 있는지를 보고 근육위축을 판단한다. 근육위축을 살피는 데에는 전신성인지 국소성인지를 주의해서 보아야 한다. 전신의 근육이 같은 정도로 야위었을 경우는 영양장애를 생각해 볼 수 있다. 신경내과적으로는 부분적인 근육의 위축이 있는지를 본다. 근육위축을 보았을 경우에는 다음과 같이 생각한다.

즉, 하위운동신경세포는 직접 근육과 접속되어 있지만 상위운동신경세포는 근육과 직접적으로는 연결되어 있지 않았다는 점에 알아야한다. 그리고 하위운동신경세포로부터는 근육을 위축시키지 않도록 유지하기 위한 자극이 나온다. 그래서 상위운동신경세포만의 장애에서는, 하위운

동신경세포가 근육에 접속되어 있어 하위운동신경세포로부터의 자극이 계속되기 때문에 근육은 위축되지 않는다. 그러나 하위운동신경세포가 장애를 받으면 그러한 자극은 나오지 않게 되어 근육은 위축된다. 물론 근육 자신의 장애로도 위축은 발생한다.

(6) 섬유속성 연축

섬유속성 연축은 안정 시에 피부 위로 보이는 불규칙한 근육의 자발적인 수축이다. 이것은 하위운동신경세포장애로 일어난다. 하위운동신경세포는 근육에 직접 연결되어 있으나 하위운동신경세포가 장애를 받으면 근육은 수축의 명령을 내렸던 신경이 없어졌기 때문에 무질서해진다. 따라서 제멋대로 탈분극하여 수축을 일으킨다. 수축이라고 해도 근육 전체가 한꺼번에 수축하는 것이 아니라 섬유속이라는 단위로 제각각 무질서하게 수축된다. 예를 들어 '관절이 구부러질' 정도의 힘을 발생시키는 것이 아니라 피부를 통해 근육이 '실룩실룩' 움직이고 있는 것을 눈으로 진단(시진)할 수 있을 정도이다.

(7) 근력

근력은 각각의 근육, 근육군에 역방향의 힘을 가하여 이것에 저항하게 함으로써 그 힘을 조사하여 다음의 5 포인트 스케일로 기재한다. 이때의 테스트를 도수근력테스트라고 한다.

그리고 이 테스트는 5 포인트이지만 실은 6단계가 있다. 아무튼 '중력을 극복할 수 있는 것'이 '3'이다.

5 포인트 스케일

0 : 근육수축이 없다(전혀 수축되지 않는다).

1 : 근육수축은 보이지만 운동효과는 없다.

2 : 수평방향으로 움직일 수 있지만, 중력에는 저항하지 못해서 수직방향으로는 움직이지 못한다.

3 : 중력에 간신히 이길 수 있다(항중력작용은 있지만, 약하다).

4 : 보통보다는 힘이 약하다. 사용할 수 있는 정도의 힘은 있다.

5 : 정상으로 충만한 근력이다.

(8) 바빈스키반사

발바닥을 바늘이나 안전핀, 열쇠 등으로 발뒤꿈치로부터 앞쪽으로 문지른다.

→정상에서는 엄지발가락이 발바닥쪽으로 굽힘운동(또는 모든 발가락의 굽힘)을 나타낸다(발바닥반사 : 표재반사의 하나).

→바빈스키반사가 양성일 때에는 엄지발가락이 발등쪽으로 굽혀진다. 엄지 이외의 네 발가락이 벌어지는 부채펼징후가 나타나는 경우도 있다.

* 정상이라도 10% 정도에서 양측성 소실이 나타나는 경우가 있다. 즉, 굽혀지지 않는 경우가 있다.

편측성은 등쪽굽힘(바빈스키반사 양성)일 때에 비정상으로 간주하는데, 이것은 상위운동신경세포에 장애가 있음을 시사한다.

(9) 이완마비와 경직마비

앞에서 말한 바와 같이 하위운동신경세포가 손상되면 근육이 약해진다.

이것을 이완마비라 한다. 상위운동신경세포가 손상되면 근육긴장이 증가하여 강직이 나타나고 경직마비가 된다. 그러나 상위운동신경세포 장애가 갑자기 발생하면 직후의 급성기에는 이완마비가 발생하게 된다. 수 일-수 주일에 걸쳐 차차 근육긴장이 높아져 결국 경직마비가 완성되기에 이르는 것이다. 여기에는 추체외로계의 장애가 관여한다고 생각된다.

이상의 근육긴장, 심부 힘줄반사, 표재반사, 병적반사, 근육위축, 섬유속성 연축, 근력까지의 증상, 검사로부터 상위운동신경세포의 장애인지 하위운동신경세포의 장애인지 대충 이해될 것이다. 더욱 세밀하게 본다면 하위운동신경세포의 장애인지 신경근육 접합부의 장애인지 근의 장애인지도 알 수 있다.

3) 근육의 흥분성 이상

직접 운동신경의 장애를 시사하는 것은 아니지만, 근육의 흥분성에 이상을 초래하는 세 가지 병태에 대해서 설명한다.

(1) 근육긴장증

근육긴장증은 근육긴장성 퇴행위축이나 톰슨병(선천성근무력증)에서 나타난다. 근육의 흥분성이 항진되어 있어 최대 수축 후 급속하게 이완되지 못하는 상태(이완장애)를 말한다. 다음과 같은 근육긴장성 반응이 나타난다.

① 고타성 근육긴장 : 엄지두덩(엄지와 집게손가락 사이)을 두드리면 엄지가 모이는데 그 상태를 유지하고 있어 본래의 상태로는 잘 돌아오지 않는다. 혀에 혀누르개를 올려놓고 위에서 두드리면 수축된 상태로 한동안 꼼짝하지 않고 그대로 있다.

② 파악성 근육긴장 : 주먹을 쥐게 하거나 악수를 하면 손이 잘 펴지지 않는다.

(2) 강직

강직은 부갑상샘 이상이나 과다호흡증후군일 때에 나타난다. 체액 칼슘 농도 저하 등으로 인해 근육흥분성이 항진되어 있는 상태로 경련이 주요 증상이다.

① 크보스테크징후 : 크보스테크징후는 바깥귓구멍 앞의 얼굴신경이 주행하는 부분을 두드렸을 때 같은 쪽의 입꼬리가 끌어당겨지는 등의 표정근의 연축이 나타나면 양성(말초신경이 기능적 자극으로 과민해져 있다)이다.

② 트루소징후 : 트루소징후는 혈압계의 커프를 위팔에 감고 최대혈압보다 약간 낮은 압력을 걸어 허혈상태로 했을 때, 손에 특유의 강직성 경련이 생기고 엄지손가락의 안쪽돌림, 그 외의 네 손가락이 펴지는 특유의 형태(조산부 손)를 보이면 양성이다.

상위운동신경세포가 장애를 받으면 정말로 경직마비가 일어날까?
상위운동신경세포가 장애를 받으면 왜 심부반사가 항진하는가?

사실 그 이유는 매우 복잡하다. 앞에서 '상위운동신경세포가 장애를 받으면 경직마비가 일어난다'고 했다. 그러나 '그것은 거짓말이다. 만약 순수하게 상위운동신경세포만 장애를 받았을 경우에는 이완마비를 일으킨다'고 말하면 무척 혼란스러워질 것이다. 그래서 굳이 '상위운동신경세포가 장애를 받았을 경우 대부분이 그렇게 되는 것이다'라고 기억해 두었으면 했다.

그러나 거짓말은 그렇게 오래 가지 못한다. 냉정하게 생각해 보기 바란다. 앞에서 '운동신경'에 상위·하위운동신경세포를 '꼭두각시 인형의 윗실·아랫실'로 비유했었다. 윗줄이 끊어지거나 또는 아랫줄이 끊어지거나, 어느 쪽의 실이 끊어져도 꼭두각시 인형의 팔은 축 늘어진 채 움직이지 않게 될 것이다. 즉 이완마비가 되는 것이다. 결코 단단하게 당겨지는 경직마비 상태가 될 리는 없다. 그것이 이치인 것이다.

그러면 왜 인간에게는 상위운동신경세포가 손상되었을 때에 경직마비가 일어나는 것일까? 그것은 상위운동신경세포만이 장애를 입는 것이 아니기 때문이다. 순수하게 상위운동신경세포만이 장애를 입었다면 이완마비를 일으킨다. 그러나 우리가 상위운동신경세포의 장애라고 생각한 환자들을 보았을 때, 그 장애 부위를 잘 살펴보면 거기에는 상위운동신경세포만이 아니고 여러 종류의 신경이 함께 뒤섞인 상태로 장애를 입는 경우가 많다. 그래서 상위운동신경세포보다도 그 외의 다른 많은 신경세포의 장애에 의한 영향 때문에 경직마비가 발생하거나 심부 힘줄반사의 항진이 일어나는 것이다.

그러면 그 외의 많은 것이란 어떤 신경인가? 그것은 운동을 조절하기 위해 작용하는 신경이다. 단, 임상에서는 상위운동신경세포(추체로)의 장애라고 할 때에는 경직마비, 심부반사의 항진이라고 일단 기억하자.

(3) 척수가쪽핵이 장애를 입으면

샤이 드레거증후군이라는 것이 있다. 이것은 척수의 가쪽뿔(중간가쪽핵)에 변성이 일어나는 질환이다. 가쪽핵은 첫째가슴신경–둘째허리신경

(T1-L2)에서 교감신경의 2차 신경세포(신경절이전신경)가 있고, 둘째엉치신경-넷째엉치신경(S2-S4)에서는 부교감신경의 2차 신경세포가 있으며, 양쪽 모두 원심로이다. 가쪽핵이 장애를 입으면 앞에서 말한 발기부전, 기립성저혈압, 발한장애, 방광·곧창자장애가 동반된다.

(4) 근육부종

대형근육(예를 들면 위팔두갈래근)을 두드리면 그 곳만 바로 올라와서 좀처럼 다시 본래의 상태로 돌아가지 않는 경우가 있는데, 이것을 마운드현상이라고 한다. 이것이 나타날 때에는 근육부종이라고 간주한다. 근육의 전기적 활동을 조사하여 근육긴장증과 감별한다. 갑상샘기능 저하증일 때 나타난다는 데 의의가 있다. 극단적인 경우에는 호프만 증후군을 의심해야 한다. 이것은 성인의 갑상샘기능 저하증에서의 근육부종과 통증성 근육경직이다.

표 7-1. 자율신경의 작용

위치	근육	신경	이상
다리뇌 (삼차신경감각핵, 삼차신경운동핵)	씹기근육	삼차신경	아래턱반사 ↓
다리뇌 (삼차신경감각핵, 얼굴신경핵)	눈둘레근	얼굴신경	각막반사 ↓ 미간반사 ↓
숨뇌 (삼차신경감각핵, 의문핵)		혀인두신경 미주신경	인두반사 ↓ 구토반사 ↓

C1－C3 C4	목빗근 가로막 등세모근	더부신경(C1, C2, C3) 가로막신경(C3, C4, C5) 더부신경(C3, C4)	머리회전 불가능 호흡불가능 어깨를 움츠릴 수 없다
C5	세모근 위팔두갈래근	겨드랑신경(C5, C6) 근육피부신경(C5, C6)	위팔을 들어 올릴 수 없다 위팔두갈래근반사 ↓
C6	위팔노근 손목폄근들	노신경(C5, C6) 노신경(C5, C6)	위팔노근반사 ↓ 손목처짐증
C7	위팔세갈래근 엄지맞섬근 엄지두덩	노신경(C6, C7, C8) 정중신경(C7, C8, T1)	위팔세갈래근반사 ↓ 엄지대립이 불가능하다 원숭이손
C8	뼈사이근 엄지모음근 손가락폄근군	자신경(C8, T1)	까마귀손 프로만징후 손가락폄장애
T1	손가락굽힘근군	정중신경(C8, T1) 자신경(C8, T1)	손가락굽힘장애
T6－T12	배근육들	하부 가슴신경	복벽반사 ↓
L2	엉덩허리근	넙다리신경(L2, L3, L4)	엉덩관절이 굽혀지지 않는다
L3	넙다리네갈래근	넙다리신경(L2, L3, L4)	무릎힘줄반사 ↓ 무릎이 펴지지 않는다
L4	앞정강근	깊은종아리신경(L4, L5, S1)	늘어진 발(닭걸음) 뒷꿈치로 걸을 수 없다
L5	넙다리굽힘근들	궁둥신경(L4, L5, S1, S2)	무릎을 굽힐 수 없다
S1	장딴지근	정강신경(L5, S1, S2)	아킬레스힘줄반사 ↓
S2	장딴지근 긴·짧은 발가락 굽힘근	정강신경(S1, S2)	발끝으로 서서 걸을 수 없다

4) 하위운동신경세포의 장애 부위와 그 징후

장애를 받는 부위에 따라 나타나는 징후가 다르다. 표 7-1에 장애 부위와 장애를 받는 하위운동신경 및 그 신경에 의해 지배되는 뼈대근육의 명칭, 장애에 의해 일어나는 반사이상과의 관계를 정리한 것이다.

아밀로이드신경병증은 아밀로이드가 말초신경에 침착하여 장애를 일으키는 병이다. 자율신경은 매우 가는 신경섬유이므로 장애를 받기 쉽다. 교감, 부교감, 구심, 원심을 불문하고 장애를 받기 쉬우므로 증상도 다양한데, 기립성저혈압이나 방광·곧창자장애가 주로 나타난다.

히르쉬스프룽병 : 이 질환은 소아과에서 취급하는데, 선천적으로 원위 잘록창자(일반적으로 구불창자 하부의 곧창자)의 벽내 아우어바흐 신경얼기에 있어야 할 부교감신경절세포가 결여되어 있는 병이다. 즉, 부교감 신경의 신경절이후신경세포가 전혀 없다. 따라서 부교감신경의 작용인 연동이 일어나지 않아 장 내용물이 쌓여 입구 쪽에 거대 잘록창자를 형성한다.

(1) 클로누스

근육을 갑자기 펴면 반사성 수축을 일으키는데, 근육에 펴는 자극을 계속 주었을 때 반사성 수축이 반복되는 것을 클로누스(간대)라고 한다. 클로누스 양성은 심부반사의 현저한 항진을 의미하며, 상위운동 신경세포(추체로)의 장애로 나타난다.

① 무릎클로누스 : 똑바로 눕게 하여 무릎 위를 잡고, 세게 아래로 누른다. 무릎이 상하로 연속적으로 움직이면 양성이다. 이 경우, 동시에

무릎반사도 항진된다.

② 발목클로누스 : 똑바로 눕게 하여 무릎을 가볍게 굽히고, 발바닥에 손을 대고 빨리 위쪽으로 밀어 올리며 힘을 계속 준다. 발이 상하로 경련을 일으키면 양성이다. 이 경우, 아킬레스건반사도 항진된다.

(2) 기타 근력저하 검사법

① 경도의 근력저하(부전마비) 검사법

· 팔 바레징후 : 손바닥을 위로 하여 양팔을 앞으로 수평으로 올리게 하고 눈을 감게 해서 그 상태를 유지하도록 명령한다. 이때, 추체로장애가 있는 경우에는 근육긴장이 안쪽돌림근의 근육긴장 〉 가쪽돌림근의 근육긴장, 굽힘근의 근육긴장 〉 폄근의 근육긴장, 이 되기 때문에, 마비 쪽의 팔은 안쪽으로 회전하면서 서서히 아래로 떨어진다. 이것이 바레징후이다. 수직으로 급속히 떨어지는 경우에는 히스테리를 의심한다.

· 다리 바레징후 : 환자를 엎드리게 하여 양쪽 다리의 무릎관절이 약 135° 정도 벌어지는 자세를 유지하게 하면 마비 쪽이 자연히 내려온다.

② 의식장애 환자의 근력저하(마비) 검사법

· 팔 낙하시험 : 환자를 똑바로 눕혀 놓고 환자의 손을 얼굴 위로 들어 올려서 그대로 두고 손을 뗀다. 마비쪽 손은 무너지듯이 털썩 하고 떨어져 얼굴을 때리는 경우가 자주 있지만, 정상 쪽은 떨어지는 모습이 마비 쪽 만큼 급속하지 않고 얼굴을 피해 몸 옆으로 떨어진다.

· 무릎 세우기시험 : 무릎을 세우게 한다. 마비 쪽 무릎은 즉시 바깥쪽으로 쓰러져 힘없이 펴지지만, 정상 쪽은 그대로 형태를 유지하거나 또는 무릎을 천천히 편다.

2

감각의 장애

1) 감각의 장애

운동장애 부분에서는 운동마비나 운동실조 등 여러 가지 장애를 살펴보았다. 또 운동마비에도 상위운동신경세포가 장애를 받았을 때와 하위운동신경세포가 장애를 받았을 때의 증상이 다르기 때문에 상당히 복잡하다는 느낌을 받았을 것이다. 그에 비하면 감각장애는 간단하다. 왜냐하면 1차신경세포가 손상을 받아도 또 2차, 3차신경세포가 손상을 받아도 기본적으로는 같은 감각마비 밖에 초래되지 않기 때문이다. 또 어떤 감각마비가 발생하는가에 대해서도, 원래 감각(특히 몸감각)에는 ① 표재감각, ② 의식할 수 있는 심부감각, ③ 의식할 수 없는 심부감각의 세 가지 밖에 없기 때문에 그 이상증상도 세 가지밖에 없다.

문제는 '어떤 감각신경이 어느 경로에서 손상되었는가?'하는 것뿐이다. 이것만 이해하면 어떤 증상이 나타나는지 이해할 수 있다. 그리고 그 '어느 경로'에 대해서는 앞에서 설명한 신경전도로에 대한 지식이 필요하다(그림 7-1).

(1) 표재감각장애

온도각과 통각이 장애를 받는 경우이다. 신경병증일 때, 1차신경세포가 장애를 받아서 발생하는 경우도 있고, 척수의 배쪽백색질기둥과 숨뇌의 뒤가쪽을 통과하는 '가쪽척수시상로'가 장애를 받아서 발생하기도 한다. 어떤 질환으로 온도각과 통각이 장애를 받는지 대표적인 것을 다음에 열거해 놓았으므로 가볍게 살펴보기 바란다.

① 척수구멍증
② 앞척수동맥폐쇄증
③ 바렌베르그 증후군(숨뇌외측 증후군)
④ 말초신경병증(아밀로이드증)

(2) 의식할 수 있는 심부감각장애

위치감각, 진동감각이 장애를 받아 느낄 수 없게 되는 것이다. 그 중에서도 중요한 것은 위치감각이다. 이것을 느낄 수 없게 되면 자신의 자세제어도 생각대로 되지 않는다. 자세가 제어되지 않으면, 서 있어도 휘청거리게 되어 운동실조가 발생한다. 운동실조는 소뇌의 장애로도 일어나지만 위치감각의 장애로도 일어나는 것이다.

(3) 의식할 수 없는 심부감각

뼈대근육의 길이를 아는 '근육방추'로부터 오는 정보를 소뇌로 전달한다. 운동을 조절하는 데에는 매우 중요한 감각이다. 이 감각장애에서는 소뇌벌레의 장애와 같은 증상이 나타난다. 즉, 몸이 휘청거려 취한 것 같은 상태가 된다. 이것은 의식할 수 없는 심부감각의 정보를 소뇌에서 조절할 수 없기 때문에 주로 몸통근육의 운동조절이 불가능해져서 일어난다.

척수-숨뇌 수준에서, 이 의식할 수 없는 심부감각의 전도로가 장애를 받았을 경우에 이와 같은 소뇌실조와 동일한 증상이 나타나는데 대표적인 질환으로서는 바렌베르그 증후군이 있다. 숨뇌 가쪽의 장애로 아래소뇌다리가 장애를 받으면 아래소뇌다리를 통과하는 이 감각이 장애를 받는다. 그로 인해 소뇌실조가 나타나는 것이다.

2) 롬베르그 징후

위치감각의 장애에 의한 운동실조는 소뇌의 장애에 의한 경우와 약간 차이가 있다. 위치감각이 장애를 받았을 때에는 확실히 눈을 감거나 하면 휘청거리지만 눈을 뜨고 보고 있을 경우에는 어느 정도 휘청거림을 제어할 수 있다. 바깥 경치를 보면, 자신이 휘청거림에 따라 경치도 같이 움직이므로 '아, 나는 지금 움직이고 있다'고 느낄 수 있으므로 대뇌겉질이 운동신경에 명령을 내려 휘청거림을 최소한으로 제한할 수 있다.

한편, 운동의 조절계인 소뇌가 장애를 받았을 경우에는 운동 그 자체의 제어가 이상해지므로 아무리 대뇌겉질이 보정명령을 내려도 운동신경 쪽은 제어를 할 수 없게 된다. 결국 눈을 뜨고 있거나 감고 있거나 똑같이 몸은 휘청거릴 수밖에 없는 것이다.

이처럼 운동실조에는 두 가지 종류가 있다. 위치감각의 장애에 의한 운동실조를 척수성 운동실조라 하고 소뇌장애에 의한 운동실조를 소뇌성 운동실조라 한다. 이 두 가지를 감별하려면 눈을 뜨고 있을 때의 휘청거림과 눈을 감고 있을 때의 휘청거림의 차이를 보면 된다.

눈을 뜨고 있을 때에는 그다지 휘청거리지 않으나 눈을 감고 있을 때 휘청거린다면 척수성이다. 이것을 롬베르그 징후 양성이라고 한다. 한편 소뇌성에서는 눈을 뜨고 있을 때에도 휘청거리며 눈을 감게 해도 더 악화되지 않고 같은 정도로 휘청거린다. 이것은 롬베르그 징후 음성이라고 한다. 물론, 눈을 뜨거나 감거나 상관없이 모두 휘청거리지 않는 경우, 즉, 정상인 경우도 롬베르그 징후는 음성이다. 롬베르그 징후는 중요하다. 운동실조인 사람을 보면 우선, 이것을 확인해야 한다.

롬베르그 징후 양성을 문장으로 표현하면, 예를 들면 '밤길을 걸을 때 휘청거린다', '아침에 얼굴을 씻을 때에 휘청거린다' 등이다. 모두 시각보정이 소실되었을 때에만 운동실조가 나타난다는 것을 표현한 것이다. 그런데, 척수성 운동실조는 위치감각 장애일 때 나타나지만, 이것이 곧 '위치감각의 장애=척수의 장애'는 아니므로, 척수성 운동실조의 원인이 척수성 장애만으로 한정되는 것은 아니다.

전도로에 대해서 알아보자. 위치감각을 전달하는 2차 신경세포는 척수의 등쪽백색질기둥을 올라간다. 따라서 확실하게 척수 등쪽백색질기둥의 장애에서는 위치감각이 장애를 받아 롬베르그 징후 양성이 된다. 그러니 1차 신경세포가 손상을 받아도 롬베르그 징후가 양성이 되는 경우도 있다. 예를 들면 당뇨병성 신경병증에서 말초신경이 장애를 받아 위치감각을 전달하는 1차 신경세포에 장애가 발생해도 롬베르그 징후는 양성이 된다. 그러한 의미에서, 롬베르그 징후 양성은 반드시 척수의 등쪽백색질기둥의 장애에만 한정되는 것이 아니며, 말초신경병증으로도 척수성 운동실조를 일으키는 것이다.

또 위에서 말한 것 외에도 롬베르그 징후가 양성이 되는 경우가 있다. 몸의 평형감각을 주관하는 안뜰의 장애로도 롬베르그 징후가 양성이 된다. 이 경우, 환자는 평형감각을 잃고 서 있는 상태에서도 휘청거려 불안정하므로 다리를 벌리고 어떻게든 서 있으려고 하지만 눈을 감게 하면 더욱 휘청거려 결국 쓰러지게 된다. 눈을 뜨고 있을 때에도 휘청거리고 눈을 감으면 더욱 휘청거리므로 롬베르그 징후가 양성이 된다. 이러한 운동실조는 안뜰성(또는 미로성) 운동실조라고 한다.

이상을 정리하면 표 7-2과 같다.

표 7-2. 운동실조의 감별

구분	눈을 뜬 경우	눈을 감은 경우	롬베르그 징후
정상	휘청거리지 않는다	휘청거리지 않는다	음성
척수성 운동실조	휘청거리지 않는다	휘청거린다	양성
소뇌성 운동실조	휘청거린다	휘청거린다(눈을 떴을 때와 차이가 없다)	음성
안뜰성 운동실조	휘청거린다	더욱 휘청거린다(눈을 감았을 때 악화)	양성

특히 척수 등쪽백색질기둥이 장애를 받는 질환은 롬베르그 징후 양성을 초래하는 질환으로서 중요하다.

3) 해리성 감각장애

표재감각과 심부감각(여기에서는 의식할 수 있는 심부감각)에 관해 조금 더 살펴보자. 이들 두 가지는 같은 감각이지만 어느 한쪽만이 장애를 받는 경우가 종종 있다. 표재감각과 심부감각 중 어느 한쪽만이 장애를 받는 경우를 "해리성 감각장애"라고 한다. 구체적인 질환명을 열거하면 다음과 같다(표 7-3).

이러한 현상이 잘 나타나는 이유는 무엇일까? 전도로를 비교해 보면 알 수 있을 것이다.

양쪽 감각은 척수에 들어가기 전까지는 몸의 각 부위에서 모여 다발을 이루어 말초신경으로서 함께 주행하고 있다. 따라서 말초신경병증에서는 양쪽 모두 장애를 입는 경우가 많으므로 해리되지 않는다.

그런데 문제는 척수에 들어간 후이다. 표재감각은 배쪽백색질기둥으로 올라간다. 한편, 심부감각은 등쪽백색질기둥으로 올라간다. 앞과 뒤, 정반대의 부위를 올라가는 것이다. 따라서 양쪽이 동시에 장애를 입는 일은 아주 드물다고 할 수 있다. 그러나 이러한 주행의 차이가 현저한 것은 척수에서 숨뇌까지이고, 다리뇌에서 위쪽으로 가면 양쪽의 전도로는 다시 가까워져, 시상에서는 거의 같은 장소에 도달한다. 따라서 다리뇌의 위쪽에서는 한쪽에 장애가 있는데 다른 쪽이 정상인 경우는 아주 드물며, 한쪽이 장애를 받으면 다른 쪽도 함께 손상을 받게 된다.

이와 같이 해리성 감각장애가 일어나는 질환이란 척수-숨뇌 사이의 어딘가에서 장애를 받고 있는 질환이다. 아밀로이드증은 오히려 예외이다. 아밀로이드신경병증에서는 더욱 가느다란 신경섬유가 장애를 받으므로 발병 초기에는 가느다란 신경섬유로 이루어진 표재감각이 먼저 장애를 받아 해리성 감각장애가 되는 것이다.

표 7-3. 해리성 감각장애 질환

표재감각만의 장애	심부감각만의 장애
척수구멍증	프리드라이히 실조증
앞척수동맥폐쇄 증후군	척수매독
아밀로이드증	Déjréine 증후군 (숨뇌내측 증후군)
바렌베르그 증후군 (숨뇌외측 증후군)	

4) 몸의 부위별 감각신경의 분포

몸의 부위별 감각신경의 분포는 표 7-4와 같다.

표 7-4. 몸의 부위별 감각신경의 분포

몸의 부위	척수신경
아래턱의 일부	둘째목신경; C2
목의 앞쪽	셋째목신경; C3
목의 뒤쪽	넷째목신경; C4
빗장뼈	넷째목신경→둘째 가슴신경; C4→T2
팔	다섯째목신경~첫째가슴신경; C5-T1
젖꼭지(유두)	넷째가슴신경; T4
배꼽	열째가슴신경; T10
샅굴부위	첫째허리신경; L1
음부·엉덩이	셋째, 넷째, 다섯째엉치신경; S3, S4, S5
엉덩뼈능선의 가장 높은점을 연결한 선	넷째허리신경; L4
무릎	셋째와 넷째허리신경; L3, L4
손 (엄지손가락쪽에서부터)	여섯째, 일곱째, 여덟째목신경; C6, C7, C8(Tl)
발 (엄지발가락쪽에서부터)	허리신경과 엉치신경; L5, S1

3

자율신경의 장애

자율신경병증에는 교감신경장애와 부교감신경장애가 있다. 또한 들신경로(구심로)가 장애를 받는 경우도 있고 날신경로(원심로)가 장애를 받는 경우도 있다. 자율신경의 장애로 생기는 증상에 대하여 알아본다.

1) 기립성 저혈압

기립성 저혈압이란 일어났을 때에 혈압이 내려가는 증상이다. 정상에서는 일어난 순간에 교감신경의 작용으로 주로 다리의 혈관이 수축하여 혈액을 몸 윗쪽으로 끌어올림으로써 뇌혈류가 감소하는 것을 막는다. 그러나 다리의 혈관수축을 지배하는 교감신경이 나오는 첫째와 둘째 허리신경(L1, L2)의 중간가쪽핵이 변성되었을 때, 앉았다 일어나면 혈압이 내려가게 된다.

2) 발기부전

음경발기는 부교감신경의 작용에 의해 일어난다. 첫째와 둘째 엉치신경(S2–S4)의 중간가쪽핵에서 나온 부교감신경이 음경에 분포되어 있어 발기를 일으킨다. 따라서 S2–S4의 부교감신경이 변성되면 발기불능이 된다. 한편, 사정은 교감신경의 작용에 의해 일어나는데, 첫째와 둘째 허리신경(L1, L2)의 교감신경이 변성이 되면 사정불능이 된다.

3) 방광 · 곧창자장애

방광·곧창자장애는 역시 둘째-넷째 엉치신경(S2-S4)의 부교감신경의 장애로 일어난다. 방광과 곧창자의 민무늬근육 수축은 부교감신경의 작용으로 일어나는데, 이 작용이 장애를 받으면 방광이나 곧창자가 수축하지 않게 된다. 방광이 수축하지 않으면 배뇨할 수 없게 된다(배뇨장애). 배뇨가 불가능해지면 방광에 오줌이 점점 더 모이게 되고, 오줌이 많이 모여도 배뇨를 할 수 없는데 이러한 상태를 무뇨증이라고 한다.

무뇨증이 계속되면 오줌이 모여 팽창된 방광으로부터 항상 오줌이 졸졸 새는 것 같은 역류성 요실금 상태가 되거나 콩팥뒤성 콩팥기능상실이 생긴다. 또한 곧창자가 수축하지 않으면 변이 나오지 않게 되어 변비가 생긴다(배변장애).

4) 연관통

내장감각 중 내장통을 전달하는 것은 척수성 자율신경 들신경섬유뿐이다. 뇌줄기성 들신경섬유, 즉 혀인두신경, 미주신경에 포함되는 들신경섬유는 내장통을 전달하지 않는다. 왜냐하면 척수성은 시상→대뇌겉질로 올라가지만 뇌줄기성은 시상하부에 도달하기 때문이다.

내장통은 표재통각과는 달리 국소가 불명확한 막연한 통증이다. 통증으로부터 자율성 및 체성반사가 생긴다(자율신경의 전도로). 또한 내장통의 입력과 같은 높이의 척수분절에 입력되는 피부영역이 동시에 아픈 것처럼 느껴지는 경우가 있는데 이것을 연관통이라고 한다.

예를 들면, 심근경색에서 흔히 가슴통증을 호소하는데 사실 심장에는 통증을 느끼는 신경이 없다. 그래도 통증을 느끼는 것은 같은 수준(T1-T4)의 피부표면이 아픈 것 같이 느껴지기 때문이다. 때로는, 본래 통증이 있는 내장부위에서는 통증을 느끼지 않고 대응되는 피부 영역의 통증만을 호소하는 경우가 있어 연관통은 임상에서 중요한 소견이 된다.

5) 호너증후군

호너증후군은 교감신경의 날신경로가 장애를 받았을 때에 나타난다. 특히, 얼굴이나 눈을 향한 날신경로가 장애를 받았을 때에 나타나는 증상을 통틀어 호너증후군의 4징후라고 한다.

① 동공수축
② 눈꺼풀처짐
③ 안구함몰
④ 얼굴의 무발한

호너증후군의 4가지 증상이 나타나는 기전은 다음과 같다.

① 동공수축 : 동공확대근은 교감신경이 지배하고 있으므로 그 장애로 동공수축이 발생한다.
② 눈꺼풀처짐 : 위눈꺼풀판근을 교감신경이 지배하기 때문이다.
③ 안구함몰 : 눈확근의 마비가 발생하기 때문이다.
④ 얼굴의 무발한 : 땀샘은 교감신경이 지배하기 때문이다.

이런 이유로 교감신경이 장애를 받으면 위의 네 가지 증상이 일어나는 것이다.

제8장

두통과 어지럼증

1

두통

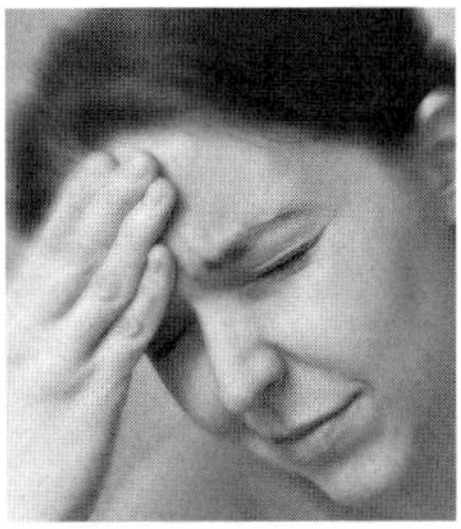

그림 8-1. 두통 모델

두통은 사실상 모든 사람들이 일생 동안 한두 번 이상은 경험하는 증상이다(그림 8-1). 두통은 환자에 따라 표현하는 방식이 다르며, 이차적 원인이 발견되지 않는 일차성 두통의 경우, 의사의 임상적인 진단 이외에 특이적인 진단 방법이 없으므로 진단과 치료에 어려움이 있다. 적절한 치료를 한다면 두통이 일상생활에 미치는 영향을 차단할 수 있으며, 대부분의 일차성 두통은 심각한 신경학적 후유증을 남기지 않고 치료된다.

그러나 일부 환자의 경우에는 각종 검사가 필요하다. 이는 일차성 두통과 유사한 증상을 보이는 이차성 두통을 감별하기 위해서이다. 다음의 경우에는 이차성 두통이 의심되므로 두통을 유발하는 머리뼈 내부 또는 외부의 다양한 원인을 찾아내기 위한 검사가 필요하다.

이차성 두통이 의심되는 경우

1) 과거에 경험한 적이 없는 두통이 갑자기 시작된 경우
2) 어린이, 중년 이후의 성인, 암환자, 면역억제 상태환자, 임신부에게 새로 발생한 두통
3) 운동, 성교, 숨을 참고 힘을 주는 행위를 할 때, 누웠을 때보다 서 있을 때 악화되는 두통

4) 평소 두통이 있던 환자라도, 두통의 빈도가 갑작스럽게 증가하거나 강도가 심해지고 두통의 양상이 이전과 다르게 변화한 경우
5) 의식 소실이나 간질 발작이 두통과 동반된 경우
6) 두통이 발생한 반대쪽 신체에 마비, 감각 저하 등이 나타난 경우
7) 안구 주위나 머리뼈 위에서 잡음이 들리는 경우
8) 동반되는 증상이 일반적인 전조가 있는 편두통인 조짐편두통에 부합하지 않는 경우

이 경우 컴퓨터단층촬영[CT]이나 자기공명영상촬영[MRI]을 시행하여 출혈성 뇌졸중이나 뇌종양 또는 뇌정맥 혈전증 등을 감별할 수 있다. 거미막밑출혈의 경우 극히 소량의 출혈만 있다면 컴퓨터단층촬영에서 발견되지 않을 수도 있다. 이 경우에는 뇌척수액검사를 통하여 출혈 여부를 더욱 민감하게 진단할 수 있다. 뇌척수액검사는 뇌염, 뇌수막염 등의 진단을 위해서 사용되기도 한다.

자세한 검사에서도 특별한 원인이 발견되지 않는 일차성 두통에는 편두통, 긴장성두통, 군발두통이 있고, 비교적 흔하게 발생하는 이차성 두통에는 측두동맥염, 근막동통증후군, 약물과용두통 등이 있다. 치명적일 수 있는 이차성 두통으로는 뇌종양, 뇌출혈, 뇌압상승, 뇌염, 뇌수막염 등에 의한 두통이 있다.

1) 두통의 종류

(1) 일차성 두통

검사에서도 특별한 원인이 발견되지 않는 일차성 두통에는 편두통, 긴장성두통, 군발두통이 있다.

① 편두통 : 머리 혈관의 기능 이상으로 인해 발작적이며 주기적으로 나타나는 두통의 일종으로 주로 머리의 한쪽에서만 통증이 나타나는 경우가 많아 "편두통"으로 불린다. 편측성두통은 전체 편두통의 약 60%에서 보이며 여성에게서 더 흔하다. 편두통은 어느 연령에서나 발생하지만 10대에 처음으로 발생하는 경우가 가장 흔하며 여성의 18%, 남성의 6%에서는 일생에 한번 이상 편두통을 경험한다.

② 긴장성 두통 : 대부분의 사람들이 경험할 정도의 가장 흔한 두통이다. 일반적으로 스트레스, 피로, 수면부족 등의 요인에 의해 발생하는 가벼운 두통이 바로 긴장성 두통이다. 긴장성 두통은 20-40세 사이에 가장 많이 나타나며 나이가 들면서 점차 사라진다.

③ 군발두통 : 결막충혈, 눈물, 코막힘, 콧물, 땀 등의 자율신경증상을 동반하는 심한 두통이 집단적으로, 그리고 주기적으로 나타나는 질병을 말한다. 군발두통의 유병률은 대략 10만 명당 약 100-400명 정도로 알려져 있다. 다른 두통은 대개 여성에서 많이 나타나는데 비해, 군발두통은 남성이 전체 환자의 90% 정도를 차지한다. 남성의 경우 발병률은 20대 후반에 가장 높고, 이후 40대 무렵까지 두통 발작이 지속된다.

(2) 이차성 두통

비교적 흔하게 발생하는 이차성 두통에는 측두동맥염, 근막동통증후군, 약물과용두통 등이 있고, 치명적일 수 있는 이차성 두통으로는 뇌종양, 뇌출혈, 뇌압상승, 뇌염, 뇌수막염 등에 의한 두통이 있다.

① 측두동맥염 : 관자놀이 근처를 지나가는 측두동맥(관자동맥)의 염증으로 인해 발생하는 두통으로 노인층에서 발생하는 대표적인 동맥염이다. 측두동맥염이 잘 발생하는 곳은 얕은측두동맥이며, 염증 및 혈전이 발생한 동맥이 딱딱하게 만져지는 경우도 있다.

② 근막동통증후군 : 두피의 통증보다는 어깨나 목의 통증을 주로 유발하며, 환자들은 이러한 증상을 '목이 뻐근하면서 뒤통수가 당긴다'고 표현하는 경우가 많다. 근막동통증후군은 목(경부) 통증을 유발하는 가장 흔한 원인이며, 활동성 유발점에 의해 통증이나 자율신경 증상이 나타난다.

③ 약물과용 두통 : 이전에 두통이 있던 환자가 에르고트(맥각) 등의 약물을 과량으로 장기간 사용하면서 두통의 양상이 변하고 그 강도가 증가하는 것을 말한다.

④ 뇌종양 : 뇌종양이란 두개골 내에 생기는 모든 종양을 말한다. 뇌종양은 발생부위에 따라 원발성 뇌종양과 전이성 뇌종양으로 구분되며, 원발성 뇌종양은 다시 두 부류로 나뉘는데, 주변의 신경조직을 침윤하는 신경교종과 뇌조직을 침윤하지 않고 압박하는 비교종성 종양으로 나뉜다. 악성도에 따라 악성 뇌종양(악성 신경교종, 뇌전이암)과 양성 뇌종양(뇌수막종, 청신경초종, 뇌하수체종양, 양성 신경교종 등), 뇌종양을 구성하는 세포에 따라 신경교종, 뇌수막종, 신경초종,

뇌하수체종양 등으로 구분된다.

⑤ 뇌출혈 : 두개 내에 출혈이 있어 생기는 모든 변화를 말하는 것으로 출혈성 뇌졸중이라고도 한다. 뇌출혈은 여러 가지 방법으로 구분하고 있으나 크게 외상에 의한 출혈과 자발성 출혈로 구분할 수 있다. 외상에 의한 출혈은 급성 경막하 출혈, 만성 경막하 출혈, 경막외 출혈 등 두부 외상과 직간접적으로 연관이 있는 출혈을 말한다. 자발성 뇌출혈이란 다음과 같은 질환들 중에 뇌출혈을 일으킨 것을 말한다. (고혈압성 뇌출혈, 뇌동맥류, 뇌동정맥 기형, 모야모야병, 뇌종양 출혈, 전신 질환 가운데 출혈성 경향이 있는 경우 등)

⑥ 뇌압상승 : 뇌실질의 증식, 뇌막의 삼출, 뇌출혈이 심하면 뇌실의 내압이 높아진다. 뇌압은 뇌척수액의 양에 의해 결정된다. 뇌압상승은 그 원인이 다양하지만 대체로 뇌척수액의 과다생성, 흡수와 이동 장애, 뇌실질의 팽창 등으로 생긴다. 그 증세는 심한 두통, 균형 유지의 불가능 등이 나타나며 심하면 혼수상태에 빠져 사망한다.

⑦ 뇌염 : 뇌염이란 뇌 실질의 염증성 질환을 총칭하는 말로서 뇌를 싸고 있는 뇌수막에 생기는 염증(뇌수막염)과는 다른 질환이다. 뇌수막염과 뇌염이 함께 있는 경우는 이를 수막뇌염이라고 한다. 뇌염은 원인에 따라 감염성, 혈관염성, 종양성, 화학성, 특발성 등으로 크게 분류할 수 있으며 각각 세부 항목에 따라 구체적인 병인에 대한 뇌염에 대해 다시 분류를 할 수 있다(가령, 뇌염 〉감염성 뇌염 〉감염의 원인균이 결핵일 경우 결핵성 뇌염). 또 질환의 시간적 경과에 따라 급성, 아급성, 만성 뇌염으로 분류하기도 한다.

⑧ 뇌수막염 : 뇌수막이란 뇌를 둘러싸고 있는 얇은 막을 의미한다. 해부학적으로 뇌수막은 가장 깊은 곳에서 뇌를 감싸고 있는 연질막,

연질막의 밖에서 뇌척수액공간을 포함하고 있는 거미막, 그리고 가장 두껍고 질기며 바깥쪽에서 뇌와 척수를 보호하고 있는 경질막으로 구성된다. 뇌수막은 척수로 연장되므로, 보다 정확하게는 뇌척수막이라고 부르기도 한다.

뇌수막염은 일반적으로 거미막과 연질막 사이에 존재하는 거미막밑 공간(거미막하공간)에 염증이 발생하는 다양한 질환을 의미한다. 염증이 발생하는 가장 흔한 원인은 거미막밑공간에 바이러스나 세균이 침투하여 발생하는 수막염이지만, 특정 화학 물질에 의한 염증, 암세포의 뇌척수액공간으로의 전이에 의해 발생하는 염증 등이 있을 수 있다.

2) 두통의 치료

일차성 두통에 해당하거나 이전에 일차성 두통으로 진단되어 치료를 받았던 환자에서 두통이 발생하였을 때는 대부분 크게 걱정할 필요가 없다. 스트레스, 피로, 수면부족 등의 원인이 있는 상태에서 발생한 가벼운 두통(두통이 있지만 일상생활을 수행할 수 있는 정도의 강도)은 일반적으로 처방전 없이 약국에서 살 수 있는 진통제로도 증상이 어느 정도 경감되며 피로 등의 원인 요소가 사라지면 두통도 함께 사라지는 편이다.

하지만 편두통, 군발두통 등의 일차성 두통은 일반적인 진통제보다 해당 두통에 맞는 특별한 치료제를 사용할 때 치료 효과가 더욱 좋은 편이다. 그러나 노인에게서 새롭게 발생한 두통과 같이 이차성 두통을 시사하는 증상이 있거나 지속적으로 나타나는 두통의 경우에는 병원을 방문하여 두통을 유발할 수 있는 다양한 원인 유무에 대해 진료를 받을 필요가 있다.

2

어지럼증

전정기관은 우리 몸이 균형을 잡을 수 있도록 도와주는 역할을 하는 기관이다. 전정기관은 세 개의 반고리관, 전정, 전정미로, 전정신경절을 포함한 전정신경으로 구성된다. 전정미로는 골성 미로와 막성 미로로 구성되며, 막성 미로와 골성 미로 사이는 외림프, 막성 미로 내부는 내림프로 차 있다.

1) 개요

어지럼증은 성인의 20%가 1년에 한 번 이상 경험할 정도로 흔한 증상이다. 여성이 남성보다 2배 이상 많고, 나이가 들수록 증가한다. 어지럼증을 호소하는 환자는 빙빙 도는 느낌, 기절할 것 같은 느낌, 핑 도는 느낌, 한쪽으로 쓰러질 것 같은 느낌, 머리가 어질어질한 느낌, 현기증 등 다양한 말로 어지럼증을 표현한다.

호소하는 증상이 다양하므로 정확한 진단이 어려운 경우가 많다. 어지럼증을 유발하는 대표적인 기관은 귀(말초성), 뇌(중추성), 심장, 눈 등이 있다. 심한 어지럼증을 호소해도 심각한 질환이 아닐 수도 있으며, 어지럼증의 강도가 약하더라도 중추성 신경계 이상과 같이 수술이나 집중 치료가 필요한 경우도 있으므로 정확한 감별 진단이 필요하다.

진단을 위해 어지러웠던 당시의 상황과 느낌에 대한 환자의 병력 청취가 중요하다. 특히 회전성, 비회전성으로 구분이 필요하고, 환자는 어지럼증 지속 시간, 발생 상황, 유발요인과 동반 증상, 과거력 등을 의사에게 잘 설명해야 한다. 하지만 어지럼증 때문에 자신의 상황과 느낌을 설명하기 힘든 경우도 있으며, 경우에 따라서는 신체검사와 신경학적 검사가 어지럼증을 악화시켜 오히려 환자가 힘들 수 있으나, 정확한 진단을 위해서는 증상에 대한 자세한 병력청취와 신체검사가 매우 중요하다.

2) 원인

어지럼증을 구분하는 방법에는 여러 가지가 있다. 원인에 따라 크게 중추성 신경계 질환과 말초성 전정기관 장애로 구분할 수 있으며, 증상에 따라서는 현훈(회전성 어지럼증), 실신(실신성 어지럼증), 평형장애로 구분할 수 있다. 여기에서는 증상에 따라 원인을 분류한다.

(1) 현훈

자신이나 주변이 회전하는 것 같은 증상을 호소한다. 원인은 말초성과 중추성 전정계 질환으로 구분할 수 있다. 말초성은 균형을 유지하는 속귀(달팽이관, 반고리관)와 전정신경에 이상이 생긴 경우이며, 중추성은 대뇌, 소뇌, 뇌줄기 등에 이상이 있는 경우이다.

① 말초성 전정질환

원인 질환으로 양성돌발성두위현훈, 전정신경염, 메니에르병, 미로염(내이염), 진주종, 외림프 누공 등이 있다. 급성 회전성 어지럼증을 호소하는 환자들의 대부분의 원인은 말초성 전정질환으로 알려져 있으며, 그 중에서도 양성돌발성두위현훈이 가장 흔한 어지럼증의 원인이다. 속귀에 문제가 있을 경우 어지럼증 외에도 청력 감소, 이명, 귀의 충만감 등의 증상이 동반될 수 있다.

양성돌발성두위현훈 : 잠자리에 눕거나 일어나는 상황, 잠자리에 누워서 돌아눕는 등 머리의 위치가 변할 때 짧고 반복적인 회전성 어지럼증을 호소한다. 어지럼증의 증상 지속시간은 대체로 1분 미만으로 짧다.

전정신경염 : 어지럼증이 갑자기 발생하며, 대게 구역과 구토를 하며(동반하며) 보행이 불안정해진다. 어지럼증은 안정 시에도 남아 있으며, 자세 변화로 더 심해질 수 있다. 증상은 수 일에서 수 주 이상 지속되나 대부분 1주일 이내에 호전된다.

메니에르병 : 이명(귀 울림), 귀의 충만감, 한쪽 청력의 저하가 있다가 갑작스럽게 회전성 어지럼증 발작이 발생해 수 분에서 수 시간 지속된다. 어지럼증 발작의 초기에는 전정신경염과 유사하게 어지럼증과 함께 구역과 구토를 동반할 수 있다.

② 중추성 전정기능 질환

중추성 전정기능 장애로 어지럼증이 동반되는 경우는 전정편두통, 소뇌동맥이 막히거나 터지는 뇌졸중, 뇌바닥동맥 폐색, 척추동맥 박리, 후두개저의 종양, 다발성경화증 등이 있다. 특히 소뇌동맥 경색에서는 어지럼증과 심한 자세 불안, 난청(청력 저하)이 동반될 수 있다. 어지럼증 외에도 만성적으로 평형감각 장애가 있거나 자세가 불안하고 청력 소실이 동반되면, 소뇌동맥의 뇌졸중을 의심해야 한다. 특히 물체가 겹쳐서 보이는 시야 이상 증상이나 한쪽의 팔과 다리에 힘이 빠지는 경우에는 중추성 원인을 의심해 보아야 한다.

(2) 실신성 어지럼증

환자는 정신을 잃을 것 같은 느낌, 아득해지는 느낌을 호소한다. 뇌혈류가 감소하여 급격하게, 짧은 시간동안 의식 소실이 동반된 실신이 발생하지만, 대부분 저절로 회복된다. 원인으로는 부교감신경이 증가하여 맥박이 느려지고(서맥), 교감신경이 억제되어 혈관이 확장되어 뇌혈류가 감소하는 미주신경 실신, 자율신경반사 장애로 인해 갑자기 일어서는 경우에 혈압이 낮아지는 기립성 저혈압이 있다. 심장에 의한 원인으로는 부정맥, 심장 구조 이상, 심장 박출량의 감소가 있다. 뇌혈류와는 관계없는 저혈당에서도 드물게 실신이 발생할 수 있다.

기립성 저혈압은 누운 상태나 쪼그려 앉은 상태에서 갑자기 일어났을 때, 하지(다리)와 내장으로부터 심장 내로 들어오는 혈액의 양이 줄어들어 심장에서 다시 뇌로 보내지는 혈액의 양이 감소하여 생기는 어지럼증이다. 우리 몸의 교감 신경계가 자세 변화에 따라 적절하게 반응하지 못하여 발생한다.

이유를 알 수 없이 반복적으로 실신하는 경우 심인성 실신을 고려해야 한다. 의식 소실 전에 아득해지는 느낌, 의식을 잃을 것 같은 어지럼증, 현기증, 시각이상, 청각이상 등과 같은 전조증상이 흔히 동반된다. 심인성 실신의 원인은 과호흡 증후군이 제일 흔하며, 불안, 우울, 신경성, 히스테리 등의 감정 질환이 원인인 경우가 많다. 그 외에도 식전 저혈당의 증상으로 실신(현기증)이 나타날 수 있고, 심한 빈혈이 있는 경우 운동 후 실신(현기증)이 발생할 수 있다. 머릿속이 도는 느낌, 흔들림, 아득한 느낌, 몸이 뜨는 느낌, 몸에서 분리되는 느낌, 떨어지지 않을까 하는 두려움 등 비현실적인 느낌을 호소한다.

(3) 평형장애에 의한 어지럼증

소뇌, 대뇌 이마엽, 바닥핵, 고유수용체감각과 같이 운동 전달을 담당하는 곳에 이상이 있거나, 약물, 파킨슨병, 알코올 남용 등으로 인해 발생할 수 있다. 드물게는 갑상선저하증, 저혈당증, 말초신경병증, 근육병증, 히스테리 등에 의해서도 발생할 수 있다. 누워있거나 앉아있을 때에는 증상이 없으나, 서 있거나 걸을 때 비틀거리거나 중심을 잡지 못하고 쓰러지는 증상이 생기는 어지럼증이다.

3) 진단

(1) 현훈

① 말초성 전정질환

말초성 전정질환의 특징은 한쪽 귀 청력 손실(감소), 귀울림(이명), 귀 충만감 등의 증상이 나타난다. 안진 유발검사가 말초성 전정질환의 진단에 도움이 된다. 안진은 눈의 위치가 서서히 한쪽으로 이동할 때 뇌가 원래의 위치로 되돌리기 위해 빠르게 눈을 옮기는 현상이 반복해서 일어나는 현상이다. 안진의 유무, 방향, 속도, 정면 주시에서 나타나는 안진 등은 어지럼증의 원인을 밝히는 데 중요한 정보를 제공한다.

양성돌발성두위현훈에서는 어지럼증이 자세 변화와 관련되어 있으므로 머리의 위치가 변할 때 안구의 움직임을 관찰하는 두위변환안진검사로 평가한다. 전정신경염은 머리충동검사로 병변이 발생한 위치를 확인할 수 있고, 양쪽 귀의 온도안진검사로 반고리관마비를 확인하여 진단할 수 있다. 메니에르병은 청력 감소, 귀울림 등과 같은 청각 증상의 동반 부위를 확인하여 청력검사를 시행하여 청력 역치의 변화를 확인하여 진단할 수 있다.

② 중추성 전정기능 질환

중추성 전정질환의 특징적인 안진, 사물이 두 개로 보이는 복시, 다리운동 실조(머리, 몸통, 다리의 운동 부조화를 일으키는 신경 이상)는 소뇌나 뇌줄기(뇌간)의 병변을 시사한다. 중추성 어지럼증의 진단은 주로 자세한 병력과 뇌 컴퓨터단층촬영[CT], 뇌 자기공명영상[MRI], 청력검사를 이용할 수 있다.

(2) 실신성 어지럼증

움직이지 않고 오래 서 있는 자세, 풍선 불기와 같은 반복적으로 빨리 숨쉬기(과호흡), 병원에서 혈액검사를 할 때, 무거운 것 들기, 소변 또는 배변 중, 감정적 스트레스, 사람이 많이 모인 좁은 장소, 흥분, 음주, 통증, 목이 조이는 옷을 입었을 때의 실신은 상황에 대한 병력 청취와 주변 사람들의 이야기로 진단할 수 있다. 심장에 의한 실신은 부정맥과 심장 기능에 의한 문제로 발생할 수 있다. 이러한 경우에는 심전도, 심장초음파 등의 검사와 심장 전문의 상담이 필요하다. 저혈당에서도 드물게 실신이 발생할 수 있으므로 혈당 검사도 필요하다. 불안, 공황장애, 우울증과 신체화 장애에서도 나타날 수 있으며, 이때에는 전조증상 없이 쓰러지고, 여러 번 넘어져도 잘 다치지 않는 증상을 특징으로 한다. 이러한 경우에는 정신과적 평가가 필요하다.

(3) 평형장애에 의한 어지럼증

운동 전달과 균형을 담당하는 고유 수용체 감각, 소뇌 등에 이상이 있을 때 발생하는 어지럼증이다. 우선 약물이나 병력에 대한 청취가 중요하고, 평형장애 진단을 위한 신경학적 검사가 필요하며, 뇌 병변의 진단을 위해 뇌 컴퓨터단층촬영, 뇌 자기공명영상이 필요하다.

4) 치료

어지럼증이 갑자기 발생한 경우 편안한 자세로 안정을 취하는 것이 가장 중요하다. 원인에 따른 치료와 증상에 따른 약물치료를 할 수 있다.

(1) 현훈

① 말초성 전정질환

가장 흔한 어지럼증 원인질환인 양성두발성두위현훈은 자연적으로도 회복될 수 있으나, 빠른 증상 개선을 위해서는 체위를 변화시켜 반고리관 안의 귀돌(이석)을 원래의 위치로 돌려놓는 이석정복(술)을 시행할 수 있다. 전정신경염과 같이 급성으로 한쪽의 전정기능이 소실된 경우, 급성기에는 전정기능억제 약물을 사용할 수 있다. 전정기능억제 약물은 갑자기 빠르게 나타나는 급성기 증상을 완화시킬 수 있으나 회복을 방해할 수 있기 때문에 짧게 사용하고, 가능하면 빨리 정상 활동을 시작하고, 일상으로의 빠른 복귀를 위해 전정재활운동이 필요하다.

② 중추성 전정질환

급성기 어지럼증 증상에 대한 치료는 말초성 전정기능 질환과 비슷하지만, 소뇌의 경색이나 종양성 질환과 같이 입원 치료나 수술이 필요한 경우도 있으므로 정확한 진단 후 원인 질환에 대한 근본적인 치료가 필요하다.

(2) 실신성 어지럼증

실신이 발생하지 않도록 주의하는 예방적 치료를 한다. 뇌혈류를 유지하기 위해 누운 상태에서 다리를 올리고, 몸이나 목을 조이는 옷은 느슨하게 풀어준다. 기립성 저혈압은 증상이 발생할 때 누우면 증상이 호전되므로 누웠다 일어날 때 단계적으로 일어나기 등의 교육이 필요하며, 특히 잠자리에서 급히 일어나지 않도록 교육을 한다. 부정맥이나 심장 기능에 의한 경우에는 원인에 따라 전문의와 상담을 하면서 치료를 한다. 과호흡증후군에 의한 실신(현기증)은 종이 봉투를 이용하여 호흡조절 운동으로 관리하고, 심인성 어지럼증은 인지 치료와 행동 치료가 도움이 될 수 있으며 약물치료를 병행한다.

(3) 평형장애에 의한 어지럼증

귀에 독성이 있는 약물을 피하는 것이 가장 중요하고, 원인에 따라 치료를 한다. 알코올 중독에 의한 소뇌 기능장애와 감각신경의 손상은 금주, 비타민, 영양 치료로 어지럼증이 다소 호전될 수 있다. 말초신경병증, 파킨슨병과 같은 다른 원인에 대해서는 원인 질환에 대한 치료가 필요하다.

5) 환자들이 자주하는 질문

(1) 어지럼증이 있는데 빈혈인가요?

흔히 어지럼증을 빈혈과 연결시켜 생각하지만, 빈혈은 어지럼증의 원인 중 하나일 뿐이다. 다양한 원인으로 어지럼증이 생길 수 있기 때문에 정확한 원인을 찾는 것이 중요하다. 빈혈로 인한 어지럼증은 뇌로 가는 산소 공급이 적절하지 못할 때 생길 수 있으며, 피부색이 창백해지는 경우 의심할 수 있다. 급격한 빈혈이 생겼을 때 어지럼증을 심하게 느낄 수 있으나, 주로 회전성 어지럼증이 아닌 실신성 어지럼증 양상으로 나타난다.

(2) 어지럼증이 생기면 병원에 가야 하나요?

어지럼증의 원인이 다양하고, 그 중 심각한 원인이 있을 수 있으므로 어지럼증이 있을 때 되도록 빠른 시간 안에 병원을 방문하는 것이 좋다. 특히 과거에 뇌졸중이 있었거나 뇌졸중의 위험이 높은 만성질환(고혈압, 당뇨 등)을 갖고 있는 경우 반드시 병원에서 진료를 받아야 한다. 그러나 뇌졸중의 위험요인이 없는 젊은 나이일 경우 귀와 연관된 질환이거나 생리적인 실신성 어지럼증이 원인인 경우가 많다. 누워서 안정을 취하고 충분한 수분 섭취를 한 후 증상 호전을 기다려 보는 것도 방법이다. 하지만, 증상의 빈도가 잦고 심하면 의사의 진찰을 받는 것이 좋다.

6) 어지럼증 자가진단

(1) 어지럼증은 노인에서 흔하게 발생하는 증상으로 65세 이상 노인 10명 중 3명, 85세 이상인 경우 5명이 가지고 있는 증상이다.

(2) 어지럼증은 현훈(빙빙 돌아요), 실신성 어지럼증(쓰러질 거 같아요, 의식을 잃을 거 같아요), 평형감각이상(중심을 못 잡겠어요), 머리가 텅 빈 느낌 등의 증상이 있다. 증상에 따라 원인질환이 달라질 수 있다.

(3) 어지럼증 환자 10명 중 5-6명이 말초성 전정질환, 1명은 중추성 전정질환, 1.5명은 정신과적 문제로 인해 어지럼증이 발생하는 것으로 보고되고 있다.

(4) 어지럼증 환자 10명 중 1-3명은 원인이 밝혀지지 않는다. 어지러운 증상의 형태가 모호한 경우 원인을 알기 어렵다.

(5) 어지럼증은 증상이 발생하는 상황에 따라 진단되는 경우가 많다.

제9장

뇌 · 신경 질환

1

뇌종양

1) 발생 부위

뇌는 호두 모양으로 대뇌와 소뇌, 뇌줄기(뇌간)로 크게 나눌 수 있다. 뇌종양은 뇌와 뇌 주변 구조물에서 발생한다. 뇌는 매우 중요한 기관이기 때문에 외부로부터 완벽하게 보호되고 있는데, 뇌막(경질막, 거미막, 연질막)으로 둘러싸여 있고, 이 막 속에는 뇌척수액이 담겨져 있어 완충작용을 하며 이는 다시 두개골로 완전히 둘러싸여 있다. 또한 뇌는 혈관을 타고 유해 물질이 침입하는 것을 방지하기 위하여 다른 조직에는 없는 혈관-뇌장벽이라는 것이 존재한다. 따라서 뇌에는 약물이 잘 투과되지 않는다.

뇌줄기(뇌간)는 감각신경 신호와 운동신경 신호가 뇌로 가는 경로이다. 뇌줄기에 생긴 종양은 안구운동, 운동마비, 감각마비 같은 뇌신경증후군을 일으킨다. 또한 뇌줄기는 심장박동, 호흡, 혈관운동 기능에도 관여한다. 소뇌는 운동조정을 담당하는데 이 부위에 생긴 종양은 오심, 구토, 균형감각 소실, 복시, 보행 장애, 미세한 운동장애 등을 유발한다.

대뇌의 이마엽(전두엽)은 판단과 감정, 운동능력 같은 한 단계 높은 차원의 인지적 기능을 담당하며 이 부위에 생긴 종양은 성격 변화, 정동장애 등을 유발한다. 다른 증상으로는 편마비, 보행 장애, 운동력 저하 등을 들 수 있다. 뒤통수엽(후두엽)은 시야를 담당하며, 이 부위의 종양은 부분 또는 완전 시야결손을 유발한다. 마루엽(두정엽)은 감각, 지각, 언어력을 담당하는 부위로 이 부위의 종양은 빛, 감각, 압력에 대한 인지력을 떨어뜨린다. 다른 증상으로는 좌우 구별의 손상, 시공간 파악능력의 손상을 가져오기도 한다. 관자엽(측두엽)은 언어, 청각, 감정변화 등을 담당하며 이 부위의 종양은 공격적인 행동, 언어표현의 어려움, 기억장애 등을 유발한다.

2) 정의 및 종류

(1) 정의

뇌종양이란 머리뼈(두개골) 안에 생기는 모든 종양을 말하며 뇌 및 뇌 주변 구조물에서 발생하는 모든 종양을 포함하여 말한다(그림 9-1).

(2) 특징

다른 종양과 뇌종양을 구별하는 가장 큰 특징은 종양이 머리뼈 안에서 성장한다는 것이다. 머리뼈 안에서는 팽창할 수 있는 여유 공간이 없다. 그래서 종양이 커지면서 뇌압이 상승하면 두통이나 구토 등의 뇌압상승 증상이 나타날 수 있고, 종양에 의해 특정 부위가 눌리면서 압박될 경우에는 해당 부위의 뇌가 담당하는 특정 기능에 장애가 발생하기도 한다. 또한 뇌종양은 다른 기관으로 전이되는 경우가 드물다. 대부분의 중요한 종양들은 남녀 모두에게서 동일한 빈도로 발생하지만, 수막종 같은 일부 종양은 여성에게 더 자주 발생하고, 수모세포종은 소년과 젊은 남성에게서 더 흔하다.

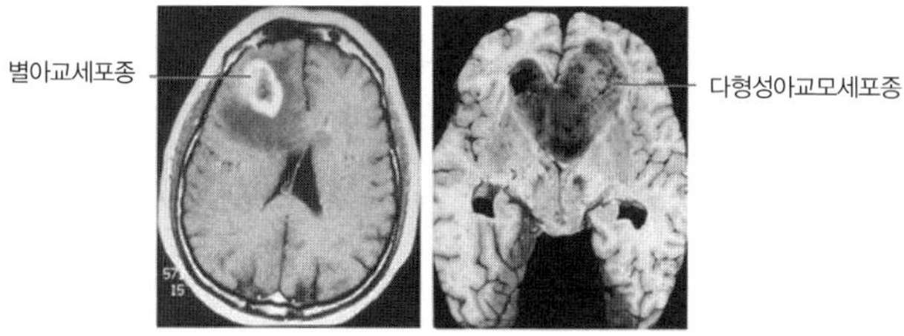

그림 9-1. 뇌종양의 컴퓨터단층촬영사진

① 원발성 뇌종양과 전이성 뇌종양

원발성 뇌종양은 뇌 자체에서 발생한다. 대부분의 경우, 원발성 뇌종양세포는 다른 신체기관으로 전이되지 않는다. 그러나 수모세포종은 림프절과 골수, 허파, 그 외의 다른 기관으로 퍼지기도 한다. 그러나 이 경우에도 수모세포종이 신경계통 밖으로 퍼지는 것은 드물다. 원발성 뇌종양은 다시 두 부류로 나뉘는데, 주변의 신경조직을 침윤하는 신경아교종과 뇌조직을 침윤하지 않고 압박하는 비아교종성으로 나뉜다. 주변 신경조직을 침윤하는 경우는 수술로 완치되는 경우가 매우 드물어 항암화학요법이나 방사선치료가 추가로 필요하다. 뇌조직을 압박하면서 성장하는 종양은 수술로 완치될 수 있는 경우가 많다.

전이성 뇌종양은 폐암, 유방암, 소화기관의 암이 뇌로 전이되어 발생되는 이차성 뇌종양으로 수술이나 방사선수술 또는 방사선치료로 치료를 하지만, 원발암(최초로 발생한 암)의 병기(질병의 시기)와 치료 반응에 따라 환자의 예후가 결정된다.

② 양성 뇌종양과 악성 뇌종양

양성 뇌종양은 대부분 수술만으로도 완치될 수 있고, 성장속도가 매우 느리기 때문에 수술하지 않고 경과를 지켜보기도 한다. 또한 종양이 뇌의 기능적인 부분을 압박해 증상을 유발할 정도로 커지기까지는 여러 해가 걸리기도 한다. 종양이 완치되고 나면 평균수명을 다 사는 환자들이 많고 또한 종양이 여러 해 동안 심지어 몇 십년 동안 자라지 않는 경우도 있다. 그러나 양성 뇌종양도 완치가 불가능한 경우가 있는데, 예를 들면 뇌줄기와 척수내의 종양은 수술로 제거가 불가능하다. 이런 특정부위에 생긴 종양은 종양이 작더라도 생명에 중요한 기능을 담당하는 뇌와 척수에 심각한 손상을 입힐 수 있어 조직학적으로 양성이지만 임상적으로는 악성과 같다.

뇌수막종은 수술만으로 또는 수술과 방사선 치료를 병행하여 치료할 수 있는 양성 원발성 뇌종양의 한 종류이다. 그러나 드물게 뇌수막종에서 성장속도가 빠르고 주변조직을 침윤하는 특성을 보이기도 한다. 이러한 뇌수막종은 수술만으로는 치료할 수가 없다. 때로는 수술과 방사선 치료, 항암 화학요법에도 불구하고 종양이 계속 커져 죽음에 이를 수도 있다. 이러한 경우 이 종양은 악성과 같다.

악성 뇌종양은 보다 적극적인 치료가 요구되는데, 양성보다 훨씬 빨리 자라고 정상 뇌조직을 침범할 수도 있기 때문이다. 이러한 경우 치료의 목적은 부작용을 최소화하면서, 종양의 성장을 억제하는 것이다. 그러나 악성 종양이 항상 치료가 불가능한 것은 아니다. 예를 들어 수모세포종은 악성이지만 수술과 방사선 치료, 항암 화학요법을 통해 많은 환자들이 회복할 수 있다.

(3) 종류

뇌종양은 다음과 같은 기준에 따라서 구분한다.

① 첫째, 발생하는 부위에 따라서 원발성과 전이성으로 구분한다. 뇌 조직이나 뇌막 등에서 발생하는 경우 원발성 뇌종양이라고 하며 신체의 다른 암으로부터 혈관을 타고 뇌로 전이된 경우를 전이성 혹은 이차성 뇌종양이라고 한다.

② 둘째, 악성도에 따라서 구분하면 악성 뇌종양(악성 신경아교종, 뇌전이암)과 양성 뇌종양(뇌수막종, 청신경초종, 뇌하수체종양, 양성 신경아교종 등)으로 나눌 수 있다.

③ 셋째, 뇌종양을 구성하는 세포에 따라서 신경아교종, 뇌수막종, 신경초종, 뇌하수체종양 등으로 구분하기도 한다.

그 중에서 흔한 원발성 뇌종양으로는 신경아교종이 40% 정도로 가장 많고, 수막종이 20%, 뇌하수체선종이 15%, 신경초종이 15%, 기타 종양 10% 정도이다. 2017년에 발표된 중앙암등록본부 자료에 의하면 2015년에 우리나라에서는 21만 4701건의 암이 발생했는데, 그 중 뇌종양은 남녀를 합쳐서 1583건으로 전체 암 발생의 0.7%를 차지했다. 남녀의 성비는 1.2:1로 남자에게 더 많이 발생했다. 발생건수는 남자가 859건, 여자가 724건이었다. 남녀를 합쳐서 본 연령대별로는 50대가 19.1%로 가장 많았고, 70대가 17.1%, 60대가 16.9%의 순이었다(보건복지부 중앙암등록본부 2017년 12월 발표 자료).

3) 예방

(1) 위험요인

뇌종양의 정확한 원인은 밝혀져 있지 않지만, 최근 p53, 망막아세포종유전자 Rb, PTEN 등의 뇌종양의 발생에 연관되는 유전자가 밝혀지고 있다. 원형암유전자에 변화를 일으켜 돌연변이를 유발하는 원인으로는 방사선, 다환 방향족 탄화수소와 질소 화합물 등의 화학물질, 바이러스, 뇌손상, 면역결핍 등이 있다.

① 방사선

인체의 세포가 방사선에 의해 에너지를 받는 경우, 세포 DNA구조의 변형이 일어날 수 있다. 이때 방사선이 전달하는 에너지의 양이 아주 크면(500 mSv 이상) 많은 세포의 사멸로 인해 피부 홍반과 같은 즉각적인 병변이 발생한다. 전달한 에너지의 양이 아주 크지는 않지만, 방사선 전달 에너지의 양이 기준치(100 mSv) 이상이면, 세포가 돌연변이 상태로 생존해 암 또는 유전이상으로 발전할 확률이 커진다. 이 건강이상 확률은 피폭된 방사선량 값에 선형적으로 비례한다.

② 화학물질

동물실험을 통해 다환 방향족 탄화수소와 질소화합물 등의 화학 물질이 돌연변이를 유발하는 것으로 알려져 있다. 역학적 연구를 통해 질소화합물이 고무 공장 직원들에게 뇌종양의 위험성을 증가시키고, 유기 클로라이드는 농부들에게 종양 발생 위험성을 증가시키며, 비닐 클로라이드와 여러 종류의 석유화합물도 위험성이 확인되었다.

③ 바이러스

바이러스의 종양 발생 기전에 대한 가설로는 두 가지가 있다. 그 중 하나는 바이러스의 유전자 자체에 종양 유전자가 있어 이것이 숙주로 침입하여 세포증식을 자극한다는 것이다. 다른 하나는 숙주의 유전자 속으로 바이러스의 유전자가 침투하여 세포증식에 관여하는 유전자의 구조나 표현의 정도를 변화시킨다는 것이다. 인체에서 바이러스 감염과 중추신경계 종양과의 직접적인 연관관계는 확인되지 않았지만, 원발성 중추신경계 림프종 환자에게 엡스타인 바 바이러스[EBV]의 감염비율이 높으며 이 경우 종양조직 내에 바이러스가 관찰된다. 동물 실험에서는 아데노바이러스가 아교모세포종, 수모세포종과 유사한 종양을 유발하는 것으로 밝혀졌다.

④ 뇌손상

뇌손상 후 뇌세포가 다시 세포 증식기에 들어가면 종양 발생의 위험성이 증가하는 것으로 추정하고 있지만 역학적 또는 실험적 근거는 거의 없다.

⑤ 면역결핍

항암제에 의한 면역 억제 환자, 이식수술 후의 면역 억제 환자, 선천적 혹은 후천적 면역결핍증후군에서 뇌종양의 발생 빈도가 높고 최근 후천성 면역결핍증[AIDS] 환자가 증가함에 따라 원발성 중추신경계 악성 림프종의 발생이 증가하고 있다.

⑥ 전자파

최근 휴대폰 사용이 대중화되면서 휴대폰의 전자파가 인체에 미치는 유해성에 대한 논란이 있다. 휴대폰은 라디오파와 같은 전자기장의 에너지 형태를 방출한다. 그러나 휴대폰은 DNA를 손상시키는 것으로 알려진 이온화방사선을 방출하지 않기 때문에 암을 유발하는 위험은 낮아 보인다. 최근 휴대폰 사용자에게서 뇌종양 위험이 높다는 연구 결과가 제시되기도 하였다. 암은 위험요인 노출에서 발생까지 10년 이상의 긴 시간이 소요되므로 장기적인 추적 관찰 연구를 통해서만 암 발생 위험을 과학적으로 증명할 수 있다. 또한 휴대폰 형태와 기술이 급속히 발전하고 변화하고 있기 때문에 휴대폰 사용과 뇌종양 발생의 위험성을 장기적으로 연구를 하는 것이 매우 어렵다. 만일 휴대폰 전자파의 유해성이 걱정된다면 이어폰이나 헤드셋과 같은 장치를 이용하여 휴대폰을 머리에 대지 않고 사용하는 습관이 위험을 피할 수 있는 방법이 될 수 있다.

(2) 예방법

뇌종양의 원인이 명확하게 밝혀진 것이 없기 때문에 뇌종양을 예방할 수 있는 특별한 방법은 없다. 조기 진단만이 최선의 방법이다. 뇌종양은 증상이 매우 다양하여 치매나 정신병으로 오인 받아 정신과에서 오랜 시간을 허비하기도 하고, 시력 저하가 주요 증상으로 나타나는 경우에는 안과에서 시간을 허비하기도 한다. 또한 배뇨장애가 주요 증상인 경우에는 비뇨기과에서, 구역, 구토, 소화불량 등이 주요 증상인 경우에는 소화기내과에서 불필요한 검사를 하면서 오랜 시간을 허비하여 적절한 치료시기를 놓치는 경우가 많다. 따라서 아래와 같은 증상이 있는 경우, 전문의사와 상담하여 정밀검사를 받아 조기 진단이 되도록 하는 것이 최선이다.

① 시력감퇴, 시야결손 ② 감각장애, 운동장애, 보행 장애 ③ 청력감퇴, 이명증 ④ 언어장애, 학습장애 ⑤ 무월경증, 유즙분비, 성기능장애 ⑥ 간질발작, 경련 등 ⑦ 피부반점 및 결절(신경섬유종) ⑧ 가족력이 있는 경우 ⑨ 기억감퇴, 정신장애

(3) 조기검진

자기공명영상과 전산화단층촬영이 주로 이용되고, 양전자방출단층촬영을 통해 악성 종양의 재발과 방사선 치료 후의 괴사와의 감별 등에 이용되고 있다. 뇌척수액 세포검사는 몇몇 암 종류의 추적검사에 유용하다.

① 방사선 검사

자기공명영상과 전산화단층촬영이 주로 이용된다. 자기공명영상은 3차원 영상을 쉽게 얻을 수 있고 후두와 또는 뇌바닥(두개저부) 종양을 진단하는 데 있어 특히 유리하며, 척수종양의 진단에서도 우선적으로 사용된다. 조영증강은 조영제가 혈관–뇌장벽이 결손된 종양혈관을 통해 유출되거나 혈관분포가 많을 경우 나타나는 현상으로, 이를 이용하면 종양을 더 잘 확인할 수 있고 또한 종양의 종류와 악성도를 판정하는 데 도움이 된다.

감별 진단을 위한 일차적인 분석은 종양의 위치별 분류이다. 종양의 발생부위가 뇌실질 내인지, 아니면 뇌실질 밖인지를 구별하기 위해 전산화단층촬영이나 자기공명영상이 유용할 수 있다. 필요에 따라서는 뇌혈관촬영을 시행하여 주된 유입 혈관을 살펴보고 혈관의 전위소견 등을 통하여 감별에 도움이 될 수도 있다.

뇌혈관조영술은 동맥류, 뇌혈관기형이 의심되거나 수막종 같은 종양

의 혈관 분포, 뇌바닥 종양에서 중요 뇌혈관과의 위치 관계를 알기 위해 이용된다. 중재적 방사선 시술을 통해 종양 혈관에 대한 색전술을 실시하여 종양을 쉽게 제거할 수도 있다. 종양의 범위를 알 수 있는 가장 좋은 검사는 자기공명영상으로 조영증강 후의 T1 강조영상이나, 아교종의 경우는 혈관-뇌장벽의 손상이 없는 경우가 있기 때문에 조영증강 범위의 밖으로 종양의 파급이 있을 수 있다. 따라서 조영증강이 되지 않는 신경아교종의 경우에는 T2 강조영상에서 부종과 같이 고신호 강도를 보이는 범위를 종양의 범위로 판단할 수 있다.

뇌종양의 발견율은 일반적으로 자기공명영상과 전산화단층촬영이 비슷하나, 자기공명영상이 전산화단층촬영에 비해 많은 장점이 있어 종양이 의심되는 환자에게 우선적으로 시행된다. 자기공명영상은 전산화단층촬영보다 민감도가 높아 전산화단층촬영에서 발견하기 어려운 동등음영 또는 경미한 저음영의 조영증강 되지 않는 종양의 발견율이 더 높다. 그리고 종양 혹은 주변 부종의 파급범위를 보다 정확히 나타낸다. 또한 종양 내 낭종의 유무와 내용물의 특성, 출혈성 괴사의 유무, 과혈관성의 유무 등을 확인하는데 좋다. 시상(뇌를 좌우로 절단한 면)과 관상(뇌를 앞뒤로 절단한 면) 영상을 쉽게 얻을 수 있어 수술과 방사선치료 계획의 수립에 큰 도움을 준다. 조영제 주입 후 조영증강의 유무와 정도가 전산화단층촬영보다 예민하다. 전산화단층촬영이 자기공명영상 보다 좋은 점은 종양 내 석회화의 유무를 더 쉽게 알 수 있고, 뇌바닥에서 발생한 종양의 경우 골파괴 현상을 자세하게 알 수 있다는 점이다.

② 대사 영상

전산화단층촬영과 자기공명영상 만으로는 악성도나 재발 판정 등의 정확한 판단이 어려운 경우가 많다. 그 이유는 방사선 영상 진단의 기준은 주로 병변의 형태와 신호 강도, 조영증강 정도인데, 모양의 경우 악성도에 따라 차이가 있을 수 있으나 반드시 일치하는 것은 아니며, 신호 강도와 조영증강 역시 수술이나 방사선 치료 후에도 정확한 평가가 어려울 수 있다. 이에 대한 보완책으로 동위원소를 이용한 기능적 영상방법과 양전자 방출체를 이용한 양전자방출단층촬영[PET]이 도입되었다. 이 방법은 악성 종양의 재발과 방사선 치료 후의 괴사와의 감별 등에 좋은 결과를 보이고 있다. FDG(Fluoro-2-deoxy glucose: 검사를 위해 만들어진 특수 포도당의 일종)는 현재 양전자방출단층촬영 영상을 위하여 가장 널리 사용되는 양전자 방출체로 세포의 당대사를 반영하는 영상을 얻을 수 있다. 종양세포의 에너지 대사의 차이를 이용하여 진단을 시도하는 FDG 양전자방출단층촬영이 가장 흔히 사용되는 방법이고, 종양의 증식 능력을 영상화하는 방법도 사용된다. 이 경우 아미노산 섭취, 단백질 합성, 혹은 DNA 합성 등을 이용한 양전자 방출체를 사용하기도 한다.

③ 종양표지자와 뇌척수액 세포검사

적혈구증가증은 혈관모세포종 환자의 일부에서 나타나며, 호르몬을 분비하는 뇌하수체선종은 혈중 호르몬수치를 측정하여 경과를 관찰하는데 도움이 된다. 배세포종 중에서 영양세포는 융모막성선자극호르몬을, 난황낭은 태아성 단백을 분비한다. 뇌척수액 세포검사는 거미막하 공간으로 전이가 잘 일어나는 수모세포종, 상의세포종, 맥락유두암, 배세포종 환자의 추적검사에 유용하다.

4) 진단

(1) 일반적 증상

뇌종양의 증상으로는 두통, 구토, 팔과 다리 마비, 간질발작, 시력장애, 안면신경 마비, 청력소실 등이 나타날 수 있다. 또한 위장장애, 배변과 배뇨장애, 정신장애, 운동장애, 언어능력의 장애 등으로도 나타날 수 있다. 소아 뇌종양은 뇌척수액의 흐름을 방해하여 수두증을 발생시키고 뇌줄기(뇌간)와 뇌신경을 압박해 여러 증상을 나타낸다.

① 뇌종양 증상을 일으키는 4가지 기전

- 첫째, 종양이 커지면서 나타나는 뇌압 상승에 따른 증상으로 대표적인 것이 두통과 구토이다.
- 둘째, 주위 신경을 압박하여 생기는 신경마비 증상으로 팔, 다리 마비를 들 수 있다.
- 셋째, 뇌겉질을 자극하여 간질발작이 일어난다.
- 넷째, 종양에 의해 뇌가 밀려서 생기는 증상으로 시력장애, 안면신경 마비 등을 들 수 있다.

또한 임상증상은 성장 속도와 종양의 위치 등에 따라 다르다. 악성으로 빨리 자라면서 운동중추 같이 중요한 부분에 발생한 종양은 증상이 빨리 나타나고, 양성으로 서서히 자라고 기능상 중요하지 않은 부위의 종양은 증상이 천천히 나타난다.

② 뇌종양에 의한 두통과 일반적인 스트레스성 두통이나 편두통과의 차이점

뇌종양 환자의 70% 가량이 호소하는 두통은 일반적인 편두통이나 긴장성 두통과는 다른 몇 가지 특성이 있다. 긴장성 두통 등이 주로 오후에 발생하는데 비해 뇌종양에 의한 두통은 장시간 누워 있는 새벽에 심해지는 특징이 있고, 자고 일어나도 계속 머리가 아프다. 또한 오심과 구토를 동반하는 경우가 많아서 이러한 두통이 나타날 때에는 뇌 정밀검사를 받아야 한다. 특히, 두통이나 구토, 시력장애는 뇌압이 상승했을 때 나타나는 전형적인 증상으로 이런 증상이 나타날 때는 응급상황이므로 즉시 병원으로 가야 한다.

뇌종양의 증상은 위장장애, 시력장애, 배변·배뇨장애, 정신장애 등으로 나타날 수 있다. 따라서 다른 과의 질환으로 오진되어 시간을 허비하다가 병이 많이 진행된 후에야 신경외과 전문의를 찾는 경우가 종종 있다. 이런 증상이 생각보다 오래 지속될 경우 한 번쯤 뇌종양을 의심해 볼 필요가 있다.

③ 뇌종양의 신경 증상

두통 이외의 흔한 증상으로 시력저하나 시야장애 등이 있다. 예를 들면 안경으로도 교정되지 않는 시력저하, 보행 시 옆 사람과 자주 부딪치거나, 운전 시 후사경이 보이지 않는 등의 증세가 있는 시야결손이 대표적으로 뇌압 상승에 의한 시각신경 부종, 뒤통수엽 종양에서의 시야와 시력장애, 또는 뇌하수체 종양 등에 의한 시각신경 손상 등을 예로 들 수 있다.

청신경초종은 전화기 소리가 들리지 않거나 귀에서 이명이 발생하고, 심한 경우 안면마비, 안면경련, 안면통증 등이 올 수 있다. 뇌하수체 종양일 경우 여성에게서는 월경이 없거나 유즙이 분비되는 증상이 나타나고

남성의 경우 무기력해지거나 성기능 장애를 동반한다. 또한 이 증상들이 진행하면서 시각신경을 압박하여 시야 결손과 시력 저하를 초래한다. 이들 청신경초종이나 뇌하수체 종양은 대부분이 양성이므로 상기 증상의 발생 초기에 진단이 되면 완치가 가능하다.

④ 뇌종양에 의한 운동 및 정신 장애

대뇌의 이마엽에 종양이 생기면 성격의 난폭해짐, 우울증, 기억력 감퇴 등 정신 기능의 이상이 올 수 있고, 마루엽에 종양이 있으면 반신의 운동 감각이 저하되거나 마비되고, 언어능력의 저하로 갑자기 글을 읽지도 쓰지도 못하게 되는 증상이 나타날 수 있다. 뇌줄기의 종양은 물체가 두 개로 보이거나 청력이 소실되고 안면에 마비가 올 수 있거나, 반신불수나 사지마비가 발생할 수도 있다. 소뇌와 다리뇌의 종양은 얼굴 통증, 안면 마비, 이명, 청력저하, 어지럼증이 발생할 수 있다.

결론적으로 진통제로 해결되지 않는 두통이 오래 지속되거나 두통과 함께 위의 증상이 발생된다면 빠른 시일 내 정밀 진단이 필요하다.

⑤ 소아 뇌종양의 특징

소아에서 발생되는 뇌종양은 백혈병 다음으로 그 빈도가 많은 악성 질환이지만, 환아와 언어소통이 안되어 발견이 늦어지는 경우가 많다. 소아 뇌종양의 대부분은 악성이고 주로 소뇌에 발생한다. 이 종양은 뇌척수액의 흐름을 방해하여 수두증을 발생시키고 뇌줄기와 뇌신경을 압박해 여러 증상을 나타낸다. 또한 두통, 구토를 하고 유난히 머리가 크며, 눈이 밑으로 내려앉고, 정상아에 비해 서거나 걷는 것이 느리며, 보행장애가 나타난다.

의사표현이 가능한 연령의 환아는 물체가 이중으로 보이거나 시력장애, 현기증, 학업성적 저하, 발음장애, 안면마비, 어색한 손 움직임 등의 증상을 나타낸다. 상기와 같은 증세가 발견되면 즉시 자기공명영상[MRI] 등의 검사가 필요하다.

(2) 진단방법

환자 증상에서 일단 종양이 의심되면, 신경학적 검사와 전산화단층촬영[CT], 자기공명영상[MRI] 그리고 혈관 분포나 주위 혈관 관계를 보기 위하여 뇌혈관조영술을 시행한다. 악성 정도를 알아보기 위하여 단일광자단층촬영[SPECT], 양전자방출단층촬영[PET], MRS 등을 시행하기도 한다. 더 정밀한 검사가 필요할 때는 뇌파검사와 방사선 동위원소검사도 사용될 수 있다.

전산화단층촬영이나 자기공명영상은 아무런 고통 없이 3mm 이상 크기의 종양은 확실히 발견해 낼 수 있으나, 전산화단층촬영보다는 자기공명영상이 더 정밀하며, 3차원적 영상을 얻을 수 있는 장점이 있다. 최근에는 뇌의 기능을 영상으로 보여주는 기능적 자기공명영상이 개발되어 운동, 언어, 감각, 시각중추를 직접 볼 수 있어 수술 시 안정도를 더 높여주고 있다. 양전자방출단층촬영은 종양의 대사능을 측정하여 영상으로 표시하는 검사로 자기공명영상으로도 발견되지 않는 종양을 발견할 수 있다. 뇌종양은 양성이라고 해도 발견이 늦어지면 주위 정상 뇌조직을 파괴 또는 침투해서 수술이나 방사선으로 완치가 불가능하게 된다. 따라서 종양이 작을 때 조기에 발견하는 것이 중요하다.

(3) 진단 검사의 종류

뇌종양은 어떻게 진단되는가?

뇌종양의 가장 정확한 진단은 수술을 통해 조직 검사를 하는 것이다. 종양이 의심되면, 신경학적 검사와 전산화단층촬영[CT], 자기공명영상[MRI]을 가장 많이 사용하고 더 정밀한 검사가 필요할 때는 뇌파검사와 방사선 동위원소검사도 사용될 수 있다.

① 전산화단층촬영

전산화단층촬영[CT]은 뇌의 단층촬영을 컴퓨터 기술을 이용해 영상화한 것으로 뇌종양 진단에 획기적인 발전을 가져온 검사법이다. 과거에는 뇌혈관 조영술을 통한 혈관 위치의 변위로 간접적인 진단만이 가능했으나 전산화단층촬영의 도입 이후 뇌종양의 직접적인 진단이 가능해져서 '심봉사가 눈을 뜬 것'에 비유되곤 한다. 전산화단층촬영 전에 주입되는 조영제는 영상의 대비를 극대화시켜서 종양을 더욱 선명하게 나타낸다.

② 자기공명영상

자기공명영상[MRI]은 종양을 찾아내는데 전산화단층촬영[CT]보다 더욱 정확하고 민감한 검사이다. 특히 뇌신경을 사진 찍어놓은 것과 같이 3차원 영상으로 정밀하게 볼 수 있어 최근에는 자기공명영상이 가장 널리 사용되는 진단법이 되었다. 그러나 머리뼈병변, 혈종, 석회화 등은 전산화단층촬영이 자기공명영상보다 민감하다.

③ 양전자방출단층촬영

양전자방출단층촬영[PET]은 재발성 뇌종양을 찾는데 매우 민감도가 높은 진단 검사이다. 양전자방출단층촬영은 종양세포의 대사적 활성도를 영상으로 보여주어 종양의 악성도를 예측할 수 있다. 당 물질이 환자 정맥으로 주입된 후 영상화되는 데는 1－4시간 정도 소요된다. 뇌세포에 당 물질의 흡입양상을 관찰함으로써 종양세포가 재발한 것인지, 재발종양과 이전의 방사선 치료와 항암화학요법 후에 형성된 죽은 조직(괴사)을 구별하는 것이 가능하다.

5) 치료

(1) 치료방법

뇌종양의 치료방법은 크게 수술, 방사선 치료, 항암 화학요법 등이 있다. 그 밖에 유전자 치료, 광역학 치료법, 온열요법 등이 있다. 수술 다음으로 효과가 있는 치료법은 방사선 치료이다. 최근 방사선 수술법은 감마나이프법과 선형가속기를 이용한 방법 등이 있으며, 특히 뇌전이암과 재발성 뇌암과 청신경초종 등에 탁월한 효과가 있다. 그리고 보다 선신화된 방법으로는 세기조절 방사선 치료[IMRT]와 양성자 치료술 등을 들 수 있다.

① 수술

뇌종양 수술의 가장 중요한 목표 중 하나는 정확한 조직학적 진단을 하는 것이다. 또한, 최근에는 각각의 환자 종양에서 특이적인 유전자 형태가 발견되고 있고 이것에 맞는 맞춤형 치료를 시행하고 있기 때문에 조직학적 정확한 진단과 분자생물학적인 특성을 알아내는 것이 예후와 밀접한 관계가 있다. 따라서 환자로부터 종양 조직을 얻고 그것으로부터 정확한 분자 생물학적 진단을 하는 것이 치료와 예후를 향상시키는 데에 중요하다.

대표적인 수술법은 개두술을 하고 수술 현미경을 이용하는 미세수술법이다. 미세수술로 제거가 가능한 종양으로는 신경아교종, 뇌수막종, 뇌하수체종양, 청신경초종 등이다. 이마엽이나 뒤통수엽 등 장애가 없이 제거가 가능한 부위의 종양일 때는 뇌절제술을 실시한다.

· 미세뇌수술

뇌손상을 최소화하면서 뇌종양을 제거하기 위해서는 첨단 기술과 장비가 필요하다. 수술 현미경과 최신형 수술 장비인 자동항법장치, 전자기장 종양 수술장치, 초음파 흡인기, 수술 중 초음파 진단기, 수술 중 뇌신경 감시장치 등 최첨단 장비를 이용하여 정상 뇌손상을 극소화하고 종양만을 선택적으로 제거하여 수술 후 후유증을 최소화 할 수 있다. 뇌하수체 종양의 경우는 뇌를 통과하지 않고 콧속을 통해서 종양을 제거할 수도 있다.

· 정위 뇌수술

뇌정위 수술법은 전산화 단층촬영이나 뇌자기 공명영상과 컴퓨터를 이용하여 종양의 정확한 3차원적 좌표를 계산하여 조직 검사 또는 방사선 동위원소 등을 주입하는 방법이다. 정확한 종양 계측으로 수술로 접근할 수 없는 뇌 깊은 곳의 병변도 정밀하게 진단하고 치료를 시행할 수 있다. 종양이 운동, 언어중추 등 뇌의 중요한 부위에 있거나 깊은 곳에 있는 경우에는 조직 검사를 위하여 뇌정위 생검을 실시하기도 한다.

· 신경 내시경 수술

신경 내시경 수술은 최소 침습적 수술의 핵심 기술이다. 뇌실 속의 병변, 뇌하수체 종양, 수두증 등의 치료에 내시경을 이용함으로써 2-3cm의 피부 절개만으로 뇌종양을 적출할 수 있는 방법이다.

② 방사선 치료

수술 다음으로 효과가 있는 치료법은 방사선 치료이다. 이전의 방사선 치료법은 정상 뇌에도 영향을 주어서 그 부작용이 심하였다. 그러나 최근 들어 컴퓨터의 발달과 뇌영상 진단술의 진보로 방사선의 분포가 뇌종양에만 집중하고 정상 뇌에는 손상을 극소화하는 방사선 치료가 개발되고 있다.

대표적인 것으로 방사선 수술이 있다. 방사선 수술은 감마나이프와 선형가속기를 이용한 방법 등이 있으며, 특히 뇌전이암과 재발성 뇌암, 수막종, 뇌하수체 종양, 청신경초종 등에 좋은 효과가 있다. 그리고 보다 선진화된 방법으로는 세기조절 방사선 치료[IMRT]와 최근 선진국에서 각광을 받고 있는 양성자 치료 등을 들 수 있다.

③ 항암 화학요법

항암 화학요법은 악성 뇌종양이나 재발성 뇌암에서 실시하는 방법이다. 부작용이 있으나 환자에 따라서는 항암 화학요법만으로도 종양이 완치되는 경우도 있다. 따라서 항암 화학요법을 환자에 따라 정확히 선택하면 큰 도움을 받을 수 있다.

항암 화학요법은 크게 혈관 주사 요법과 경구 투여 요법으로 나눌 수 있고 악성 아교종에서는 경구 투여를 하는 요법이 표준 요법으로 인정 받았다. 혈관 주사 요법은 정맥 혹은 동맥을 통하여 주사할 수 있다. 그 외에 종양 내에 직접 약물을 투입하는 국소요법도 있다. 악성 뇌종양에서 주로 사용하는 항암제로는 경구 투여 약제인 테모졸로마이드가 가장 많이 쓰이며 과거에 사용되던 혈관 투여 약제에 비해 복용이 쉽고 간편하며 부작용이 거의 없는 것이 특징이다. 그 외에 혈관 주사용 약제인 시스플라틴과 나이트로조유레아, 카보플라틴, 에토포사이드, 이리노테칸, 아바스틴 등이 있다.

항암 화학요법의 방법으로는 다음과 같이 다양한 방법이 있다.

· 연속정맥 내 항암 화학요법

· 동맥 내 항암 화학요법

· 보조 항암 화학요법

· 국소 항암 화학요법

· 골수이식을 이용한 고용량 항암 화학요법 등

④ 뇌종양 환자에게 사용되는 기타 약물 치료

스테로이드와 항전간제는 뇌종양 환자에서 사용되는 가장 흔한 약물이다. 스테로이드는 특히 수술 전과 후, 뇌부종을 조절해주고 조직의 감염을 줄이기 위해 투여된다. 스테로이드는 종양세포를 죽이지는 않지만 단독으로 사용하거나 다른 치료와 병행하여 사용하면 뇌부종의 감소로 환자 상태가 눈에 띄게 좋아지는 것을 볼 수 있다.

그러나 스테로이드는 장기간 복용하거나 갑자기 복용을 중단하게 되면 여러 가지 부작용이 생긴다. 뇌종양 환자에게 흔히 사용되는 다른 약물은 항전간제이다. 항전간제는 발작을 예방하고, 이미 발생한 발작을 중지시키는 작용을 한다. 이들 약은 사람에 따라 부작용이 다양함을 기억해야 한다. 특히 항암제 치료를 시행 할 경우에는 간에서 항암제의 대사를 촉진시키는 항전간제를 쓸 경우에는 항암제의 효과를 떨어뜨리기 때문에 항암제의 대사와 관계가 없는 다른 약제로 바꾸어서 투여해야 한다.

6) 치료의 부작용

뇌종양 치료는 수술, 방사선 치료, 항암화학요법으로 이루어지는데, 각각에 따른 부작용이 있다. 뇌종양 수술의 부작용으로는 출혈과 뇌부종, 간질발작 등이 발생할 수 있다. 방사선 치료의 부작용으로는 정상 신경조직의 방사선 괴사, 뇌부종 등이 나타날 수 있다.

(1) 수술의 부작용

뇌종양 수술의 가장 큰 부작용은 출혈과 뇌부종이다. 출혈은 혈관이 풍부한 종양을 수술했을 때 발생 가능성이 높고, 수술 직후에 발생하기도 하지만, 드물게 수술 후 수 일이 지나서 발생하기도 하며, 이런 출혈을 지연성 출혈이라고 한다. 출혈의 양이 적을 때는 저절로 흡수되지만, 양이 많으면 재수술을 하여 출혈을 제거해야한다. 출혈은 종양을 떼어낸 그 자리에서 발생하기도 하지만, 종양의 위치와는 상관없는 먼 부위에서도 발생할 수도 있다. 출혈이 발생하면 환자의 신경학적 결손이 발생하고 회복이 늦어진다.

뇌부종은 종양을 제거한 후 뇌혈류 역학의 급격한 변화, 혈관-뇌장벽의 손상 등이 원인으로 발생된다. 주로 수술 전에 이미 뇌부종이 있었던 경우, 종양의 크기가 컸던 경우, 혈관이 풍부했던 경우에 흔히 발생하나 그렇지 않은 경우에도 발생할 수 있다. 뇌부종이 심하면, 머리뼈를 닫아줄 수 없는 경우도 있고, 약물치료에 반응하지 않는 경우에는 부종이 발생한 뇌부위를 제거해야만 하는 경우도 있다. 뇌부종은 수술 직후부터 약

일주일 사이에 심해질 수 있으므로 이 시기에 특별한 주의를 요한다. 고용량의 스테로이드가 뇌종양 치료에 도입되면서 뇌부종이 과거보다는 치료가 잘 되고 있다.

간질발작도 중요한 수술 후 일어나는 부작용으로 종양과 정상 뇌 사이에 경계가 불분명하여 대뇌겉질이 손상을 받은 경우이거나, 수술 후 머리뼈안에 공기가 많이 주입된 경우, 대뇌겉질병변인 경우에 주로 발생한다. 또한 간질발작은 뇌출혈이나 뇌부종의 원인이 되기도 한다.

그 외에 뇌척수액 누출, 뇌막염, 해당부위의 신경손상 등의 합병증이 발생할 수 있다.

(2) 방사선 치료의 부작용

방사선 치료의 부작용으로는 정상 신경조직의 방사선 괴사, 뇌부종 등이 중요하다. 방사선 괴사는 치료 후 수개월 이내에 오기도 하지만, 대부분은 치료 수년 후에 발생하기도 한다.

특히, 방사선학적으로 종양의 재발과 방사선 괴사는 구별하기가 힘들어 주의를 요한다. 수모세포종, 배아세포종, 일부의 아교모세포종에서는 뇌와 척수 전체에 방사선 조사를 시행하기도 하는데, 이럴 때에는 골수기능 억제로 인한 면역 결핍, 혈소판 결핍 등이 문제가 되기도 한다. 뇌 전체를 방사선 조사한 경우에는 인지기능의 저하, 무기력증, 피로감 등을 호소하는 경우가 많다.

(3) 항암화학요법의 부작용

항암화학요법을 하는 동안에는 심한 피로감, 메스꺼움과 구토증, 탈모, 말초신경이상 감각증, 구강건조증, 입안의 염증, 설사, 변비 등의 증상이 발생할 수 있다. 골수기능이 억제되어 백혈구 수가 감소해 면역기능이 저하됨으로써 감염에 대한 저항력이 없어져 폐렴 등이 잘 발생한다. 또한 혈소판저하로 인하여 자발성 출혈이 많이 발생한다.

7) 재발과 전이

뇌종양은 신경계 밖으로 전이하는 경우는 극히 드물지만 국소재발은 매우 흔하다. 이는 종양세포가 정상 뇌조직 사이사이로 침투하면서 성장하기 때문에 수술로 완전 제거가 힘든 경우가 많고, 방사선 치료나 항암제 치료에 비교적 반응을 잘 안하기 때문이다. 국소재발을 한 경우에는 상황에 따라서 재수술, 정위적 방사선 수술, 항암화학요법 등을 병합하여 치료한다. 재발한 경우에는 처음보다 조직학적으로 악성으로 변환된 경우가 많아 예후는 좋지 않다.

(1) 치료 후 관리

치료 후에 추적 검사로 대부분의 환자들은 정기적인 자기공명영상[MRI]과 선산화단층촬영[CT]을 하여 재발 여부를 관찰할 수 있다. 검사는 종양의 종류와 의사에 따라 3-6개월 간격으로 시행한다.

8) 치료현황

이상과 같은 적극적인 치료를 할 경우 실제로 뇌종양 전체의 5년 생존율은 65%이상이며, 특히 양성 뇌종양인 뇌수막종은 95%, 뇌하수체선종은 97%, 신경초종은 94%이다. 한편, 악성으로 알려진 신경아교종도 전체는 38%, 가장 악성도가 높은 교모세포종은 7%, 그 다음으로 역형성 성상세포종은 24%, 저등급 성상세포종이 61% 정도이다. 따라서 뇌종양도 적극적인 치료로 치료 가능한 질환이다.

9) 일상생활

뇌종양 진단을 받고, 치료를 받은 이후, 환자 자신과 사랑하는 가족들과의 기억, 생각, 감정에 변화가 있음을 알아챘다면, 환자는 혼자가 아님을 기억해야 한다. 전문가의 도움은 생존자들의 뇌기능의 질적 향상 같은 주제를 인식하고 향상시킬 수 있다. 뇌종양 진단을 하는데 뒤따르는 신경행동학적인 변화의 단순한 패턴은 없다. 다른 변화와 복합적으로 일어날 수 있고, 유사한 종양을 가진 사람들이라도 매우 다르게 나타난다. 흔한 어려움은 언어, 집중력, 주의력 학습과 기억, 일반적인 인지능력, 실질적인 기능, 감정과 성격 변화 면에서 겪을 수 있다.

신경학적 결손이 있는 경우에는 아프기 전 환자가 가지고 있던 직업생활을 영위하지 못하는 경우가 대부분이다. 따라서 환자의 상실감을 보상해 줄 수 있는 방안을 강구해야 하고, 가족 내에서도 의사결정과정에서 소외시키는 등의 일은 없어야 할 것이다. 일상생활에서 특히 주의해야 할 점은 간질발작이다. 따라서 보호자 없이 혼자 있는 일은 가급적 없어야 하며, 운전은 하지 말아야 한다. 뇌종양으로 오래 투병을 하면 거동이 불편하여 잘 움직이지 않아서 근육이 위축되고, 관절이 굳어지며 욕창이 발생하는 등 합병증이 생기게 된다. 따라서 규칙적으로 물리치료를 시행하고 몸의 위치를 자주 바꾸어 욕창이 생기거나 근육이 위축되는 것을 예방해야 한다.

또한 뇌종양 환자는 대부분의 경우 심한 우울증을 동반하는데 이 경우 적절한 심리적 치료를 병행해야 한다. 인지 재활치료는 환자의 회복력을 높이는데 도움을 주거나 인지적, 행동적 변화를 보상하는 치료법이다. 이

치료에는 종양으로 인한 차이에 적응하도록 도움을 주는 상담이 병행된다. 인지적, 기억력 장애에 대한 치료를 받으면서, 환자들은 잦은 기분 변화와 좌절에 대한 내성, 억압 등을 포함한 감정과 인성의 변화를 느낄 것이다.

신체 능력이 많이 떨어지는 환자들은 이 치료를 통해 가족들이 환자들이 활동할 수 있게 환경을 개조하는 법을 배울 수 있을 것이다. 또한 직업적 재활, 일터에서의 직업 코칭, 개인적인 심리 치료 등에 대해서도 도움을 얻을 수 있다.

2

뇌혈관 질환(뇌졸중)

뇌졸중은 이전부터 '중풍'이라고 불렸다. 그러나 한의학적인 용어인 '중풍'은 뇌졸중으로 분류할 수 없는 질환까지 포함하여 사용되어 왔고, 따라서 더 이상 사용하기엔 정확하지 않은 병명이다.

서양 의학의 아버지로 불리는 히포크라테스는 갑자기 발생하는 마비 즉, 지금의 뇌졸중에 관해 처음으로 기술하였다. 그 후 1620년에 와서야 뇌졸중의 병적 증상들이 밝혀졌고, 사망 후 시신에서 뇌출혈이 있었음을 알게 되었다. 이러한 사후 부검을 통해 목동맥과 척추동맥이 뇌혈류를 공급하는 주요 혈관인 것도 알 수 있었다. 또한 혈관이 터져 혈액공급이 중단된 것도 뇌졸중의 원인이 될 수 있지만, 혈류가 먹혀서 혈액공급이 중단된 것도 원인이 될 수 있다는 생각을 하기 시작했다.

히포크라테스로부터 2400여년이 지난 오늘날에는 진단과 치료가 즉각적으로 이루어지기만 한다면 많은 환자에서는 심각한 후유증 없이 정상생활로 복귀하는 것도 가능해졌다. 말하자면 지금까지는 힘들게 만 여겨졌던 뇌졸중 치료의 희망을 환자와 가족들에게 줄 수 있게 된 것이다.

1) 뇌졸중이란 무엇인가?

뇌졸중은 매우 응급을 요하는 질환이다. 왜냐하면 뇌에 혈류 공급이 중단되면 빠른 시간 내에 뇌세포는 죽게 되고 돌이킬 수 없는 결과를 초래한다. 뇌졸중은 크게 2가지 종류가 있는데 뇌에 혈액을 공급하는 혈관이 막혀서 발생하는 '허혈뇌졸중'과 뇌로 가는 혈관이 터지면서 출혈이 발생하는 '출혈뇌졸중'이 있다. 그리고 잠깐 동안 뇌의 혈관이 막혔다가 회복되는 것을 '일과성허혈발작'이라고 하며, 넓게 허혈뇌졸중에 포함시키기도 한다.

(1) 허혈뇌졸중

어떤 원인에 의해 뇌혈류가 줄어들거나 중단되면 뇌 조직이 죽게 되는데, 그렇게 손상되어 괴사에 빠진 뇌 조직을 뇌경색이라고 한다. 허혈뇌졸중은 전체 뇌졸중의 80% 가까이를 차지하고 그 원인의 대부분은 '혈전'이라고 하는 응고된 혈액 덩어리가 뇌에 산소와 영양분을 공급하는 혈관을 막아서 발생한다.

혈액응고는 사람 몸에서 출혈이 생겼을 때 지혈작용을 하고 혈관들이 회복되는 것을 돕는 매우 유익한 과정이다. 그러나 혈관 안에서 혈액이 응고되면 혈액의 흐름을 막아서 끔직한 결과를 초래할 수 있다. 혈관안의 혈전생성(혈액응고)은 크게 2가지 원인에 의해서 발생한다. 첫 번째, 경로는 여러 심장질환이 있을 때, 심장 안에서 혈전이 만들어질 수 있다. 이렇게 만들어진 심장 내 혈전이 혈관을 따라 이동하여 뇌동맥을 막아 뇌경색이 발생하는 것이며, 이것을 '심장성색전뇌졸중'이라고 한다. 두 번째, 경로는 여러 혈관질환이 있을 때 혈관벽에서 혈전이 잘 생길 수 있다. 우선 동맥경화증이 있을 때, 동맥경화가 혈전 생성을 촉진시켜 동맥벽에서 혈전이 생길 수 있다. 혈전이 점점 커져 혈관을 막아버리거나, 혈전이 떨어져 나와 혈관을 따라 이동하다가 작은 뇌동맥을 막아 뇌경색이 발생할 수 있다(동맥경화성 혈전증). 한편, 비교적 큰 뇌동맥에서 발생하는 동맥경화성 혈전증 외에 대뇌동맥에서 수직으로 분지하는 관통동맥이라는 작은 혈관이 막히면서 비교적 작은 크기의 뇌경색이 발생하는 것을 '열공경색'이라고 부른다.

(2) 출혈뇌졸중

출혈뇌졸중이란 뇌에 혈액을 공급하는 뇌혈관이 어떤 원인에 의해 파열되어 출혈을 일으키면서 발생하는 뇌졸중으로 전체 뇌졸중의 20%를 차지하는 것으로 알려져 있다. 뇌혈관이 출혈을 일으키면 해당 부위의 혈액 공급이 차단되어 뇌신경이 손상될 뿐 아니라 혈액이 뇌 속에 고이면서 뇌조직을 압박하거나 손상시켜 뇌손상이 발생한다. 이러한 뇌출혈은 뇌의 혈관이 여러 가지 원인에 의해 파열되면서 발생하는데 발생부위에 따라 뇌실질내출혈(뇌내출혈)과 거미막하출혈로 구분된다(그림 9-2).

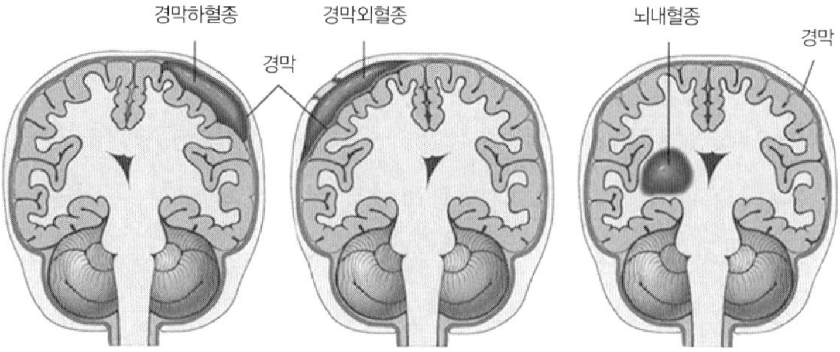

그림 9-2. 뇌출혈의 종류

① 뇌실질내출혈

뇌실질내출혈은 소위 뇌 속(실질)에서 혈관이 파괴된 것으로 고혈압이 가장 중요한 원인이다. 만성적으로 조절하지 않은 고혈압으로 뇌혈관이 손상되다가 갑자기 파열하여 발생한다.

② 거미막하출혈

거미막하출혈이란 뇌를 싸고 있는 거미막과 뇌 사이 공간에 출혈이 발생하는 것으로 동맥류 파열이 가장 흔한 원인이다. 동맥류는 혈관벽 일부가 얇거나 약해서, 혈관의 높은 압력으로 인해 서서히 늘어나 확장되어 꽈리 모양을 이룬 것이다. 이러한 동맥류가 갑자기 파열되어 거미막과 뇌 사이에 혈액이 고이는 것을 거미막하출혈이라고 한다.

③ 일과성 허혈발작

일과성 허혈발작은 처음에는 뇌졸중과 똑같은 증상으로 시작된다. 그러나 시간이 경과하면서 증상이 저절로 소실되고, 뚜렷한 장애를 만기지 않는 특징이 있어서 '작은 뇌졸중'으로 불리기도 한다.

미국에서는 매년 5만 명의 일과성허혈발작 환자가 발생하는 것으로 알려져 있으며, 이 사람들 중 3분의 1은 가까운 장래에 급성뇌졸중이 발생하는 것으로 보고되고 있다. 그러므로 일과성허혈발작은 뇌졸중의 위험이 높다는 경고 증상으로 보고 있으며, 이러한 증상을 경험한 환자들은 현재 증상이 자연적으로 소실되어 불편이 없라도 적극적인 검사와 치료가 필요하다.

④ 재발된 뇌졸중

뇌졸중이 발생한 환자들 중 약 25%에서는 5년 이내 다시 뇌졸중이 재발하는 것으로 알려져 있다. 그리고 뇌졸중은 재발될수록 그로 인한 후유장애와 합병증도 심각해질 수 있으며 사망률 또한 높아지는 것으로 보고되고 있다.

2) 증상

뇌는 대동맥에서 분지된 좌, 우의 경동맥과 척추동맥에 의하여 혈액공급을 받고 있다. 뇌는 부위에 따라 각 영역에 혈액을 공급하는 혈관이 구분되어 있으며, 각자 담당하는 기능이 다르기 때문에 어느 혈관이 문제를 일으켰는지, 손상된 뇌의 위치와 범위가 어떠한 지에 따라 매우 다양한 증상을 나타낼 수 있다.

한편, 뇌졸중은 발생 즉시 심각한 증상을 느끼고 응급실을 찾게 되기도 하지만 발생 후 수개월 지나서 병원을 방문할 정도로 애매한 증상을 가진 환자들도 있고, 어지러움, 운동장애, 뇌전증(간질), 치매와 같은 다른 신경과적 문제로 방문하여 뇌 촬영 결과 뇌경색이 발견되는 경우도 있다.

뇌졸중의 발생을 의심해보아야 할 대표적인 조기증상은 조기증상 편측 마비, 언어장애, 시각장애, 어지럼증, 심한두통 등이 있다.

(1) 반신불수

대뇌의 운동겉질에서 시작하여 팔과 다리, 얼굴로 내려가는 운동신경은 대뇌를 내려가다가 숨뇌(연수)에서 교차한다. 그러므로 한쪽 뇌혈관에 병변이 생겨 혈액공급이 중단되면 그 반대쪽의 팔, 다리, 얼굴의 아래 부위에 갑자기 마비가 발생하게 된다.

(2) 감각이상과 감각소실

피부의 모든 감각(통각, 온각, 촉각 등)은 말초신경을 통하여 척추신경에 전달되고 척수에서 감각신경 또한 교차하여 반대쪽 시상과 감각을 담당하는 뇌에 도달한다. 그러므로 한쪽 뇌의 기능에 이상이 생기면 그 반대쪽의 얼굴, 몸통, 팔다리의 감각에 이상이 생기게 되어 남의 살 같거나 저리고 불쾌한 느낌이 생기는 수도 있고, 닿는 감각이나 아픈 감각이 떨어지기도 한다.

(3) 두통과 구토

뇌졸중 환자의 첫 증상으로 심한 두통과 반복적인 구토에 이어 의식장애가 나타나는 것을 많이 볼 수 있는데, 이는 뇌압이 높아져서 발생하는 것이다. 두통과 구토는 허혈성 뇌졸중보다는 출혈성 뇌졸중 때 더 많이 나타나는 증상이다. 특히 동맥류가 터질 때 발생하는 두통은 망치로 머리를 세게 맞은 것 같은 격렬한 두통이 갑자기 발생하면서 환자가 의식을 잃기도 한다.

(4) 어지럼증(현훈)

우리 몸의 평형을 담당하는 소뇌와 이와 연결되는 뇌줄기에 혈액공급이 부족할 때 올 수 있는 증상으로 메스껍고 토하는 증상과 함께 몸의 균형을 잡지 못하게 되는 것이다.

뇌졸중의 어지럼증은 속귀(내이)의 질병 때문에 생기는 어지럼증과 구별하기 힘들 때가 많지만, 뇌졸중에서는 의식장애, 한쪽 팔다리의 마비와 감각 손실 등의 다른 임상 증상들을 동반하는 수가 많아 구분이 가능하다.

(5) 언어장애(실어증)

말을 유창하게 하고 다른 사람의 말을 듣고 이해하는 언어 능력은 주로 왼쪽 대뇌가 담당하고 있다. 실제로 오른손잡이의 90%, 왼손잡이의 70%가 좌측 대뇌에 언어중추가 존재하기 때문에 언어장애가 있는 경우에는 오른쪽 반신불수가 동반되는 경우가 많다.

언어의 중추에는 말을 하는 운동중추와 눈으로 글자를 읽거나 귀로 듣고 이해하는 감각중추가 있으며, 이러한 부위는 서로 다른 혈관이 분포하기 때문에 질병이 있는 혈관에 따라 운동성 언어장애 또는 감각성 언어장애가 나타날 수 있다.

(6) 발음장애(구음장애)

발음장애란, 언어장애와 달리 말은 할 수 있으나 입술이나 혀가 제대로 움직여지지 않기 때문에, 정확한 발음이 어렵게 된 것을 말한다.

(7) 얼굴신경마비

얼굴신경을 담당하는 뇌의 영역이 손상을 입으면 얼굴 근육의 운동을 담당하는 얼굴신경이 마비된다. 이 경우 마비된 반대편으로 입이 끌려가게 되고 마비된 쪽의 눈은 잘 안 감기게 되는데, 이러한 증상은 반신불수와 동반되는 경우가 많다.

(8) 운동실조증

팔다리의 힘은 정상이나 마치 술 취한 사람처럼 비틀거리고 한쪽으로 자꾸 쓰러지려는 경향을 보이거나, 물건을 잡으려고 할 때 정확하게 잡지 못하고 자꾸 빗나가는 것을 의미하며, 이는 소뇌 또는 뇌줄기에 이상이 발생하였을 때 나타나는 소견이다.

(9) 시각장애/시야결손

눈으로 본 물체는 망막, 시각신경, 시각로를 통해 시각을 담당하는 뒤통수엽의 시각중추로 전달되며 사람은 그제서야 '아! 이것이 무엇이구나'라고 눈에 보이는 것을 인지하게 된다. 만약 뇌졸중에 의해 이 과정의 어느 한 부위에라도 장애가 생기면 시각장애 또는 시야의 결손이 생기게 된다.

(10) 복시

복시란 하나의 물체가 두개로 보이는 것을 말한다. 이것은 안구를 움직이게 하는 뇌의 부위에 장애가 생기면서 양쪽 눈의 축이 어긋나게 되며, 그 결과 물체의 상이 양쪽 눈의 서로 다른 부위에 맺혀서 발생한다. 이는 주로 뇌줄기경색 때 눈돌림신경(동안신경)의 마비가 초래되어 나타나게 되는 증상이다.

(11) 연하곤란

음식을 먹거나 물을 삼키기 힘들어지는 증상으로 뇌줄기나 양쪽 대뇌의 경색이 있을 때 발생할 수 있다. 연하곤란이 발생한 환자는 사래가 자주 나타나게 되어 삼킨 음식물이 기관지로 들어가게 되고, 그 결과 흡인성 폐렴이 발생할 수 있다. 흡인성 폐렴은 연하곤란이 발생한 뇌졸중 환자에서 비교적 흔한 합병증이며, 뇌졸중 환자가 사망하는 주요한 원인이 되므로 주의해야 한다.

(12) 혼수상태

의식 중추인 뇌줄기나 대뇌의 상당히 큰 부위에 뇌졸중이 생긴 경우 의식이 점차 없어지거나 혼수상태에 빠지게 되며 다른 신경학적 이상소견이 동반되는 경우가 많다.

(13) 치매 증상

사람의 지적 능력, 즉 기억력, 계산력, 판단력 등을 담당하는 뇌의 영역이 손상을 입을 경우 치매와 유사한 증상이 발생할 수 있다.

(14) 일과성 허혈발작

앞에서 설명한 뇌졸중의 증상들이 발현 24시간 이내에 소실되는 경우가 있을 수 있는데, 이것은 뇌혈관의 막힘이 일시적으로 있다가 저절로 풀린 경우에 나타나는 현상이다. 이것이 바로 '작은 뇌졸중'이라고도 불리는 '일과성 허혈발작'인데 증상이 사라지고 정상 상태를 보이기는 하지만 혈관의 공간이 좁아져 있는 상태이므로 적절한 진단과 치료를 시행하지 않으면 조만간에 실제로 뇌졸중이 발생할 수 있는 위험한 상태이다. 일과성

허혈발작이 의심되는 환자는 반드시 의사의 진찰을 통해 뇌졸중의 위험을 사전에 확인하고 예방해야 한다.

3) 진단

뇌는 부위에 따라 그 기능이 각각 다르기 때문에 특정한 부위가 손상을 입을 경우 이에 해당하는 특징적인 신경증상이 발생한다. 의사는 혈압 등 전신상태와 의식상태를 체크하고, 다양한 신경학적 검사를 통해 뇌졸중의 발생여부와 손상의 범위, 손상의 위치 등을 확인한다. 최근에는 뇌졸중을 진단하고 손상의 위치와 범위를 정확히 평가할 수 있는 다양한 검사들이 개발되어 환자의 진단과 치료에 적극적으로 활용되고 있다.

(1) 컴퓨터전산화단층촬영

컴퓨터전산화단층촬영[CT]은 뇌졸중 진단을 위해 가장 흔히 사용하는 검사법으로 X-선을 이용하여 신체를 촬영하고 컴퓨터를 이용하여 신체의 단면 연상을 만들어 내는 것이다. 이 검사 방법의 장점은 비교적 빠른 시간에 검사를 진행할 수 있으며 뇌출혈 여부를 신속히 감별할 수 있다. 그러나 뇌종양이 뇌출혈처럼 보이는 경우도 있고, 허혈 뇌졸중의 경우 발병 후 일정한 시간이 지나야 병변이 보이는 점 등이 진단에 어려움을 주기도 한다. 출혈 뇌졸중의 경우 출혈이 발생하고 나서 곧바로 컴퓨터전산화단층촬영에서 관찰되기 때문에 허혈 뇌졸중을 치료하기 위한 혈전용해제 사용에 앞서 반드시 뇌출혈을 감별하는 도구로서 유용하게 사용되고 있다. 뿐만 아니라 컴퓨터전산화단층촬영은 혈전용해제 사용 이후에도 합병증으로 발생할 수 있는 뇌출혈의 경과 관찰에서도 중요하게 사용되는 검사이다.

(2) 자기공명영상

자기공명영상[MRI]은 컴퓨터전산화단층촬영과 함께 뇌졸중 검사에 많이 사용되는 검사로써 자기장을 이용하여 몸의 단면 영상을 얻는다. 자기공명영상은 컴퓨터전산화단층촬영에 비해 출혈을 진단하는 능력은 비슷하지만 초기의 허혈 뇌경색과 범위가 작은 뇌경색의 경우, 그리고 뇌출혈과 비슷해 보이는 뇌종양의 진단에는 훨씬 유용하다는 장점이 있다. 그러나 심장박동기와 같이 금속성 부착물을 가진 환자는 검사 자체를 시행할 수 없으며 컴퓨터전산화단층촬영에 비해 검사비용이 상대적으로 비싸다. 한편, 자기공명영상을 이용하여 혈관의 상태를 촬영하는 자기공명혈관조영술로 뇌혈관 상태를 쉽게 확인할 수 있다.

(3) 혈관조영술

혈관조영술이란 X-선을 투과시키지 않는 조영제라는 약물을 혈관 속으로 주입하면서 X-선 사진을 촬영함으로써 혈관의 영상을 얻는 검사법이다. 뇌졸중은 혈관이 막히거나 터져서 발생하는 질병이기 때문에 혈관의 어디가 좁아지거나 막혔는지 등 혈관의 상태를 혈관조영술과 같은 영상으로 직접 확인하는 것은 질병의 진단과 치료에 도움이 된다.

혈관조영술은 우선 목동맥(경동맥)이나 빗장밑동맥(쇄골하동맥), 위팔동맥(상완동맥) 또는 넙다리동맥(대퇴동맥) 등을 통해 속이 빈 가는 도관을 삽입하고, 촬영을 원하는 혈관의 시작부위까지 전진시킨 후 도관을 통해 소량씩의 조영제를 주사기로 주입하면서 사진을 촬영한다. 이때 조영제가 흘러가고 있는 혈관은 다른 조직에 비해 X-선을 통과시키지 않기 때문에 사진 상에 혈관의 모양이 구분되어 보이는 것이다.

혈관조영술은 혈관을 정확히 볼 수 있는 장점이 있지만, 침습적인 검사법으로 흔하지 않지만 검사 도중 예기치 않은 혈관폐색 같은 부작용도 발생할 수 있어 최근에는 자기공명혈관조영술[MRA] 같은 비침습적인 검사로 뇌혈관검사를 많이 하고 있다.

(4) 초음파검사와 심장검사

초음파검사는 초음파를 발생시키는 기구를 이용하여 신체 내부로 초음파를 발사하고, 이것이 신체 각 조직에 반사되어 돌아오는 것을 영상으로 구성하여 보여주는 것이다. 뇌졸중의 진단과 평가를 위해서는 목동맥 초음파검사와 심장 초음파검사의 두 가지 검사가 주로 사용된다.

① 경동맥 초음파

경동맥(목동맥) 초음파 검사는 초음파 진단기구를 이용하여 뇌로 혈액을 공급하는 목동맥의 혈관상태를 측정하는 검사방법이다. 목동맥 초음파 검사는 혈관 내 혈전의 형성 유무와 함께 혈관이 좁아져 있는 정도, 목동맥을 통과하는 혈류의 속도 등을 확인할 수 있다.

② 심장초음파와 부정맥검사

심장초음파 검사는 초음파 진단기구를 사용하여 실시간으로 움직이는 심장의 내부를 직접 관찰하면서 심장의 구조를 확인하고 혈역학적인 기능을 평가하는 방법이다. 심장초음파를 시행하는 가장 중요한 목적은 심장 내부의 혈전유무를 확인하는 것이다. 심방세동 등 심장기능에 이상이 발생한 환자는 심장 내부의 혈류가 정체되면서 혈전이 형성될 수 있으며, 혈전의 일부가 떨어져 나가 동맥을 타고 이동하다가 뇌혈관을 막으면 허혈 뇌졸중을 유발할 수 있기 때문이다.

한편, 심장초음파는 심장과 큰혈관의 선천 기형, 심장확장, 심근비대, 심장 근육 움직임의 이상, 판막 질환 유무와 정도, 심장내부와 주위의 비정상적인 구조물 등을 진단하기 위해서도 사용된다. 심장초음파 외에 심장 부정맥을 확인하기 위해 24시간 또는 그 이상의 기간에 걸쳐 심전도를 시행하기도 한다. 심방세동 같은 심장 부정맥이 있으면, 뇌졸중의 위험이 5배 이상 증가하는 것으로 되어 있어, 적극적인 약물치료가 필요하기 때문이다.

4) 치료

뇌졸중은 심각한 후유증을 남기거나 생명까지 위협할 수 있는 치명적인 질환이다. 그러나 발생 초기에 신속히 진단하여 적절한 치료를 시행하면 후유증을 크게 줄일 수 있고, 환자의 생명을 구할 수 있기 때문에 매우 중요한 질환이다.

만일 자신이나 주변의 누군가가 갑작스런 두통을 호소하거나 갑자기 마비가 생기거나 발음이 어눌해지는 등 뇌졸중을 의심하게 하는 증상이 나타나면, 그냥 무심히 지나치지 말고 뇌졸중의 가능성을 생각하고 즉시 도움을 요청하여야 한다. 무엇보다 119에 즉시 신고하는 것이 중요하다. 직접 환자를 이송하는 것 보다 119에 의해 이송하는 것이 이송 도중 응급처치를 받을 수 있고 전문 치료가 가능한 의료기관으로 연결하는 장점을 가지고 있다.

뇌졸중의 치료는 뇌졸중의 원인이 허혈성인지 출혈성인지에 따라 전혀 다른 치료방법을 사용하게 된다.

(1) 허혈 뇌졸중의 치료

① 급성기 허혈 뇌졸중의 혈관재개통 치료

뇌졸중은 응급질환이다. 뇌졸중이 발생하고 난 후부터는 시간이 매우 중요하다. 혈류 공급 중단 시간이 점점 길어질수록 환자는 회복은 어려워지고 심한 합병증도 남게 된다. 궁극적으로 급성기 허혈 뇌졸중의 치료는 조기 혈관재개통을 통해 비가역적인 뇌손상을 최소화하는데 가장 큰 목적이 있다. 따라서 가능한 의심 증상이 있을 때는 신속히 의료진을 찾는 것이 현명하다.

혈관재개통을 위해 'tPA'라고 하는 혈전용해제 정맥내주사 투여를 시도해 볼 수 있다. 혈전용해제는 혈관을 막고 있는 혈전을 녹이는(용해시키는) 약물이다. 또한, 혈전용해제 주사 투여 외에도 카테타와 스텐트 같은 도구를 이용하여 혈전을 물리적으로 제거하여 혈관을 재개통시키는 혈관내시술을 시도해 볼 수 있다. 그러나 이러한 혈관재개통 치료는 허혈 뇌졸중 초기 일정시간까지만 가능하며, 응급검사를 통해 적응증이 되는 환자들에게 선별적으로 시행할 수 있다. 혈관재개통 치료가 모두 성공하는 것은 아니며, 일부 환자는 치료 후 뇌출혈도 발생할 수 있어 증상이 더 악화되기도 한다. 그러나 이런 부작용보다는 치료를 통해 회복할 수 있는 기회가 더 많으며, 3개월 후 후유장애를 줄이는 것으로 알려져 있다. 따라서 이러한 치료를 받을 수 있는 기회를 놓치지 않기 위해서는 신속한 병원 방문과 진단이 필요하다.

혈관재개통 치료 가능 시간은 환자의 상태에 따라 달라질 수 있지만, 대개 3-6시간 이내이다. 그러나 치료가 빠를수록 더 좋은 효과를 기대할 수 있으며 응급실에서 환자를 평가하고 검사하는 시간을 감안한다면, 가능한 빨리 병원에 도착하는 것이 중요하다고 할 수 있다.

② 급성기 허혈 뇌졸중의 항혈전제 약물치료

항혈전제는 혈전의 생성을 억제하는 약물로, 추가적인 혈전의 생성을 억제하여 증상 악화를 예방하는 효과를 기대할 수 있다.

· 항혈소판제

항혈소판제는 혈소판의 응집을 방해하여 혈전이 발생하는 것을 억제하는 역할을 한다. 항혈소판제의 대표적인 약물로는 아스피린이 있다. 아스피린 같은 항혈소판제를 초기부터 투여해야 더 좋은 예후를 기대할 수 있다고 알려져 있다. 그러나 출혈동반 여부나 환자의 동반질환 등에 따라 투약의 시기나 약물 선택 등은 달라 질 수 있다.

· 항응고제

항응고제는 혈액의 정체에 의한 응고를 저지하는 효과가 있으며 일부 혈소판 응집억제 효과도 가지는 것으로 알려져 있다. 일반적으로 항응고요법은 심장성색전증에 의한 뇌경색에서 색전증 재발 예방을 위한 목적으로 사용되고 있다. 급성기 허혈 뇌졸중에서 약물의 선택과 투약 방법이나 시기 등은 환자의 상태에 따라 달라질 수 있다.

③ 급성기 뇌졸중의 일반적인 보존치료

· 호흡치료

뇌졸중 환자에서는 여러 가지 원인에 의해 저산소증이 잘 유발된다. 또한 뇌줄기경색이나 다발뇌경색으로 인해 의식저하가 있는 경우 연하장애로 인해 흡인폐렴이 발생하는 경우가 많다. 그래서 비위관을 이용한 유동식 투여가 필요하며 다발 뇌경색이나 뇌줄기경색으로 의식장애가 심한 환자들은 흡인폐렴을 예방하고 호흡관리를 위해 기관절개술을 시행하기도 한다.

· 체온 강하

지속적 발열은 신체대사율의 증가, 신경전달 물질의 유리 등 여러 가지 경로를 통해 뇌손상을 악화시킨다고 알려져 있다. 그러므로 환자가 고열이 보이는 경우 적극적인 체온 강하요법이 필요할 수도 있다.

· 심장 변화 모니터링

심근경색이나 부정맥은 뇌경색 자체에 의해 유발되거나 동반될 수 있으며, 뇌경색의 중요한 원인이 되기도 한다. 심전도모니터를 실시하여 심전도의 변화나 부정맥이 있는 지를 확인하는 것이 중요하다.

· 혈압 조절

뇌혈관 질환의 급성기에 대부분의 환자는 혈압상승을 보이며, 이것은 뇌혈류의 감소에 의한 방어기전으로 나타나고, 방광 확장과 통증, 뇌압상승 등으로 인해 발생하는 것으로 알려져 있다. 일반적으로 엄격한 혈압조절은 불필요하며, 혈압을 일부러 갑작스럽게 떨어뜨릴 경우와 뇌혈관이 좁아져 있는 경우에는 혈류 감소로 인해 임상증상의 악화를 초래할 수 있으므로 적절한 수준에서 혈압을 조절한다.

· 당 조절

당뇨병 환자에 있어서 고혈당은 대사산증과 무산소당분해의 증가, 혈액-뇌 장벽의 파괴 등으로 뇌세포의 사멸을 가속화시키므로 혈당을 적절한 수준으로 유지한다.

· 뇌압강하치료

뇌경색의 부위가 크거나 이차적으로 뇌출혈이 생기면 부종에 의해 뇌압이 올라가고, 심하면 뇌탈출로 인해 환자가 사망하는 경우가 생길 수 있다. 따라서 환자의 머리를 20-30도 정도 올려 주거나 만니톨, 이뇨제 등의 약제를 사용하여 뇌압을 낮춰주는 뇌압강하치료를 시행한다. 이러한 내과치료에도 불구하고 뇌탈출이 심하여 뇌줄기 압박이 진행될 때는 뇌압강하를 위해 두개절제술을 하는 경우도 있다.

④ 뇌졸중의 재활치료 및 예방적 약물치료

허혈 뇌졸중이 발생 후 시간이 많이 경과하여 이미 뇌조직이 손상된 후에는 다음의 치료들이 중요하다. 뇌졸중은 지속적으로 관리하지 않으면 재발 가능성이 높기 때문에 평생 생활 관리와 예방적 약물치료를 해야 한다. 또한 초기 재활치료를 적극적으로 실시해야 후유장애를 최소화할 수 있다. 통상적으로 6개월-1년 이후부터는 재활치료의 효과가 줄어든다.

- 뇌졸중의 재발 방지를 위한 항혈전제 약물치료
- 뇌졸중 위험인자의 적극적인 교정(혈압 조절, 혈당 조절, 고지혈증 치료, 생활습관 개선 등)
- 이미 발생한 뇌졸중과 장애로 인한 합병증 예방과 적극적인 재활치료

(2) 출혈 뇌졸중의 치료

뇌실질내출혈(뇌내출혈) 환자들은 컴퓨터단층촬영[CT]이나 자기공명영상[MRI]으로 출혈의 위치와 정도를 확인하여 수술치료를 고려하거나 약물치료를 하게 된다. 출혈이 정도가 경미하면 약물치료를 시행하고, 출혈량이 많거나, 의식이 계속 악화되는 경우 수술치료가 필요할 수 있다. 약물치료의 원칙은 지나친 혈압상승으로 인한 혈종의 증가를 예방하고 뇌압을 조절하는 것이 중요하며, 뇌졸중의 일반적인 보존치료와 크게 다르지 않다. 수술치료는 90년대 초반까지는 주로 개두술을 시행했으나 현재는 뇌정위적으로 혈종에 도관을 삽입하여 혈종을 흡인하고 혈전용해제를 주입하여 제거하는 방법이 주로 사용되고 있다.

한편 동맥류 파열에 의한 거미막하출혈의 경우에 시간이 지나면서 재출혈이 발생할 위험이 상당히 높으므로, 수술로 동맥류의 목 부분에 클립을 끼우거나 혈관내시술로 늘어난 동맥류를 폐쇄시키는 방법으로 동맥류를 제거해야 한다.

출혈 뇌졸중의 경우 허혈 뇌졸중 보다 신경학적인 후유장애가 더 심하게 남을 수 있다. 이런 신경학적 후유증(반신마비 등)은 적극적인 물리치료로 최소화해야 한다. 뇌졸중 후 시간이 경과할수록 후유장애는 고정될 수 있으므로, 초기에 적극적인 재활치료가 필요하다. 또한 허혈 뇌졸중과 마찬가지로 뇌졸중 위험인자의 적극적인 교정(혈압 조절, 혈당 조절, 고지혈증 치료, 생활습관 개선 등)으로 뇌졸중의 예방이 필요하다.

5) 예방

최근 우리의 식생활이 서구화되면서 동맥경화증이나 그로 인한 협심증, 심근경색증, 뇌경색증 환자들이 많이 늘었다. 뇌졸중 중에서 허혈 뇌졸중

(뇌경색증)의 비율이 늘었으며, 서구와 비슷하게 뇌졸중의 80%를 차지하고 있다.

뇌 조직은 뇌졸중으로 한번 괴사에 빠지면 어떤 치료(침술, 약물치료, 물리치료 등)에도 이전 상태로 회복되지 않는다. 따라서 뇌졸중이 발생하면 정도의 차이는 있으나 상당수의 환자들에게 후유증이 남게 되고, 이로 인한 환자 자신의 고통은 물론이고 사회적, 경제적 손실이 매우 크다. 외국의 경우에도 장기입원 환자의 20%가 뇌졸중으로 가족들의 도움이 필요한 것으로 보고되고 있다. 이러한 뇌졸중을 부담을 근본적으로 해결할 수 있는 방법은 예방뿐이며, 의사들의 주된 관심도 뇌졸중의 효과적인 예방에 있다.

뇌졸중의 예방을 위하여 뇌졸중의 위험인자를 규명하는 것이 중요하다. 과거 수많은 연구를 통해서 뇌졸중의 발생을 증가시키는 위험인자가 잘 밝혀져 있다. 밝혀지지 않은 위험인자에 대한 연구도 계속되고 있다. 위험인자의 조절을 위해 생활관리, 약물치료, 때로는 수술치료를 함으로써 뇌졸중의 발생을 줄일 수 있다. 이미 잘 알려진 위험인자의 조절만으로도 80% 정도의 뇌졸중을 예방할 수 있다.

뇌졸중의 가장 좋은 치료는 철저한 예방이다. 뇌졸중을 유발할 수 있는 모든 요인들에 대해 인지하고 이러한 요인들을 적극적으로 감소시켜야 한다.

(1) 고혈압

뇌졸중의 가장 중요한 위험인자이며 뇌경색 환자에서 50% 이상, 뇌출혈 환자에서 70-88%에서 동반된다. 고혈압이 있으면 동맥경화증이 일어나서 혈관의 벽이 두꺼워지거나 딱딱해지게 된다. 이로 인해 혈관이 좁아지고 혈관의 안벽이 손상되어 혈액이 응고하여 혈전이 생기기 쉬워진다. 혈전으로 혈관이 막히게 되어 뇌경색이 일어나게 된다. 또한 혈압이 높은 경우에는 작은 혈관의 약한 벽이 파열되므로 뇌출혈의 원인이 된다.

(2) 심장병

뇌졸중 환자의 25%에서 심장병이 동반된다. 협심증과 심근경색증, 심장판막증, 심방세동 등에 의하여 심장 내의 피의 흐름에 이상이 생겨 혈액이 심장 내에 부분적으로 정체해 있을 경우 혈전이 발생한다. 이러한 혈전이 떨어져 나가 혈관을 타고 흐르다가 뇌혈관을 막게 되면 뇌경색이 발생하게 된다.

(3) 당뇨병

당뇨병은 동맥경화증의 중요한 원인 질환이기도 하지만, 동맥경화증의 다른 원인 질환인 고혈압과 고지혈증을 잘 동반한다. 당뇨병이 있으면, 동맥경화증에 의한 뇌졸중 증가 이외에도 작은 동맥이 막히는 열공경색도 많이 발생한다. 당뇨병이 잘 조절되지 않는 환자들은 뇌졸중으로 인한 후유장애도 더 심하게 남는 경향이 있다.

(4) 뇌졸중의 과거력

한번 뇌졸중이 발병한 환자에서 위험인자에 대한 아무런 치료를 하지 않을 경우 뇌졸중이 재발할 확률이 매우 높다. 구체적인 재발 빈도는 100명의 환자당 해마다 8-10명 정도이다. 일시적으로 혈관이 막혔다가 저절로 풀려서 24시간 내에 정상으로 회복되는 일과성허혈발작의 경우에서도 약 40%에서 뇌경색이 결국 발생하게 된다.

(5) 고지혈증

혈중의 총콜레스테롤과 저밀도지방단백이 증가하게 되면 동맥경화증이 촉진되고 고밀도지방단백이 많아지면 동맥경화증이 억제된다. 고지혈증이 있는 경우에는 혈관 내에 콜레스테롤이 침착되면서 혈관이 좁아지는 동맥경화증이 생기므로, 이로 인한 뇌졸중의 위험이 증가하게 된다.

(6) 흡연

담배를 피우게 되면 교감신경의 흥분으로 인하여 혈중 카테콜라민이 증가하게 되고, 동맥경화증이 유발되어 뇌졸중에 대한 위험이 2-3배로 늘어난다.

(7) 비만과 식이 습관

비만 환자에서는 고혈압과 당뇨병의 빈도가 높아 동맥경화증이 쉽게 발생하므로 뇌졸중의 위험이 커진다.

(8) 알코올

만성 알코올중독이나 과음을 할 때는 심부정맥과 심근수축 이상, 고혈압 및 뇌혈관수축 등을 일으켜서 뇌졸중의 위험이 증가한다.

(9) 뇌출혈의 다른 위험인자들

뇌동맥류와 동정맥기형, 출혈성 질환이 있는 경우에 뇌출혈의 위험성이 상당히 높다. 이러한 위험인자를 가진 사람은 사전에 의사와 상의하여 필요한 예방조치를 취하는 것을 고려해야 한다.

(10) 생활요법

겨울철 추운 곳에서 오랜 시간을 있거나 갑자기 추운 곳으로 나오는 것을 피한다. 특히 고혈압이나 비만한 고령자는 화장실, 목욕탕 등 급격한 기온 변화나 혈압 변화를 가져오는 곳에서 특별히 주의를 해야 한다. 추우면 혈관이 수축하여 혈압을 높여 혈관이 터지기 쉽기 때문이다.

규칙적인 운동을 해야 한다. 신체가 섭취하는 에너지보다 신체를 움직여 소비하는 에너지가 적으면 에너지 과잉이 되고 비만의 원인이 된다. 에너지의 균형을 잡기 위해 운동부족을 그대로 방치하고 식사의 양을 과도하게 줄이는 것보다, 적절한 영양섭취를 유지하면서 신체를 자주 움직여 거기에 어울리는 에너지를 소비하도록 해야 한다. 또한 적당한 운동은 스트레스 해소, 불면 해소에도 효과가 있다. 전업주부나 앉아서 하는 일이 많은 사람은 1일에 남성은 200-300Kcal, 여성은 100-200Kcal 정도의 운동이 이상적이다.

① 과로를 피하고 충분한 수면을 취한다.
② 일상생활에서 스트레스 해소를 잘 해야 한다.
③ 변비를 예방하고 배변습관을 좋게 가지도록 노력한다.
④ 염분의 과다 섭취에 주의한다. 고혈압 예방을 위해서는 소금을 1일 10g 이내로 섭취하는 것이 좋다.
⑤ 동맥경화 예방을 위해 콜레스테롤이 높은 음식을 피하고, 야채와 과일을 많이 먹는다.

6) 역학적 특성 (국내현황)

최근에 통계청에서 발표한 사망원인 통계에 의하면 2017년도 한 해 동안 우리나라에서 뇌졸중으로 사망한 사람은 총 2만 2745명으로서 단일질환으로서는 심장질환(3만 852명)에 이어 두 번째 순위를 차지하고 있다. 그러나 10년 전인 2007년도의 경우 뇌졸중 사망률은 인구 10만 명 당 60.0명으로서 심장질환 사망률(인구 10만 명 당 44.1명)보다 훨씬 컸으며 단일질환 사망률 1위였다. 최근에 와서는 고혈압 등 선행 심뇌혈관질환의 관리수준이 높아지며 뇌졸중 사망률은 점진적으로 감소하고 있고 2017년도의 뇌졸중 사망률은 인구 10만 명 당 44.4명으로 낮아졌다.

보건복지부에서 최근에 발표한 국민건강영양조사 제7기 2차년도(2017년) 결과보고에 의하면 만 30세 이상에서의 고혈압 유병률은 남자가 35%로 여자의 22.9%보다 높은 경향을 보였다.

3

뇌의 전염병

1) 일본뇌염

(1) 증상

일본뇌염의 잠복기는 7-14일 정도이며, 대부분 무증상이지만 감염자 250명 중 1명에서는 증상이 있다. 열을 동반하는 가벼운 증상이나 바이러스성 수막염으로 이행되기도 하고 드물게 뇌염으로까지 진행하게 되면 사망률은 20-30%, 장애율은 30-50%이다(세계보건기구, 2002년).

전구기(2-3일), 급성기(3-4일), 아급성기(7-10일), 회복기(4-7주)

의 임상증상을 보이고, 현성 감염인 경우 급성으로 진행하여, 고열(39–40℃)과 두통, 현기증, 구토, 복통, 지각 이상 등을 보인다.

병이 진행되면 의식장애와 경련, 혼수에 이르며 대개 발병 10일 이내에 사망할 수도 있다. 경과가 좋은 경우에 약 1주를 전후로 열이 내리며 회복된다. 합병증으로 운동장애나 인지 또는 언어장애, 발작, 정신장애, 학습장애 등이 있다.

(2) 진단

급성기와 회복기의 혈청 항체가 4배 이상 증가하거나 특이 IgM 항체가 검출되면 진단할 수 있다. 다른 검사 방법으로 형광항체법으로 항원 검출, 바이러스 유전자 검출법이 있다.

뇌척수액검사 소견으로 세포 수가 100–1000개로 대부분 림프구이고, 단백질은 정상 혹은 약간 상승할 수 있으며, 당은 정상인 경우가 많다.

(3) 치료

일본뇌염에 대한 특이적인 치료법은 없으며, 호흡장애와 순환장애, 세균감염 등에 대해서 보존적인 치료가 필요하다. 사망률을 줄이기 위한 보조치료로 뇌압을 줄이기 위하여 만니톨을 투여하거나, 급성 추체외로 증상을 치료하기 위하여 트리헥시피니딜 하이드로클로라이드와 같은 도파민 촉진제를 사용하기도 한다. 단일클론 항체나 리바비린을 포함한 항바이러스제제 등이 임상적으로 사용되었으나 의미 있는 효과는 없었다.

(4) 예방

모기를 매개로 하는 질환이므로 모기의 박멸이 중요하다. 또한 증폭숙주인 돼지에 대한 방역 대책, 사람에 대한 예방접종이 중요하다. 개인위생을 깨끗이 하며 모기가 번식, 서식할 수 있는 환경을 없애고 가축 사육장 등에 대한 살충 소독을 철저히 하여야 한다.

예방 접종 스케줄

① 불활성화 사백신

- 기초접종 : 12개월 – 23개월에(7 – 30일 간격)에 2회 접종하고, 2차 접종 후 12개월 후 3차 접종
- 추가접종 : 만 6세와 만 12세에 각 1회 시행
- 접종용량 및 방법 : 3세 미만에서 0.5 mL (Vero 세포배양백신은 0.25 mL), 3세 이상에서 1.0 mL (Vero 세포배양백신은 0.5 mL) 피하주사

② 약독화 생백신

- 기초접종 : 12개월 – 23개월에 1차 접종하고, 12개월 후 2차 접종
- 추가접종 : 만 6세에 1회 시행
- 접종용량 및 방법 : 0.5mL 피하주사

(5) 대상별 맞춤정보

환자와 환자 접촉자 모두 격리할 필요가 없다.

(6) 역학적 특성

일본뇌염 바이러스에 의해 감염된 작은빨간집모기가 다시 사람을 감염시켜 뇌신경을 침범하는 전염병으로 유행성 뇌염에 속한다. 모기는 야생조류나 일부 포유류로부터 감염되는데, 주로 돼지가 바이러스의 증폭 숙

주의 역할을 하는 것으로 알려져 있다.

중국, 일본, 한국, 러시아, 동남아시아에서 여름, 가을에 주로 발생하며, 매년 평균 5-6.8만명의 환자가 발생하며 그 중 약 1만명이 사망하고 생존자 중 약 1만 5000명에게도 신경학적인 후유증을 남기는 것으로 추정된다. 대부분 어린이에게서 발생한다.

우리나라는 1946년 인천지역의 주한 미군으로부터 최초의 환자 발생이 확인되었고, 1949년 5616명의 환자가 발생하여 이 중 2729명이 사망하였으며, 1958년에는 약 6897명의 환자가 발생하여 이 중 2177명이 사망하는 대유행이 있었다. 이후 1960년부터 1968년까지 연간 1000명-3000명의 환자가 발생하여 300명-900명이 매년 사망하였다. 그러나 1971년 일본뇌염 백신이 도입되어 환자발생이 급격히 감소하였으며, 1982년 1197명의 환자가 발생하여 이 중 10명이 사망하는 마지막 유행이 있은 후부터 한동안 환자 발생이 매우 적었다. 그러나 최근에 일본뇌염에 대한 경각심이 이완되고 그에 따라 예방접종에 대한 인식이 낮아지고 예방접종률이 떨어지면서 집단 면역수준이 낮아지고, 기후온난화로 매개모기의 번식과 성장이 왕성해짐에 따라 일본뇌염의 재유행을 우려할 정도로 환자발생이 증가된 양상을 보이고 있다. 2015년도의 경우 12월 1일 기준 37명의 환자가 보고되었다.

2) 진드기 매개 뇌염

(1) 환자와 접촉자 관리

진드기 매개 뇌염은 진드기의 활동이 활발해지는 4월-11월 사이에 농촌에서 호발 한다. 진드기 매개 뇌염 바이러스에 감염된 진드기에 물려 감염되며, 살균되지 않은 염소젖, 양젖, 우유로 인해 감염되기도 한다. 진드기 매개 뇌염 바이러스는 수혈, 장기이식, 모유수유를 통해 전파될 수 있어 주의를 요한다. 사람 대 사람으로 직접 전파된 경우는 알려진 바 없으므로 접촉자 관리는 필요치 않으나, 수직감염은 가능한 것으로 보고되고 있다.

(2) 역학적 특징

① 세계현황

유럽, 소비에트 연방, 아시아 등에서 중요한 감염성 질환으로 유럽에서 연간 3000여명의 환자가 발생하고 있으며, 아시아 지역에서는 러시아, 중국, 일본에서 환자가 발생한 바 있다.

② 국내현황

국내에서는 현재까지 진드기 매개 뇌염 환자가 보고된 적은 없으나, 원인불명의 뇌염이 매년 증가하고 있는데 이중 일부는 진드기 매개 뇌염으로 추정된다. 국내 야생쥐에서 진드기 매개 뇌염을 일으키는 플라비바이러스가 분리되었다는 보고가 있다.

(3) 임상적 소견

진드기 매개 뇌염을 일으키는 플라비바이러스의 아형인 European 또는 Western subtype, Far Eastern subtype, Siberian subtype에 따라 주요 증상과 치명률이 다르게 나타난다. 또한 같은 아형 내에서도 증상은 개인마다 다르게 나타난다.

잠복기는 보통 7일－14일이며 4일－28일까지 잠복이 가능하고, 잠복기에는 대부분 증상이 없다. 발병 초기에는 발열, 권태감, 식욕부진, 근육통, 두통, 오심, 구토 등의 증상이 발생할 수 있다. 발병 후기에는 20-30%의 환자에서 관해 후 약 8일 뒤에 발열, 두통이나 경부 강직, 기면, 혼돈, 감각장애, 마비 등 중추신경계 증상이 발생할 수 있다.

합병증으로 경련, 마비 등 다양한 신경학적 증상이 올 수 있다. 30-60%의 환자에서 장기적 혹은 영구적인 신경학적 증상이 남을 수 있으며, 10-20%의 환자에서 신경정신학적 합병증이 보고되고 있다. 진드기 매개 뇌염으로 인한 사망률은 10-30%에 이른다.

(4) 진단검사 의학 소견

진드기 매개 뇌염에 합당한 임상적 특징을 나타내면서, 뇌조직, 뇌척수액, 혈청 등의 검체에서 바이러스가 분리되거나 항원 또는 유전자가 검출된 경우, 회복기 혈청의 항체가가 급성기에 비해 4배 이상 증가하는 경우, 검체(혈청, 뇌척수액)에서 특이 IgM 항체가 검출되는 경우 진단할 수 있다.

(5) 치료

특별한 치료법이나 치료약이 없으며 증상에 따라 치료하는 대증요법, 지지요법을 실시한다.

(6) 예방

진드기 매개 뇌염을 예방하기 위해서는 발생국가 여행 시 기피제 사용, 방호복 착용 등 진드기에 물리지 않도록 주의하는 것이 중요하다. 오스트리아, 독일, 러시아에서 생산된 백신이 있으며, 진드기 매개 뇌염 발생국가 여행자 등 고위험집단을 대상으로 접종할 수 있다.

3) 홍역

(1) 증상

잠복기는 10-12일이며 전구기에 해당하는 3-5일에는 전염력이 강한 시기로 발열(38℃ 이상), 기침, 콧물, 결막염, 특징적인 구강 내 병변 등이 나타난다. 그 후 발진기에는 홍반성 구진성 발진(비수포성)이 목 뒤, 귀 아래에서 시작하여 몸통, 팔다리 순서로 퍼지고, 서로 융합되는 양상을 보인다. 손바닥과 발바닥에도 발진이 생기는 경우가 있으나 드물다. 발진은 3일 이상 지속되고, 발진이 나타난 후 2-3일간 38℃ 이상의 고열을 보인다. 회복기에는 발진이 사라지면서 색소 침착을 남기며 손바닥과 발바닥을 제외한 부위의 껍질이 벗겨진다.

홍역은 중이염, 기관지염, 모세기관지염, 기관지폐렴, 크룹 등의 호흡기 합병증과 설사(영아), 급성뇌염, 아급성 경화성 뇌염 등의 합병증을 남기기도 한다.

(2) 진단

임상적인 특징으로도 진단이 가능하나 홍역 의심 사례 판정과 홍역 퇴치 수준 유지를 위해 혈청검사와 바이러스 분리 검사가 중요하므로 가능한 모든 사례에서 혈청과 바이러스 분리를 위한 검체(인후도찰물 등)가 확보되어야 한다. 홍역의 진단은 검체(비인두 분비물, 결막, 혈액, 소변 등)에서 바이러스 분리하여 진단할 수 있다. 또한 급성기(발진 발생 직후)와 회복기의 혈청에서 IgG 항체가의 4배 이상 증가하거나 특이 IgM 항체가 검출됐을 때도 진단할 수 있다.

(3) 치료

안정, 충분한 수분 공급 등의 보존적 치료와 해열제 등을 통한 대증치료를 한다.

(4) 예방

예방 접종은 모든 소아를 대상으로 MMR(Measles(홍역) + Mumps(유행성이하선염; 볼거리) + Rubella(풍진)) 백신을 생후 12-15개월, 만 4-6세에 접종한다. 홍역 유행 시기에는 생후 6-11개월에 홍역 단독 또는 MMR 백신 접종하기도 하며 윗팔 바깥면에 0.5mL를 피하주사한다.

(5) 대상별 맞춤정보

홍역은 세계적으로 유행하는 급성 발진성 바이러스 질환으로 백신의 개발 이후 선진국에서는 그 발생이 현저히 줄었으나 개발도상국가에서는 아직도 흔히 발생하며, 특히 소아에서 생명을 위협하는 주요한 질병으로 남아있다. 홍역 바이러스는 인간만이 유일한 숙주이며 호흡기 분비물 등의 비말에 의하거나 오염된 물건을 통하여 호흡기로 감염된다. 주로 환자와 직접 접촉이나 비인두 분비물에 오염된 물품을 매개로 전파되며 공기 매개로 전파될 수도 있다. 또한 홍역 바이러스는 태반을 통과하기 때문에 태아가 감염되어 선천성 홍역을 일으킬 수도 있다.

홍역은 온대 지방에서 늦은 겨울부터 봄에 가장 많이 발생하며, 전염력이 강하여 감수성 있는 사람이 노출되었을 때 90% 이상에서 감염된다. 발진 발생 4일 전부터 발진 발생 4일 후까지 홍역의 전파가 가능하며, 전구기에 가장 전염력이 높은 것으로 알려져 있다. 홍역 환자는 호흡기 격리를 시행하며 기간은 전구 증상이 나타난 후부터 발진 후 5일까지 하게 되며 고아원 등 수용기관에서 발생 시는 발병 어린이를 엄격히 격리해야 한다. 홍역 환자와 접촉한 사람 중 감수성이 있는 사람은 노출 후 72시간 이내에 예방 접종을 시행하면 발병을 예방할 수 있다. 합병증 발생 위험이 높은 경우(1세 이하, 임신부, 면역결핍환자 등)는 노출 후 6일 이내에 면역글로불린을 주사한다. 보통은 0.25mL/kg을 근육주사하고, 면역결핍 환자는 0.5mL/kg를 근육주사하며 최대량은 15mL로 정한다. 면역글로불린을 투여한 환자는 5-6개월 후에 홍역 예방 접종을 실시한다.

(6) 역학적 특성

세계적으로 백신 도입 전에는 해마다 1억 3천만 명이 감염된 것으로 추계되었으며, 백신 도입으로 발생이 많이 감소하였음에도 불구하고 해마다 3천만 명 이상의 어린이가 홍역에 이환되고 있다. 그중 매년 74만 5000여 명이 사망하는 것으로 추정되며, 사망자의 대부분은 사하라 이남 아프리카 지역에 거주하는 어린이들이다(매년 50여만 명). 최근까지 유럽이나 아시아 지역의 선진국을 포함한 전 세계 많은 국가에서 유행발생이 지속되고 있으며, 홍역이 퇴치수준으로 관리되고 있는 국가에서는 해외유입사례가 주요 감염원이 되고 있다.

국내에서는 한동안 주기적으로 유행하는 양상을 보이다가, 지난 2000-2001년에 대유행이 발생하였다(2000년 3만 2647명, 2001년 2만 3060명). 이에 따라 2001년도에는 홍역 예방접종을 일제히 실시하게 되었다. 그 성과에 힙입어 2002-2006년도에는 홍역 발생이 현저히 줄어들었다. 2006년 11월 우리나라는 국가차원에서 홍역퇴치를 선언하였으나, 2007년 1세 미만 영아 중심 유행으로 194명의 홍역 환자가 보고되었고, 2010년도에는 인천지역 학교를 중심으로 114명의 환자가 발생하였다.

2014년 세계보건기구 서태평양 지역 사무국으로부터 홍역 퇴치 인증을 받았으나, 오히려 홍역 환자 발생은 442명으로 크게 증가되었다. 2015년부터 2018년까지 4년간 홍역 환자 발생은 연 10건 내외였으나, 최근 해외 여행객 및 외국인 입국 시 유입으로 2019년 1월1일부터 4월21일까지 총 147명의 홍역 환자가 발생했다. 이는 대부분 동남아(필리핀, 베트남, 싱가포르)와 중국 여행 중 홍역에 감염되어 귀국한 여행객에 의해 예방접종력이 없는 소아 또는 집단생활을 하는 대학생 등에게 전파된 사례들이다. 따라서 홍역의 재유행 가능성에 대한 대비와 해외 유입 사례에 대한 지속적인 관리 필요성이 여전히 크다고 할 수 있다.

4

뇌전증(간질)

1) 정의

간질 자체가 잘못된 용어는 아니지만 사회적 편견이 심하고, 간질이라는 용어가 주는 사회적 낙인이 심하기 때문에 뇌전증이라는 용어로 변경되었다. 비록 용어는 변경되었으나 뇌전증과 관련해서는 명명법 이외에는 바뀐 것이 없으며 진단과 치료에 실질적인 영향을 끼치지 않는다.

뇌전증이란 단일한 뇌전증 발작을 유발할 수 있는 원인 인자, 즉 전해질 불균형, 산-염기 이상, 요독증, 알코올 금단 현상, 심한 수면 박탈 상태 등 발작을 초래할 수 있는 신체적 이상이 없음에도 불구하고, 뇌전증 발작이 반복적으로(24시간 이상의 간격을 두고 2회 이상) 발생하여 만성화된 질환군을 의미한다. 또는, 뇌전증 발작이 1회만 발생하였다고 하더라도 뇌 영상검사(뇌 MRI 등)에서 뇌전증을 일으킬 수 있는 병리적 변화가 존재하면 뇌전증으로 분류한다.

한 번의 신경세포 과흥분을 의미하는 뇌전증 발작과 발작이 반복적으로 발생하는 뇌전증을 구분하는 이유는 뇌전증은 약물 혹은 수술적 치료가 필요한 질병이기 때문이다. 일반적으로 뚜렷한 원인 인자에 의해 유발된 단일한 뇌전증 발작은 치료를 하지 않는다. 뇌전증의 발병률과 유병률은 후진국에서 선진국보다 2-3배 높으며, 생후 1년 이내에 가장 높았다가 급격히 낮아지고 청소년기와 장년기에 걸쳐 낮은 발생률을 유지하다가 60세 이상의 노년층에서는 다시 급격히 증가하는 U자형의 형태를 보인다.

뇌전증과 관련된 용어들은 다음과 같이 정의할 수 있다.

(1) 뇌전증 발작

대뇌 겉질의 신경세포들이 갑작스럽고 무질서하게 과흥분함으로써 나타나는 신체 증상을 의미한다.

(2) 부분 발작

발작이 대뇌의 국소적인 부분에서 시작되는 경우이다. 종종 부분 발작으로 시작하여 신경세포의 과흥분이 뇌 전체적으로 퍼지는 경우가 있는데, 이 경우에도 부분 발작으로 분류한다.

(3) 전신 발작

발작이 대뇌에 전반적으로 발생하는 상태. 또는 대뇌 심부에 있는 시상 등에서 신경세포의 과흥분이 시작되어 대뇌 전반으로 퍼져나갈 수도 있는데, 이 경우 역시 전신 발작으로 분류한다.

(4) 급성 증상성 발작 혹은 유발 발작

갑작스러운 뇌손상이나 뇌기능장애로 인해 발작이 생기며, 원인 질환이 회복될 경우에는 유발 원인이 없어져 발작이 재발하지 않는 경우. 단, 해당 뇌손상으로 인하여 뇌에 영구적인 손상이 남아 반복적으로 뇌전증 발작이 발생하는 경우에는 뇌전증으로 분류한다.

(5) 특발성 뇌전증

충분한 검사에도 불구하고 뇌전증의 원인을 밝히지 못하는 경우이다. 유전성 원인이 어느 정도 작용하는 것으로 추정된다.

(6) 증상성 뇌전증

문진, 신경학적 진찰 및 신경영상검사를 통하여 뇌전증의 원인이 규명되는 경우를 의미한다.

(7) 잠재성 뇌전증

원인을 확실히 규명할 수 없는 경우를 의미한다.

2) 원인

(1) 뇌전증의 원인

뇌전증 발작은 여러 가지 원인에 의해 발생하며, 뇌전증은 이러한 증상이 지속적으로 재발하는 상태이므로 그 원인이 매우 다양하다. 특히 최근 자기공명영상촬영[MRI] 등의 신경영상검사가 발달함에 따라 과거에는 관찰할 수 없었던 뇌의 미세한 병리적 변화들이 발견됨으로써 뇌전증의 원인에 대한 규명이 점점 확대되고 있다. 역학 연구에서는 환자의 1/3 이상이 뇌에 생긴 병리적 변화나 뇌손상의 과거 병력이 있는 것으로 보고되어 있고, 주요한 원인으로는 뇌졸중, 선천기형, 두부외상, 뇌염, 뇌종양, 퇴행성뇌병증, 유전, 미숙아, 분만 전후의 손상 등을 들 수 있다.

뇌전증의 발생률이 연령에 따라 다르듯이, 연령층에 따라 뇌전증 발작이 발생하는 원인도 각기 다르다.

① 출생–6개월 : 분만 전후의 손상, 뇌의 발달이상, 선천성 기형, 중추신경계 급성 감염

② 6–24개월 : 급성 열성경련, 중추신경계의 급성감염, 분만 전후의 손상, 뇌의 발달이상

③ 2–6세 : 중추신경계의 급성감염, 분만 전후의 손상, 뇌의 발달이상, 특발성(원인이 잘 밝혀지지 않은 경우), 뇌종양

④ 6–16세 : 특발성, 뇌종양, 중추신경계의 급성감염, 분만 전후의 손상, 뇌의 발달이상

⑤ 성인 : 뇌외상, 중추신경계의 감염, 뇌종양, 뇌혈관질환(뇌졸중)

(2) 뇌전증의 위험 인자

뇌전증 발작은 뇌피질세포의 기능 이상에 의해 발생하는 증상이므로, 신경세포의 기능 이상을 초래할 수 있는 여러 가지 뇌의 병리적 변화나 뇌손상 또는 유전적 요인들이 위험 인자로 작용한다. 따라서 뇌손상을 일으킬 수 있는 대부분의 원인들은 뇌전증의 위험 인자로 작용한다.

중추신경계 감염 이후에 뇌전증의 발생 위험도가 약 3배 정도 증가하지만, 무균성(바이러스성) 뇌수막염은 뇌전증의 발생 위험도에 크게 영향을 미치지 않는다. 뇌종양 환자의 30%에서, 그리고 뇌졸중 환자의 2-10%에서 뇌전증이 발생하며, 뇌경색보다는 뇌출혈이나 뇌정맥 혈전증에서 발생 빈도가 높다. 두부 외상은 손상의 정도가 심할 경우 뇌전증의 발생 위험도를 증가시키는데, 30분에서 24시간의 의식 소실 또는 기억 손실이 있는 중등도 손상은 3-4배, 뇌에 병적인 변화가 발생하거나 24시간 이상의 의식 소실이 있는 고도 손상에서는 15-20배 이상 뇌전증 발생의 위험도가 증가한다.

알코올 섭취도 뇌전증의 발생과 관련이 있으며, 알코올 금단 발작뿐만 아니라 알코올 중독으로 인한 퇴행성 뇌병증(베르니케 증후군), 음주와 관련된 두부 외상 등도 뇌전증의 원인이 된다. 알츠하이머병은 말기로 진행되면서 뇌전증의 발생률이 증가한다. 뇌성마비 환자의 약 1/3 정도에서 뇌전증 발작이 동반되는데, 정신 지체가 동반될 경우 뇌전증 위험이 증가한다.

열성경련은 중요한 위험 인자는 아니지만, 전체 열성경련 환자의 5% 정도에서 향후 뇌전증이 발생한다고 알려져 있다. 그러나 15분 이상 발작이 지속되거나, 부분 발작으로 시작한 경우, 24시간 이내에 발작이 재발하거나, 신경학적 이상이 동반된 경우에는 이후 뇌전증이 발생할 위험이 높아진다고 알려져 있다.

3) 증상

(1) 뇌전증 발작의 분류에 따른 증상

뇌전증 발작은 크게 부분 발작과 전신 발작으로 나뉜다. 부분 발작은 대뇌겉질(피질)의 일부분에서 시작되는 신경세포의 과흥분성 발작을 의미하고, 전신 발작은 대뇌양쪽반구의 광범위한 부분에서 시작되는 발작을 의미한다.

① 부분 발작

단순부분발작 : 대뇌의 일부분에서 시작되며 대뇌 전반으로 퍼지지 않으며 의식이 유지되는 것이 특징이다. 발병 부위에 따라 운동, 감각, 정신 증상 등 다양한 형태가 있다. 한 쪽 손이나 팔을 까딱까딱하거나 입꼬리가 당기는 형태의 단순부분운동발작, 한 쪽의 얼굴, 팔, 다리 등에 이상 감각이 나타나는 단순부분감각발작, 속에서 무언가 치밀어 올라오거나, 가슴이 두근거리고 모공이 곤두서고 땀이 나는 등의 증상을 보이는 자율신경계증상, 또는 이전의 기억이 떠오르거나 낯선 물건이 장소가 친숙하게 느껴지는 증상(데자뷰 현상) 등의 정신 증상이 나타날 수 있다.

복합부분발작 : 복합부분발작의 특징은 의식의 장애가 있다는 점이다. 의식장애와 더불어 의도가 확실하지 않은 반복적 행동(자동증)이 나타날 수 있다. 흔히 초점 없는 눈으로 멍하니 한 곳을 쳐다보면서, 입맛을 쩝쩝 다시거나 손을 이리저리 휘저으면서 주변에 놓인 사물을 만지작거리는 모습이 관찰될 수 있다. 환자는 자신이 이러한 행동을 했다는 사실을 기억하지 못한다. 드물게 비우성반구(오른손잡이 한국인에서는 오른쪽 뇌반구)에 발생하는 발작의 경우 자동증이 나타나지만 의식이 유지되고 말을 하며 환자가 기억을 하는 경우도 있다.

부분 발작에서 기인하는 이차성 전신 발작 : 발작 초기에는 단순부분발작이나 복합부분발작의 형태를 보이지만, 신경세포의 과활동성이 대뇌 전반적으로 퍼지면서 전신 발작이 나타나게 된다. 환자는 쓰러지면서 전신이 강직되고 얼굴이 파랗게 되는 증상(청색증)이 초기에 나타나고, 약간의 시간이 흐른 후 팔다리를 규칙적으로 떠는 형태로 증상이 진행된다. 일반적으로 가장 흔하게 관찰되는 뇌전증 발작의 형태이다.

② 전신 발작

소발작(결신발작) : 소발작은 주로 소아에서 발생한다. 정상적으로 행동하던 환아는 아무런 경고나 전조 증상 없이 갑자기 하던 행동을 멈추고 멍하게 앞이나 위를 바라보는 모습을 보이며, 간혹 고개를 푹 수그리는 모습을 보이기도 한다. 이 발작은 대개 5-10초 이내에 종료되며, 길어도 수십 초를 넘기지 않는 경우가 일반적이다. 환아는 자신이 발작을 했다는 사실을 인지하지 못한 채 발작 직전에 하던 행동이나 상황으로 복귀한다. 간혹 눈꺼풀이나 입 주위가 경미하게 떨리는 간대발작이나 입술을 핥고 옷을 만지작거리는 자동증이 동반될 수도 있다. 숨을 크게 몰아 쉴 때 나타나기 쉽다.

전신강직간대발작(대발작) : 전신 발작 도중에 가장 흔히 볼 수 있는 발작 형태이다. 발작 초기부터 갑자기 정신을 잃고, 호흡곤란, 청색증, 고함 등이 나타나면서 전신이 뻣뻣해지고 눈동자와 고개가 한쪽으로 돌아가는 강직 현상이 나타난다. 강직이 일정 시간 지속된 후 팔다리가 규칙적으로 떨리는 간대성 운동이 나타난다. 입에서 침과 거품이 나오고, 턱의 간대성 발작 때 혀를 깨물기도 한다. 발작 중에 소변이나 대변을 지리기도 한다. 발작 후에는 대개 깊은 수면이 뒤따르고, 일시적인 의식 장애가 나타나기도 하며, 일정 기간 동안의 기억 소실이 동반된다. 일반인들이 가장 많이 목격하였을 뇌전증 발작의 형태이다.

근육간대경련발작 : 빠르고 순간적인 근육의 수축이 한쪽 또는 양쪽 팔다리와 몸통에 한 번 또는 연달아 반복되는 것이 특징이다. 깜짝 놀라는 듯한 불규칙적인 근육 수축이 나타나는데, 흔히 식사 중에 깜짝 놀라며 숟가락을 떨어뜨리는 형태로 잘 나타난다. 주로 잠에서 깬 직후에 발생하거나 수면이 부족할 때 발생하며, 피로감, 정신적인 스트레스, 광자극 등에 의해 심해지기도 한다. 이 발작은 청소년기에 종종 발병하는 청소년근육간대경련발작의 특징 중 하나이기도 하다. 또한 저산소성 뇌손상으로 인한 뇌전증에서 주로 나타나는 뇌전증 발작이기도 하다.

무긴장발작 : 순간적인 의식 소실과 함께 전신의 근육에서 힘이 빠지면서 넘어지는 형태이다. 넘어지면서 흔히 머리를 땅이나 가구에 부딪혀서 머리, 얼굴, 치아 등을 다치는 경우가 많다. 소아기에 나타나는 레녹스-가스토 증후군에서 주로 볼 수 있으며, 이 경우 치료 결과가 좋지 않은 편이다.

(2) 뇌전증 증후군의 분류에 따른 증상

뇌전증 증후군은 뇌전증을 해당하는 원인 및 국소화 또는 전반성 여부에 따라 분류한 것이다.

① 열성 경련 : 소아에서 가장 흔한 형태의 발작이며, 생후 3개월에서 5세 사이에 시작되는 것이 보통이다. 전체 소아 발작의 약 2-5% 정도를 차지하며, 대개 후유증을 남기지 않는다. 하지만 약 20% 정도에서 발작이 15분 이상 지속되며 24시간 이내에 두 차례 이상 발생하면서 부분 발작으로 나타나는 경우는 복합열성발작라고 하여 후에 뇌전증으로로 이행하는 경우가 있다.

② 중심관자극파를 동반한 양성소아뇌전증(양성롤란딕 뇌전증) : 4-13세 사이에 발생하며, 주로 수면 중에 뇌전증 발작이 발생하는 특징이 있다. 유전경향이 있으며, 남아에게 더 많이 발생한다. 한쪽 입주위의 씰룩거림 같은 짧은 간대경련이나 언어정지, 침흘림, 안면감각이상 등 주로 안면부 주위에서 시작되는 발작이 나타난다. 간혹 이차전신경련으로 진행하기도 한다. 항뇌전증약에 매우 잘 반응하며, 10대 후반 이후 완전히 소실되는 경우가 많다. 특징적인 뇌파소견이 있어 진단이 어렵지 않다.

③ 소아 소발작뇌전증 : 4-10세의 정상 소아에서 발병하며, 소발작뇌전증이 하루에도 수 회-수십 회 정도 빈번하게 발생한다. 여자 아이에서 상대적으로 흔하게 나타난다. 항뇌전증약에 대부분 잘 반응하고 성장하면서 사라지는 경우도 드물지 않게 관찰된다. 그러나 청소년기 소발작뇌전증은 소발작 외에 전신강직간대발작이 약 40% 내외에서 동반되며 지속적으로 약물을 복용해야 하는 경우가 많다.

④ 청소년 근육간대경련뇌전증 : 청소년 근육간대경련뇌전증은 전체 뇌전증의 약 7% 정도를 차지할 정도로 흔하다. 대개 12세－18세 사이에 발병하고, 주로 아침이나 잠에서 깬 직후에 나타나고 광자극에 의해 유발될 수 있다. 아침 식사를 하다가 깜짝 놀라면서 숟가락을 떨어뜨리거나, 양치질 중에 깜짝 놀라면서 칫솔을 떨어뜨리는 형태로 관찰된다. 종종 근육간대경련발작이 짧게 나타난 후 전신강직간대발작이 연이어 발생한다. 약물에 대한 반응은 매우 좋으나, 투약을 중단할 경우 다시 발작이 나타나는 경우가 많아 지속적으로 약물을 복용해야 한다.

⑤ 측두엽뇌전증 : 성인에서 가장 많이 볼 수 있는 뇌전증으로, 여러 가지 원인이 있으나 내측두엽 특히 해마의 경화가 원인이 되는 경우가 가장 흔하다. 복합부분발작이 가장 흔하여, 배에서 이상한 느낌이 치밀어 오르는 명치조짐 등과 씹거나 삼키거나 만지작거리는 등의 자동증을 흔히 동반한다. 발작 후에는 대부분 혼돈이 발생하고, 이차선신발작으로 진행하는 경우도 흔하다.
해마 경화 이외에 내측두엽의 종양, 뇌졸중, 혈관기형, 겉질형성이상, 감염 등이 원인이 될 수 있다. 처음에는 약물에 대한 반응이 좋다가, 이후에 약물 난치성으로 이행하는 경우가 있어 치료에 어려움이 따른다. 해마 경화 및 일부의 겉질형성이상 등에서 수술로 원인 병소를 제거하는 치료를 시도하기도 하고, 수술이 가능한 환자에게는 수술의 효과가 상당히 좋은 편이다.

⑥ 뇌전증지속증 : 이는 30분 이상 지속적으로 뇌전증 발작이 이어지

거나, 발작 사이에 의식의 회복 없이 반복되는 발작을 말한다. 전신 발작뇌전증지속증은 사망률이 20%에 이르는 응급 상황이다. 과거에는 30분을 뇌전증지속증의 기준으로 삼았으나, 실제로 개별적인 발작이 2분 이상 지속되는 경우는 매우 드물기 때문에, 최근에는 5분 이상 경련발작이 계속되거나 연속하여 발작이 일어나는 경우에는 뇌전증지속증에 준하여 치료하는 경향이 있다.

4) 진단

뇌전증은 간헐적으로 발생하는 질환이기 때문에 의사가 환자의 뇌전증을 직접 목격할 가능성은 높지 않다. 따라서 발작 증상 및 관련된 상황에 대해 자세히 병력을 청취하는 것이 필요하다. 발작 양상의 특징에 대한 정보, 과거력을 통한 뇌전증 발생의 위험 인자 규명, 그리고 뇌전증 및 다양한 신경계 질환에 대한 가족력 유무 등을 파악하는 데 중점을 둔다.

이를 통해 환자가 호소하는 증상이 뇌전증 발작이 맞는지 확인할 수 있고, 어떤 형태의 뇌전증에 해당하는지 어느 정도 감별할 수 있다. 특히 이 과정에서 종종 뇌전증과 혼동하는 실신에 대한 감별 진단을 할 수 있다. 이 외에 뇌전증 진단에 있어 중요한 검사로는 뇌파검사와 뇌 영상검사가 있다.

5) 검사

(1) 뇌파검사

뇌파검사는 뇌전증의 진단에 있어 가장 중요한 검사이다. 뇌전증은 생리학적으로 대뇌피질세포의 전기적 과활성 상태이다. 따라서 두피에 붙인 뇌파 전극을 통하여 간접적으로 뇌세포의 전기적 활동을 기록하는 것은 뇌전증 여부뿐만 아니라 뇌전증 발작의 시작 위치, 그리고 뇌전증의 분류를 결정하는 데 큰 도움을 준다. 뇌파검사 시 주의해야 할 점이 있는데, 우선 뇌파검사의 민감도가 낮다는 것이다. 일반적으로 뇌전증환자가 뇌파검사를 받을 경우 첫 번째 뇌파검사에서 뇌전증파가 기록될 확률은 50% 정도에 지나지 않는다.

따라서 뇌전증이 의심되는 환자에서는 3회 정도 뇌파검사를 반복하는 것이 일반적이다. 또한 여러 차례 검사하더라도 두피에서 기록되는 뇌파검사는 약 20% 정도에서 뇌전증파를 기록하지 못한다고 알려져 있다. 또한 뇌전증의 증상이 전혀 없고 가족력이 없는 정상인의 약 1-2% 정도에서 뇌전증파와 비슷한 모양의 뇌파가 관찰되는 경우가 있다. 특히 소아에서는 이러한 뇌파가 더 자주 관찰되어 판독을 어렵게 한다. 뇌전증의 진단이 확실하지 않거나 뇌전증의 수술적 치료를 위하여 뇌전증 시작 부위를 정확하게 국소화해야 할 필요가 있을 때에는 비디오뇌파검사를 시행하기도 한다.

(2) 뇌 영상 검사

뇌전증환자의 일반적인 진단 과정에 있어서 뇌 영상 검사, 특히 뇌 자기공명영상 촬영(뇌 MRI)은 뇌전증의 원인을 규명하는 데 있어 뇌파검사와 함께 가장 중요한 검사이다. 자기공명영상으로 발견할 수 있는 뇌전증로 인한 병리적 변화는 측두엽뇌전증의 주된 원인인 해마경화, 해면혈관종, 동정맥기형 등의 혈관병변, 뇌연화증, 여러 종류의 뇌겉질 발달 기형, 뇌종양, 기생충, 염증 등이다. 자기공명영상으로 병리적 변화를 발견할 수 있는 확률은 새로 뇌전증을 진단받은 환자에서는 10-30%이고, 난치성 뇌전증 환자에서는 60% 정도로 알려져 있다.

새로 진단받은 환자에서 자기공명영상에서 병리적 변화가 발견되는 확률이 낮은 이유는, 자기공명영상 촬영 목적이 뇌에 어느 정도의 크기 이상의 병리적 변화가 있는 증후성 원인에 의한 뇌전증을 진단하기 위한 것이며, 특발성과 잠재성 뇌전증의 원인은 발견할 수 없기 때문이다. 모든 부분 뇌전증과 증상성 뇌전증 환자는 최소한 1회의 자기공명영상을 촬영해야 하지만, 임상적으로 확실한 양성 부분 뇌전증과 특발성전신뇌전증에서는자기공명영상을 시행하지 않기도 한다. 그러나 일반적으로는 다른 증후성 원인을 배제하기 위한 목적으로 자기공명영상을 시행하는 경우가 많다.

측두엽뇌전증 및 일부 특수한 뇌전증의 경우, 양전자방출단층촬영[PET]이나 단일광자방출 단층촬영[SPECT]을 시행하여 뇌전증의 원인이 되는 병리적 변화가 생긴 부위에 대한 수술적 절제 여부를 평가하기도 한다. 양전자방출단층촬영은 뇌의 대사 상태를 알아보는 검사이며, 단일광자방출 단층촬영은 뇌혈류를 평가하는 검사이다.

대개 뇌전증의 원인이 되는 병적 변화가 발생한 부위는 발작과 발작 사이에 조직 대사 및 국소 혈류량이 감소되어 있지만, 발작 중에 단일광자방출 단층촬영을 시행할 경우 국소 혈류량이 증가하므로 뇌전증 발작의 원인이 되는 부위를 확인하는 데 큰 도움을 준다. 그러나 상기 두 가지 핵의학 검사는 뇌전증 환자의 일반적인 진단에 있어서는 유용성이 떨어지기 때문에 뇌전증 수술 전 검사나 임상적으로 꼭 필요한 경우에만 시행한다.

6) 치료

(1) 약물치료의 시작

생후 첫 번째 뇌전증 발작으로 인하여 내원한 환자는 대부분 즉시 항뇌전증약을 투여하기보다는 여러 가지 검사를 받는다. 이는 일반적으로 증후성이 아닌 첫 번째 발작에서는 약물치료를 시작하지 않는다는 원칙에 따른 것이다. 각종 검사에서 특별한 이상이 발견되지 않는 경우에는 약물치료를 하지 않고 경과를 관찰하게 된다. 하지만 두 번 이상의 뇌전증 발작이 특별한 유발 요인 없이 나타날 경우 약물치료를 시작한다. 그러나 첫 번째 발작이라 하더라도, 다음과 같은 경우에는 약물치료를 즉시 시작하는 것이 보통이다.

① 뇌파검사에서 뚜렷한 뇌전증파가 관찰될 때
② 뇌에 구조적인 이상이 있을 때(뇌 자기공명영상에서 병리적 변화가 확인되는 경우)
③ 신경학적 진찰에서 이상 징후가 발견될 때
④ 뇌전증 발작의 가족력이 있을 때
⑤ 과거력 조사상 뇌염 혹은 의식 소실을 동반한 외상이 있을 때
⑥ 현재 활동성 뇌감염을 앓고 있을 때
⑦ 첫 번째 발작이 뇌전증중첩증으로 나타날 때

단, 뇌전증 환자이더라도 뇌파검사에서 정상으로 해석되는 경우가 드물지 않다. 따라서 뇌전증 발작의 증상이 분명하고 이 증상이 반복된다면, 뇌파 검사나 뇌 자기공명영상이 정상이라 하더라도 적절한 약물을 투여해야 하는 경우가 있다.

(2) 항경련제

① 고전적 항경련제 : 이전부터 많이 써오던 약물들로 페니토인(페니토인 정, 히단토인 정), 발프로에이트(데파킨 정, 오르필 정, 올트릴 정), 카바마제핀(테그레톨 씨알 정, 카마제핀 정, 카바민 정), 페노바비탈(페노바르비탈 정), 에토숙시마이드(자론틴 캅셀) 등이 있다.

② 새로운 항경련제 : 1990년대 이후 개발 상용화된 약물로 기존의 항경련제와 다른 성질을 갖는 것이 많고, 심각한 부작용이 적으며 약물상호작용 측면에서도 우수한 점이 있어 처음에는 주로 추가약물요법으로 많이 쓰였으나 점차 단일요법제로 많이 쓰이고 있다. 토피라메이트(토파맥스 정 등), 라모트리진(라믹탈 정), 비가바트린(사브릴 정), 옥스카바제핀(트릴렙탈 정), 레베티라세탐(케프라 정), 프레가발린(리리카 정), 가바펜틴(뉴론틴 정, 가바틴 정 등) 등이 있다.

(3) 뇌전증의 치료 전략

약물치료의 목표는 지속적으로 약을 사용하더라도 특별한 부작용 없이 증상을 조절하는 데 있다. 따라서 약물 선정은 효과와 안전성을 모두 고려하여 결정하게 된다. 한 가지 약물로 발작의 증상이 충분히 조절되지 못할 때는 새로운 약물을 추가하거나 다른 약물로 교체하게 되는데, 어떠한 전략이 더 효과적인지는 아직 단정할 수 없다. 일반적으로 두 가지 약물을 복합적으로 충분히 투여했는데도 뇌전증의 증상이 조절되지 않는 경우를 난치성 뇌전증이라고 한다.

(4) 발작 증상 조절 후 항뇌전증약의 중지

항뇌전증약 치료 이후 증상이 만족스럽게 조절된다면 항뇌전증약 투여를 중단하는 것을 고려한다. 일반적으로 소아의 경우에는 보통 2년 동안 뇌전증 발작이 없을 때, 성인의 경우에는 3년 정도 뇌전증 발작이 없을 때 항뇌전증약 투여 중지를 시도하게 된다. 하지만 성인의 경우 사회 활동 및 운전 등의 문제가 있기 때문에 항뇌전증약 투여 중지는 의사와 환자 사이의 충분한 대화와 심사숙고가 전제되어야 한다. 항뇌전증약을 중지하였을 때 소아는 약 30%, 성인은 약 40-50% 정도에서 뇌전증 발작이 재발하는 것으로 현재 알려져 있다.

신경학적 결손, 뇌병변의 존재, 부분발작, 청소년근육간대경련발작, 소아기 발병, 뇌파검사상 발견되는 이상 증상, 복합약물치료 등의 위험 인자를 가지고 있는 사람에게서 재발률이 증가할 수 있다. 그러나 장기간 뇌전증 발작이 없었다면 재발의 위험은 감소한다. 약물 투여 중지 후 발작이 재발하는 경우, 대개 약물을 다시 투여하기 시작하면 발작을 조절할 수 있다. 그러나 약 10%에서는 약물 투여를 다시 시작하여도 잘 반응하지 않을 수 있다고 알려져 있다.

(5) 뇌전증 수술

뇌전증 환자는 우선 약물로 치료하는 것이 원칙이지만, 약물치료로 뇌전증 발작이 조절되지 않을 때에는 뇌전증 수술 등의 비약물요법을 고려하게 된다. 뇌전증의 원인이 되는 병리적 변화를 뇌에서 찾아낼 수 있는 경우에는 국소 절제술을 통하여 해당 부위를 제거하는 것이 효과적이고 안전하다. 뇌전증 수술을 시행하기 위해서는 환자의 증상이 뇌전증이 맞는지 다시 한 번 확인하고, 약물치료를 충분히 시도해 보았는지를 확인해

본다. 그리고 비디오뇌파검사와 뇌자기공명영상촬영, 양성자단층촬영 및 단일양자방출단층촬영 등의 검사를 시행한다.

그 외에 뇌의 우성반구(언어 및 기억을 주로 담당하는 반구)를 확인하기 위하여 와다 검사를 시행하며, 설문조사와 면담조사를 통하여 신경인지기능검사를 받는다. 머리뼈를 열고 뇌 표면에 전극을 붙이는 뇌겉질파검사를 하는 경우가 있는데, 이는 이전까지 시행한 검사들에서 뇌전증 발작의 원인이 되는 병리적 변화가 불확실한 환자의 경우에 시행하는 검사이다.

특히 내측두엽뇌전증에서 해마경화증이 있는 환자의 경우, 발작의 증상이 5년 이내에 약 50-60% 이하로 감소한다고 알려져 있다. 그러나 측두엽 이외의 부분에 병적인 변화가 생긴 경우에는 수술 결과가 측두엽의 경우에 비해 좋지 않다. 뇌전증 수술 후에도 최소 1-2년간은 약물치료를 계속하고, 발작 재발이 없으면 약 1년에 걸쳐 서서히 약물을 줄여나간다.

7) 경과/합병증

(1) 뇌전증의 자연경과

일반적으로 첫 번째 발작이 발생한 이후의 재발률은 시간이 경과하면서 감소한다. 약 절반 정도의 재발은 첫 번째 발작 후 6개월 이내에 발생하며, 재발 환자의 80%는 2년 이내에 발생한다. 재발의 위험을 높이는 위험 인자는 원인 질환이 있거나 신경학적 결손, 뇌파 이상 등이 있는 경우이다. 발작의 가족력과 부분 발작도 재발의 위험을 높이는 인자로 알려져 있다. 항뇌전증약을 투여하면 첫 번째 발작 후 2년 동안 재발 빈도를 감소시킬 수 있지만, 2년이 경과한 이후에는 차이가 없는 것으로 알려져 있다.

(2) 뇌전증의 예후

뇌전증은 원인과 임상적 특성이 다양한 증후군들로 구성되기 때문에 병의 경과 및 치료 결과를 정확하게 규명하기는 어렵다. 지금까지 알려진 사실은 상당수 환자의 뇌전증 발작은 시간이 지나면서 서서히 발생 빈도가 줄어들고, 약 70%에서는 항뇌전증약에 의해 장기간에 걸쳐 증상의 완화가 가능하다는 것이다. 일반적으로 뇌전증환자의 30-40%는 소량의 단독약물요법으로 쉽게 뇌전증 발작을 조절할 수 있고, 장기간 발작이 없는 경우에는 약물치료를 중단해도 재발이 없는 완치 상태가 된다고 알려져 있다.

그러나 약 30% 정도에서는 단독약물요법으로 증상이 조절되지만 약물치료를 중단하게 되면 재발하고, 약 20%에서는 적극적인 약물치료로 증상을 조절할 수 있지만 투약 중에도 뇌전증 발작이 재발한다고 알려져 있다. 그리고 약 20% 정도의 환자는 난치성 뇌전증이 되어 약물치료에 잘 반응하지 않고 발작이 계속된다. 약물치료에 대한 반응과 관련된 요인을 살펴보면, 치료 시작이 청소년기이거나 노년기인 경우에는 약물에 대한 반응이 우수하며, 또한 치료 전 발작 횟수가 적을 경우에 약물에 대한 반응이 좋다고 알려저 있다.

5

조울증

조울증은 기분 장애의 대표적인 질환 중 하나이다. 기분이 들뜨는 조증이 나타나기도 하고, 기분이 가라앉는 우울증이 나타나기도 한다는 의미에서 '양극성장애'라고도 한다. 기분이 비정상적으로 고양되면서 생기는 다양한 증상의 조증 삽화를 보이는 양극성장애 I 형과, 조증 삽화보다 증상이 경미하고 상대적으로 지속기간이 짧은 경조증 삽화를 보이는 양극성장애 II 형이 있다. 일반적으로 병의 경과상 주요 우울증 삽화가 독립적으로 또는 혼합되어 나타날 수 있다.

우울증 삽화에서 단극성 우울장애보다 양극성장애를 더 보이는 소견으로는 다음과 같다. 젊은 나이에 발병, 급성 발병, 수면 과다, 항우울제 치료에 효과가 없는 경우, 정신병적 증상을 동반하는 우울 삽화, 산후 우울증의 과거력 등이 있을 경우에는 우울장애가 아닌 양극성장애는 아닌지 고려해 보아야 한다.

1) 원인

아직 명확한 원인은 밝혀지지 않았다. 현재 유전적 요소, 신경생물학, 정신약물학, 내분비 기능, 두뇌 영상학 등의 영역에 대한 연구가 진행되고 있다.

2) 증상

조증은 고양되고, 과대하거나 과민한 기분이 특징적인 조증 삽화에 나타나는 기분 상태이다. 고양된 기분은 행복감에 도취되어 주변 사람들에게도 영향을 주기 때문에 경험이 부족한 의사들은 진단을 놓치는 경우도 있다. 환자를 모르는 사람은 환자의 평소와 다른 기분 상태를 인지하지 못할 수도 있지만, 가족이나 주변 사람들과 같이 환자를 잘 아는 사람은 환자의 기분 상태가 비정상적이라는 것을 알 수 있다.

조증 삽화기의 환자는 과대한 계획을 세우고 자신만만하고 야심 찬 게

획이 좌절될 경우 쉽게 과민하게 변하기도 한다. 대체로 기분이 고양되어 있으나 사소한 일에 분노를 일으키고 과격한 행동을 일으킬 수도 있다. 대부분의 환자는 초기에 행복감에 도취되었다가 경과가 진행될수록 과민한 기분으로 변화한다. 병적인 도박을 하기도 하고 공공장소에서 부적절하게 밝은 옷이나 장신구를 하는 일탈된 행동을 하기도 한다. 충동 조절에 문제가 있어 본인이나 타인에게 해를 끼치기도 하며 종교적, 정치적, 경제적, 성적, 피해사고에 과도하게 집착하기도 하고 이는 복잡한 망상으로 발전할 수 있다.

조증 삽화기의 증상은 거짓말을 하는 등 환자 자신의 신뢰성을 떨어뜨리는 행동을 하거나 적절한 판단 능력이 떨어져 경제적 문제 등 다양한 직업적 사회적 문제를 일으키기도 한다. 말할 때 목소리가 크고 상대방의 이야기에 정상적인 소통이 어려울 정도로 끼어든다. 비정상적인 사고의 흐름으로 심한 경우 말하는 내용을 이해하기 어렵다. 환각이 나타나기도 한다. 대개 흥분되어 있고 이야기가 많으며 과잉 행동을 보이고, 심한 경우 행동 문제가 심해지면, 자신의 질환에 대한 병식이 거의 없으므로 강제적인 입원이 필요한 경우도 있다.

우울 삽화기에 접어들면 우울한 기분, 불안 초조함, 무기력감, 절망감 등을 호소한다. 미래를 비관적으로 느끼며 잔걱정이 많아진다. 매사에 자신감이 없고, 이전에 해왔던 일들이 힘들게 느껴지면서 아무 일도 할 수 없는 것처럼 느낀다. 자신이 쓸모없는 사람이라고 생각을 하며 자살을 생각하기도 한다. 주변 사람들이 자신을 비웃거나 놀린다는 피해사고가 발생하기도 하여 이것이 심해지면 피해망상이 될 수 있다. 사고의 속도도 느려지고, 이해력과 판단력이 감소한다. 글을 읽을 때 집중하지 못하여 앞에서 읽은 것을 기억하지 못해 다시 읽기를 반복하여 다 읽어도 이해가 안되기도 하고, 대화에 집중하지 못하게 된다.

외부에 대한 관심이 줄어들고 아무 일에도 흥미를 느끼지 못한다. 내가 아닌 것 같다는 이인증과 주변 환경이 이전과 다르게 느껴지는 비현실감도 흔하게 나타난다. 몸에 기운이 없으며 항상 피곤하고, 몸이 천근만근 무겁다고 느낀다. 환자 중 상당수는 우울한 기분을 느끼거나 호소하지 않고, 자율신경계 증상이나 두통, 소화불량, 근육통 등의 신체 증상만을 호소하는 경우도 있다. 수면과 식욕이 감소하거나 증가할 수 있다.

청소년기에 나타나는 조증은 품행장애나 조현병(정신분열병)으로 잘못 진단되는 경우가 종종 있다. 증상으로는 정신병, 알코올이나 다른 물질의 남용, 자살 시도, 학업 문제, 철학적 주제에 대한 집착, 강박 증상, 다양한 신체적 증상, 현저한 과민함으로 인해 싸움을 많이 하기도 하고, 다른 반사회적 행동 등이 포함된다. 정상적인 청소년에게서도 이러한 증상의 많은 부분이 나타날 수 있지만 증상이 심하거나 지속된다면 감별 진단에서 양극성장애를 고려해야 한다.

3) 진단

미국 정신의학회의 정신장애 진단 통계편람에 따르면 조증 삽화 진단 기준은 다음과 같다.

(1) 비정상적으로 의기양양하거나, 과대하거나 과민한 기분이 적어도 1주간(만약 입원이 필요하다면 기간과 상관없이) 지속되는 분명한 기간이 있다.

(2) 기분 장애의 기간 도중 다음 증상 가운데 3가지 이상이 지속되며 (기분이 과민한 상태라면 4가지), 심각한 정도로 나타난다.

① 팽창된 자존심 또는 심하게 과장된 자신감

② 수면에 대한 욕구 감소(예: 단 3시간의 수면으로도 충분하다고 느낌)

③ 평소보다 말이 많아지거나 계속 말을 하게 됨

④ 사고의 비약 또는 사고가 연달아 일어나는 주관적인 경험

⑤ 주의 산만(예: 중요하지 않거나 관계없는 외적 자극에 너무 쉽게 주의가 이끌림)

⑥ 목표 지향적 활동의 증가(직장이나 학교에서의 사회적 또는 성적인 활동) 또는 정신 운동성 초조

⑦ 고통스런 결과를 초래할 쾌락적인 활동에 지나치게 몰두(예: 흥청망청 물건 사기, 무분별한 성행위, 어리석은 사업투자)

(3) 증상이 혼재성 삽화의 진단 기준을 충족시키지 않는다.

(4) 기분 장애로 인한 직업적 기능이나 일상적 사회 활동, 대인관계에서의 뚜렷한 손상을 막고 자신이나 타인에게 해를 입히는 것을 방지하기 위해 입원이 필요할 정도로 기분 장애가 심각하거나 정신증적 양상이 동반된다.

(5) 증상이 물질(예: 약물 남용, 투약, 또는 기타 치료)이나 일반적인 의학적 상태(예: 갑상선 기능 항진증)의 직접적인 생리적 효과로 인한 것이 아니다.

4) 검사

정신과적 상담과 검사를 통해 조현병(정신분열병), 성격장애 등의 타 질환

과의 감별이 필요하고 다양한 내과적 신경과적 질환에 의한 발현 가능성도 고려해야 한다.

5) 치료

약물치료를 중심으로 정신치료적 접근을 통합한 포괄적인 치료 계획을 세우는 것이 중요하다. 전통적인 치료 약물인 리튬 이후 다양한 약물이 개발되어 진료 현장에서 활용되고 있고 전반적인 치료 성과를 거두고 있다. 기분조절제 뿐만 아니라 항정신병약물 등이 사용되며, 개인의 특성에 따라 항우울제 등의 병합요법이 필요할 수 있다. 증상이 본인이나 타인에게 해를 줄 수 있는 경우, 신속한 약물조절을 요하는 경우, 약물 부작용 등 내과적 문제가 심각한 경우, 그리고 정확한 감별 진단을 원하는 경우 등에는 입원치료가 필요할 수 있다.

6) 경과/합병증

양극성장애는 70% 정도에서 우울증으로 시작된다. 대부분 우울증과 조증 삽화를 모두 경험하나 10-20% 는 조증 삽화만을 경험한다. 평균 조증 삽화는 5-10주 지속되며, 우울 삽화는 19주, 혼재성 삽화는 36주 정도 지속되나, 개인차가 클 수 있다.

우울장애에 비해 양극성장애의 예후가 좋지 못한 것으로 알려져 있다. 그러나 최근 치료 영역의 발전으로 정확한 진단과 치료를 통해 상당한 호전을 기대할 수 있다. 반복해서 재발할 경우 지속적인 약물치료를 통해 재발을 방지하는 것이 중요하다.

7) 생활 가이드

음주와 불법적 약물은 기분을 더욱 불안정하게 만들 수 있으므로 피해야 한다. 규칙적인 수면, 식사, 적절한 운동 등의 생활 습관은 증상 조절에 도움이 될 수 있다.

6

조현병(정신분열병)

조현병(정신분열병)이란 사고, 감정, 지각, 행동 등 인격의 여러 측면에 걸쳐 광범위한 임상적 이상 증상을 일으키는 정신 질환이다. 조현병은 여러 가지 유형으로 나타나며, 단일 질병이 아닌, 공통적 특징을 지닌 몇 가지 질병으로 이루어진 질병군으로 파악되고 있다. 뇌는 인간의 모든 정신적, 신체적 기능들을 조절, 관리하는 기관이기 때문에 뇌에 이상이 생기면 아주 다양한 증상이 나타날 수 있다. 조현병은 뇌의 이상에 의해 발생하는 뇌질환, 뇌장애로 보는 것이 옳고, 그렇기 때문에 다양한 증상으로 나타난다.

조현병은 우리가 생각하고 있는 것보다 훨씬 흔한 병이며 그 어떤 병보다 가정과 사회에 부담을 주는 병이다. 우리나라에도 약 50만 명 정도가 현재 조현병 환자이거나 앞으로 환자가 될 가능성이 있다고 추정된다. 그들의 가족을 4명씩으로 계산하면 적어도 2백만 명 이상이 조현병으로 인해 막대한 정신적, 신체적, 경제적 손실을 입게 된다는 결론이 나온다.

아직까지도 조현병의 완치는 어렵지만 지난 40년간 효과적인 치료방법들이 꾸준히 개발된 결과 이제 정신분열병 환자들은 스스로 독립적으로 만족스런 삶을 영위할 정도의 호전을 기대할 수 있게 되었다.

1) 원인

과학의 발달로 인해 뇌에 대한 연구가 차근차근 진행되고 있어 조현병의 원인도 하나씩 밝혀지고 있다. 현재까지 밝혀진 바로는 조현병은 어느 한 가지 원인이 아닌 여러 요인, 크게는 유전적 요인과 환경적 요인의 복합적 결과이다.

(1) 생물학적 원인

① 유전

조현병의 발병은 가족 혹은 혈연관계와 밀접한 관련이 있는 것으로 알려져 있다. 즉 일반인들이 조현병에 걸릴 확률은 약 1% 정도인 데 비해 조현병 환자의 1차 직계가족인 경우 10% 정도이고, 2차 직계 가족인 경우도 일반인보다 높은 조현병 발병률을 보였다. 쌍둥이 연구에서도 한쪽이 조현병에 걸렸을 때 다른 한쪽의 발병 확률은 40-65%였다.

이와 같이 조현병에 유전적 성향이 있다는 것은 사실이지만 유전적 요인만이 발병의 유일한 원인은 아니며, 그 밖의 여러 다른 생물학적, 심리사회적 요인이 모두 갖추어져야 비로소 조현병에 걸리는 것으로 보고되고 있다. 유전적 요인과 환경적 요인의 상호 작용에 의해 조현병이 발병하며 비록 유전적 요인이 있다 하더라도 그 사람 개인의 신체적, 생물학적 조건이나 성장 환경에 따라 조현병의 발병이 결정되는 것이다.

② 뇌 내 생화학적 이상

지난 10여년간 조현병의 원인 물질이나 특징적 뇌 구조 변화를 찾아내려는 연구가 활발히 진행되어 왔고 수많은 이론이 발표되었다. 신경전달물질은 두뇌 속의 세포들이 서로 소통하고 연결되도록 하는 물질로, 조현병에서는 특히 '도파민'과 '세로토닌'이라는 신경전달 물질이 불균형을 보인다고 알려져 있다.

③ 뇌 내 해부학적 이상

조현병 환자들의 두뇌는 건강한 정상인의 두뇌와 비교하였을 때 경미한 차이가 있는데, 뇌 내의 뇌척수액을 담고 있는 뇌실의 크기가 좀 더 크거나, 회백질의 위축, 또는 일부 뇌 부위의 대사가 감소되어 있기도 하다.

조현병 환자의 뇌세포 또한 일반인의 뇌세포와 차이를 보이는데 이런 차이는 출생 이후부터 만들어지는 아교세포에서는 나타나지 않아서 뇌세포의 차이가 출생 전에 결정된다고 생각된다. 뇌가 발달하는 동안 이런 차이는 드러나지 않고 있다가 사춘기에 뇌 발달이 변하게 되면 이것이 정신병적인 증상을 드러내게 한다는 이론도 있다.

(2) 환경적인 요인

환경적인 요소란 더 정확히 말하자면, 인간의 전 영역에서 생물학적인 영역을 뺀 나머지 영역의 요소를 말한다고 할 수 있다. 조현병의 가장 기본적인 발병 원인이 비록 생물학적인 것이라 할지라도 출생 전후, 그리고 성장 과정에서 환자가 겪는 심리적 요인들, 환경적 요인들이 조현병의 실제 발병에 중요한 역할을 한다.

환자의 가족 중에는 이 환경적인 요인, 심리적인 요인이 발병에 영향을 미친다는 사실 하나만으로도 환자의 발병에 대해 잘못된 죄책감을 갖는 사람이 많다. 그러나 환경적 요인에 비해 생물학적 요인이 훨씬 더 압도적으로 영향을 미친다고 알려져 있다. 이러한 요인들은 발병 과정뿐만 아니라 치료와 경과, 예후에도 영향을 미친다.

2) 증상

여기서는 조현병의 증상을 이해하기 쉽도록 '양성 증상'과 '음성 증상', '인지 증상' 그리고 급성기 이후에도 계속 남아 있는 '잔류 증상'의 네 가지로 분류하여 설명하고자 한다.

(1) 양성 증상

양성 증상은 조현병에서 겉으로 드러나는 비정상적이고 괴이한 증상, 건강한 사람에게서는 발견할 수 없는 정신병적 증상을 의미한다. 대표적인 양성 증상에는 환청이나 환시 같은 감각의 이상, 비현실적이고 기괴한 망상 같은 생각의 이상, 그리고 생각의 흐름에 이상이 생기는 사고 과정의 장애 등이 있다. 양성 증상은 겉으로 보기에는 대단히 기괴하고 심각해 보이지만, 음성 증상에 비하면 약물치료에 의해 비교적 빨리 쉽게 좋아지는 증상이기도 하다.

① 환각

환각은 다른 사람들은 보거나 듣거나 맛보거나 만지거나 맡을 수 없는 감각을 생생하게 경험하는 것을 말한다. 잘못 보거나 잘못 듣는 착각과는 달리 아예 없는 소리나 물체를 듣고 보고 느끼는 것이 환각이다. 특히 조현병에서는 다른 사람들은 듣지 못하는 소리를 듣는 환청이 흔히 나타나며 100명의 환자 중 90명 이상에서 환청 증상이 나타난다고 알려져 있다.

환청의 내용은 다양해서 환자의 행동을 중계하듯 하나하나 말하는 환청, 명령을 내리거나 때로는 위험을 경고하는 환청, 욕을 하거나 반대로 듣기 좋은 말을 속삭이는 환청, 여러 사람의 목소리가 자기들끼리 대화하거나 다투는 내용의 환청 등이 있다. 환청이 있는 대부분의 환자는 환청에 귀를 기울이고 환청과 대화를 하는 경우가 많고 따라서 혼잣말을 중얼거리기도 한다.

환청 외에 다른 형태의 환각으로는 있지도 않은 사람이나 사물이 보이는 환시, 다른 사람이 맡을 수 없는 냄새를 맡는 환취, 피부에 벌레가 기어가는 듯한 감각을 느끼는 환촉 등이 있지만 조현병에서 이런 환각이 나타나는 경우는 흔치 않다.

② 망상

망상이란 이해할 수 없고 사실이 아니며 주위의 어떤 말에도 흔들리지 않는 믿음이다. 일반적으로 그 문화권에 속하는 사람들이라면 누구나 터무니없다고 생각하는 내용을 환자는 사실이라고 주장하는 것이 망상이며, 이 경우 그 믿음이 근거 없는 것이라는 과학적 설명이나 증거 제시, 설득으로도 망상을 바로잡기가 어렵다.

특히 조현병 환자의 망상은 비합리적이고 괴이한 경우가 많다. 이웃들이 전자파를 이용해 자신의 행동이나 생각을 조종한다는 생각, 텔레비전에 나오는 아나운서나 탤런트들이 자신에게 특별한 메시지를 전해 준다는 생각, 방송국에서 자신의 생각을 온 세계로 전파시키고 있다는 생각 등은 일반인은 말도 안된다고 무시하지만 특별한 메시지로 틀림없는 사실로 믿는다. 또 자신이 역사적으로 유명한 인물이거나 전지전능한 힘을 가진 존재라고 믿는 과대망상도 흔히 볼 수 있다. 다른 사람이 자신을 감시하고 미행하며 자신을 위험에 빠뜨리기 위해 계획적으로 움직인다고 믿는 피해망상도 흔히 나타난다.

망상은 앞서 설명한 환각과 함께 나타나는 경우가 많다. 예를 들어, 자신이 국내 최고 재벌의 숨겨 놓은 후계자라는 망상을 가진 환자는 그 재벌이 은밀히 자신에게 어떤 조언이나 격려를 하는 환청을 지속적으로 듣는 경우도 있다. 또 여러 망상이 서로 연결되어 각각의 망상을 강화시키는 경우도 있다. 예를 들어, 지하철의 맞은편에 있는 사람이 귀를 만지면 자기를 근접하여 미행 중이라는 신호인데, 그 이유는 자신을 간첩으로 오인했기 때문이라는 망상의 경우, 관계망상, 피해망상이 함께 나타난 것의 예이다.

또한 망상은 일종의 믿음의 체계이기 때문에 그에 따른 사고, 감정 그리고 행동의 변화가 나타나게 된다.

③ 사고 과정의 장애

조현병 환자는 일반적인 사고의 흐름과 다르게 비논리적인 순서로 생각이 진행되는 경우가 많다. 따라서 다른 사람들은 환자들이 하는 말을 이해하기 어렵게 된다. 묻는 말에 엉뚱하게 대답하는 상관성의 결여나 앞뒤 연결이 되지 않게 조리에 맞지 않는 말을 하는 일관성의 결여를 보이기도 한다.

그 밖의 양성 증상으로 한 가지 자세만을 계속 유지하는 긴장증적 증상이 있다. 아주 극단적인 경우 의미가 없는 행위를 끊임없이 반복하거나, 반대로 동상처럼 전혀 움직이지 않고 아무 반응도 없는 경우도 있다. 밀납 인형처럼 고정된 자세를 취하면서 다른 사람이 자세를 바꾸어 놓으면 그 자세를 그대로 유지하는 증상을 보이기도 한다.

어떤 조현병 환자들은 이유를 알 수 없는 반복행동을 하는데 이러한 행동이 사실은 환자에게 어떤 의미가 있는 행동일 경우가 많다. 이상 설명한 양성 증상들은 약물치료, 즉 항정신병 약물을 사용할 경우 비교적 쉽게 호전된다.

(2) 음성 증상

조현병 환자들 중에는 하루 종일 무표정하게 있거나 대부분의 사람들이 박장대소하는 개그 프로그램을 보면서도 오히려 눈물을 흘리는 등 상황에 맞지 않는 감정을 보이는 사람들이 있다. 대개의 조현병 환자들은 웃거나 울거나 화내거나 하는 감정 표현이 점차 줄어들고, 병이 더 악화되면 무표정에 가깝게 변화되어 마치 가면을 쓴 것 같이 보이는 경우도 있다.

또한 조현병 환자들은 외부와의 접촉을 일체 끊고 하루 종일 자기 방에 틀어박혀 나오지 않고 기본적인 위생관리도 제대로 하지 못하며 아무 생각도 없는 사람처럼 행동하는 경우도 있다.

이와 같은 증상들을 음성 증상이라고 한다. 음성 증상이란 정상적인 감성반응이나 행동이 감소하여 둔한 상태가 되고, 사고 내용이 빈곤해지며, 의욕 감퇴, 사회적 위축 등을 보이는 현상을 말한다.

그 결과 환자들은 일상적인 생활, 상황에 적절한 옷차림, 수면 관리, 적절한 식사 예절. 위생 상태 관리 등이 어려워진다. 환자의 가족들은 이러한 환자모습에 대해 "게으르다", "스스로 노력을 하지 않는다", "바보가 되었다", "어린애처럼 군다"는 등의 말을 하고 답답해하며 화를 내는 경우가 많다.

음성 증상은 일반적으로 양성 증상보다 약물치료 결과가 좋지 않은 것이 사실이다. 하지만, 1990년대부터 개발된 새로운 종류의 항정신병 약물들은 이전 약물에 비해 음성 증상에 효과가 있으며 조현병의 재활치료도 지역사회에서 크게 활성화되면서 이전보다는 상황이 많이 나아지고 있다.

(3) 인지 증상

인지 증상은 집중력을 유지하기 어렵고 새로운 정보를 학습하거나 자신의 생각을 정리하는 능력이 저하되는 증상을 말한다. 예전에는 능숙하게 처리하던 일도 제대로 해내지 못하고 기억력이나 문제해결능력도 현저히 감소한다.

또한 인지 증상은 눈에 잘 띄지는 않지만 조현병 환자의 사회적, 직업적 기능을 감퇴시켜 환자들이 사회에 복귀하지 못하고 실직하여 좌절감을 맛보게 한다.

(4) 잔류 증상

조현병 환자들은 치료에 의해서든 자연적이든 심한 급성기에서 벗어나게 되면 잔류기에 접어들게 된다. 이 기간은 음성 증상과 인지 기능의 장애가 주된 증상으로 나타난다. 이러한 잔류 증상이 환자의 일상생활에 지장을 주지 않게 하는 것이 중요한데, 약물치료와 더불어 재활치료와 인지행동치료를 함께 하는 것이 도움이 된다.

3) 조현병의 발병

(1) 조현병의 발병 시기

첫 정신병적 증상이 시작되는 시기는 남자 환자는 10대 후반에서 20대 초반, 여자 환자의 경우는 20대 중반에서 30대 초반이 많다. 사춘기 이전에 발병하는 경우는 상당히 드물며 45세 이후에 발병하는 경우도 매우 드문 것으로 알려져 있다.

정신병적 증상이 뚜렷하게 나타나기 전, 청소년기 환자들은 친구 관계의 변화, 학업 성적의 저하, 수면 문제, 예민하고 신경질적인 반응 등 소위 '전구증상'들을 보이지만, 이런 변화들은 청소년기에 정상적으로 나타나는 여러 가지 문제와 뚜렷이 구분하기 힘들고 따라서 이 시기에 조현병을 조기 진단하는 것은 참으로 힘든 일이다.

지금까지의 연구에서 조현병은 성별, 문화, 지역의 차이와 무관하게 일정한 발병률을 보이고 있으며 일반 인구의 1% 정도로 추정되고 있다.

(2) 조현병을 예고하는 경보 증상

① 일탈 현상

조현병은 환각, 망상, 사고장애 등의 특징적 증상이 나타나기 전 수개월에서 수년에 걸쳐 전구기(잠복기)를 거치지만, 이 시기에 일어나는 미세한 변화를 눈치채기가 어렵다. 가장 기본적인 변화는 일상생활의 여러 영역에서 일탈 현상이 나타나는 것이다.

조현병의 일탈 현상의 예

- 세면, 목욕, 청소 등을 잘 하지 않아 불결하고 지저분하게 지낸다.
- 옷을 입고 화장을 하는 등, 자기를 가꾸는데 있어서 전과 다르게 엉성한 모습이 나타난다. 외모에 관심이 없어지기도 한다.
- 수면시간이 불규칙해지고, 때론 밤낮이 바뀌어 생활한다.
- 막연하게 여기저기가 아프다고 호소한다.
- 신경이 예민해져서 사소한 일에도 짜증을 내고 불안하거나 긴장

된 모습을 보인다.

- 감정의 기복이 심해진다.
- 분노를 심하게 나타내면서 공격적인 행동이 잦아진다.
- 집중이 잘 되지 않아서 업무 능률이 떨어진다. 학생인 경우 이유 없이 성적이 떨어진다.
- 철학적이고 종교적인 주제에 지나치게 몰두한다. 죽음과 자살에 대한 생각과 이야기가 많아진다.
- 다른 사람들과 함께 있는 시간이 줄어들면서 혼자 있는 시간이 많아진다.
- 말수가 줄어들고 무엇인가 골똘히 생각하는 모습을 자주 보인다.

② 불안감

또 하나의 특징은 거의 대부분의 환자들이 조현병이 나타나기 이전에 불안감을 느낀다는 것이다. 때로는 막연하게, 때로는 구체적으로, 자신이 앞으로 이 세상에 적응하며 살아가기가 힘들 것 같고, 심하면 자신의 존재 그 자체가 없어져 버릴 것만 같은 극심한 공포가 엄습하기도 한다. 주위 사람들의 관점에서 이러한 변화를 한 마디로 요약하면 원래의 그 사람 같지 않게 느껴진다는 것, 즉 뭔가 달라 보인다는 것이다.

물론 이러한 변화가 거의 없이 갑자기 조현병이 발병할 수도 있다. 특히 조현병이 잘 생기는 연령이 15-25세경이기 때문에 정상적인 사춘기에서 흔히 볼 수 있는 정서적 불안정성과 정확하게 분별한다는 것이 쉽지 않다는 점을 염두에 두어야 한다.

4) 진단

조현병의 증상은 왜곡된 정신기능이 과도하게 외부로 표출되는 양성증상과 정신기능이 소실되거나 결핍되어 나타나는 음성 증상 크게 두 가지로 나타날 수 있다. 아래에 기술된 5가지 주요 증상 중에서 ①-④번까지의 증상은 양성 증상, ⑤번 증상은 음성 증상이다.

아래 5가지 주요 증상 중에서 2가지 이상 (단, ①-③ 중 하나는 반드시 포함)이 1개월 중 상당기간 있으면서, 6개월 이상 음성 증상이나, 약화된 2가지 이상의 양성 증상 등 뚜렷한 장애의 징후가 지속되면 조현병을 의심하여 정신건강의학과 전문의와 상의해야 한다.

① 망상
② 환각(환청, 환시, 환촉 등)
③ 이해하기 힘든 혼란스러운 언어
④ 혼란스럽거나 긴장증적 행동
⑤ 빈약한 언어와 무감정, 사회적 활동의 위축

망상이란 불합리하며, 잘못된 생각 또는 신념을 굳게 믿고 말하는 것이다. 예를 들어 자신이 위대한 텔레파시의 능력이 있고 자신을 통해 언젠가는 신의 계시가 이루어 질 것이라는 등의 마술적 사고를 보이는 경우를 말한다.

환청은 실제로는 주변의 다른 사람들에게는 들리지 않고 실제로 존재하지도 않는 소리를 의미 있는 소리나 말소리로 듣는 것이며, 환시란 실제로는 보이지 않는 것에 대해서 볼 수 있다고 하는 증상이다. 환촉은 어떤 물체가 피부에 접촉되어 기어가는 것으로 느끼는 증상을 말한다.

예를 들어 '25세 남자가 6개월 전부터 자신의 집으로 가는 35번 버스를 타면 승객들로 가장한 스파이가 자신의 행동을 면밀하게 관찰하여 자기의 우수한 지적 능력의 비밀을 밝히려 한다고 주장하고, 자신의 운명이 35주가 지나면 결정될 것이라는 계시를 들었다는 등 앞뒤가 맞지 않는 이야기를 한다면' 기이한 망상, 환청, 이해하기 힘든 혼란스러운 언어와 행동을 보이는 사례이므로 조현병을 의심할 수 있다.

⑤번 증상(빈약한 언어와 무감정, 사회적 활동의 위축)은 다른 사람으로부터 자신을 멀리 격리시키는 증상이어서 음성 증상이라고 말한다. 이는 사회적으로 위축되어 있는 정신기능의 과도한 결핍 증상을 말하는데, 특히 음성 증상이 있을 경우, 원만한 가족관계나 대인관계를 유지하나 학교나 직장생활에 적응하기가 매우 어렵다.

조현병의 임상증상은 수개월 내지 수년에 걸쳐 서서히 발병한다. 조현병 환자에게 망상과 환청이 있다고 해서 조현병은 앓고 있는 사람의 의식이 혼미하지는 않다. 대개의 경우 자신의 병에 대해 병이 있다고 인식을 잘하지 못한다. 대부분의 환자는 논리에 맞지 않는 신체 증상을 표현하고, 학교, 직장, 혹은 사회적 활동의 기능이 위축되며, 대개 발병 이전에 추상적 사고, 철학, 종교 등에 심취하거나 괴상한 생각과 행동, 감정반응, 착각을 보이기도 한다.

5) 치료

(1) 약물치료

현재까지 밝혀진 다양한 원인만큼 조현병의 치료에도 다양한 방법이 있다. 그러나 만일 단 한 가지 치료 방법만을 선택해야 한다면, 그것은 두말할 것도 없이 "약물치료"이다. 약물치료는 조현병 환자의 재입원을 낮추는 가장 강력한 인자임이 수많은 연구를 통해 증명되었다.

항정신병 약물은 1950년대 처음으로 사용하기 시작하였고, 특히 조현병의 양성 증상에 효과적인 것으로 알려져 있다. 이 약물들은 환자들의 증상을 경감시키거나 해소시켜 삶을 편안하게 하지만 이것이 조현병의 완전한 치유를 의미하는 것은 아니다.

약물치료를 시작하면 급성기의 정신운동성 초조, 환청 등은 수일 내에 호전되고 망상 또한 수주 내에 호전되는 것이 일반적이다. 대부분의 환자에서 적절한 약물을 적절한 용량으로 6-8주 유지할 경우 급성기 증상의 상당 부분이 호전된다.

항정신병 약물을 처음 복용하면 졸리거나, 어지러움을 경험하는 경우가 많고 시야가 흐릿해지기도 한다. 또한 여성 환자들은 월경의 변화가 생기기도 하며 민감한 환자에서는 피부 발진이 나타나기도 한다. 그러나 이런 부작용들은 대부분 며칠 지나면 저절로 사라지므로 크게 걱정하지 않아도 된다.

① 고전적 항정신병 약물

전통적으로 사용되던 고전적 항정신병 약물에는 대표적으로 할로페리돌, 클로로프로마진, 플루페나진 등이 있다. 이런 고전적 항정신병 약물은 강직, 근육경련, 진전, 초조 등의 부작용이 있다.

② 새로운 항정신병 약물

1990년대 들어서 비전형적 항정신병 약물이라고 불리는 신약들이 잇달아 개발되었다. 이러한 신약들은 고전적 항정신병 약물에 비해 부작용이 적고, 양성 증상뿐만 아니라 음성 증상에도 더욱 효과적이다.

처음 개발된 약은 클로자핀으로 이 약은 아주 드물게 백혈구 감소증이라는 심각한 부작용을 일으키긴 하지만 다른 약물에 반응이 없는 정신병 증상, 특히 음성 증상에 효과적으로 작용한다.

리스페리돈이나 올란자핀, 쿼티아핀 같은 비전형적 항정신병 약물은 고전적 약물에서 나타나는 강직, 경련, 진전 등의 부작용은 물론 백혈구 감소증 같은 치명적인 부작용도 적다. 그러나 이들은 체중 증가를 비롯한 당뇨나 고지혈증의 위험을 증가시키는 등 대사변화를 일으켜 주의가 필요하다.

최근에는 이러한 체중 증가와 대사 변화 등의 부작용을 줄이거나, 기존 약물의 대사산물을 개발하는 등으로 지프라돈, 아리피프라졸, 블로난세린, 팔리페리돈, 아미설프라이드 등 다양한 약물도 개발되어 널리 사용되고 있다.

조현병이 재발할수록 급성기 호전 이후에도 기능 수준이 예전에 비해 저하되고 치료가 더욱 어려워지는 등 퇴행성으로 진행하는 경향이 있어, 재발의 방지가 매우 중요하다. 이때 가장 중요한 것은 약물치료를 거르지 않고, 증상이 좋아진 이후에도 재발 방지를 위해 꾸준히 유지치료를 하는 것이다. 대체로는 한 번 발병한 환자들도 1-2년 이상, 재발을 경험한 환자들은 최소 5년 이상 가급적 장기간의 유지치료가 필요하다. 꾸준한 약물 복용이 어려운 환자들을 위해 수주에서 수개월에 한 번 맞는 장기 지속형 주사형 항정신병약물 (리스페리돈, 팔리페리돈, 아리피프라졸)도 개발되어 사용되고 있다.

③ 항우울제

조현병의 급성기가 지나면서 정신병적 증상이 없어지고 현실 생활에 복귀하는 과정에서 우울감을 경험하는 일이 많은데, 우울로 인한 기분장애 증상이 심한 경우 항우울제를 추가 복용하기도 한다.

(2) 심리 사회적 치료

급성기 증상이 호전된 후에도 많은 조현병 환자들은 직업이나 자아실현의 욕구가 적어지거나 대인관계의 어려움으로 인해 고통을 받는다. 이런 상태의 환자에게 심리 사회적 치료는 그들이 가진 현실적인 문제들을 해결할 수 있도록 도움을 준다. 직장이나 학교, 사회생활에 대처하는 방법을 배우고 연습하는 심리 사회적 치료는 약물의 규칙적이고 지속적인 복용을 도와주고 재발을 막는 효과가 입증되었다.

① 질병관리 기술

조현병 환자들은 충분히 주도적으로 자신의 병을 관리할 수 있다. 일단 병에 대한 정확한 사실과 치료 원칙의 교육으로 환자들은 증상의 재발이나 악화를 스스로 느낄 수 있도록 한다. 이는 적극적인 치료와도 연결된다. 지속적으로 정신병적 증상이 있는 환자들도 매일의 생활에서 증상에 대처하는 기술을 배워 약물로 치료되지 않았던 증상을 가지고도 일상생활이 가능해진다.

② 재활

재활치료는 조현병 환자들이 지역사회에서 보다 적극적인 사회생활을 할 수 있도록 사회적, 직업적 훈련을 시키는 것을 말한다. 많은 조현병 환자들이 학업이나 직업을 위해 매진해야 하는 20대에 발병하여 조현병의 증상에 의해 집중력이나 성취도가 병 전에 비해 현저히 저하되기 때문에 취업에 필요한 기술이나 실력을 쌓기가 힘들다.

재활 프로그램은 취업상담, 공공 근로 교육과 상담, 직장에서 의사소통 기술 훈련 등 다양하며 많은 조현병 환자들이 이 프로그램을 통해 자신의 가능성을 확인하고 있다. 현재 우리나라에서도 낮 병원, 밤 병원, 정신보건센터 등의 여러 형태로 재활치료가 활발히 진행 중이다.

③ 인지 행동 치료

인지 행동 치료는 약물치료를 받고 있음에도 불구하고 환청이나 망상이 계속되는 환자들에게 유용한 치료 방법이다. 어떻게 하면 망상의 영향을 덜 받을 수 있는지, 망상에도 불구하고 정상적인 생활을 유지해 나가려면 어떻게 해야 하는지, 환청에 대해 어떻게 반응해야 하는지, 무감동에서 탈출할 수 있는지, 약에 대한 편견이나 혐오감을 어떻게 바로잡아야 할지 등에 대한 구체적인 행동과 생각의 방향을 인지 치료를 통해 배우게 된다. 또한 행동 치료를 통해서는 바람직하지 못한 행동을 억제하고 사회적 행동이나 자기표현을 강화하는 법을 배운다.

④ 자조 모임

조현병 환자들과 그 가족들의 모임인 자조 모임은 미국에서 1979년도에 '전국 정신 장애자 동맹'이 결성된 것이 시초이다. 현재 이 동맹은 미국 각지의 수많은 가족 모임들을 지원하고 있으며, 유사한 형태의 자조 모임이 우리나라를 포함한 세계 각국에서 만들어지고 있다.

각 가족 모임은 조금씩 차이는 있지만, 환자 가족들이 서로 도움을 주고받으며, 정신병에 대한 교육과 정신 병원, 정신과 의사에 대한 정보 교환, 행정 기관에 대한 로비 활동, 대중 홍보, 재활 기관 운영 등 다양한 활동을 펼치고 있다. 전 세계 여러 나라에서 조현병 환자와 가족을 지지하기 위한 다양한 모임이나 행사가 있다.

6) 대상별 맞춤 정보

조현병 환자의 가족

가족 중 어느 한 사람이 조현병 환자가 되면, 그 시점으로부터 모든 가정생활이 환자를 중심이 될 것이다. 환자가 행여 정신적 스트레스를 받을까봐 모두 말을 삼가고, 행동도 조심하게 된다. 환자의 행동이 눈에 거슬려도 웬만하면 꾹 참고 지나치려 하고, 친척들이나 친구들의 방문도 사절하며 심지어는 집안의 혼사나 회갑 잔치, 그 밖의 중대사도 환자 때문에 취소되거나 연기되기 일쑤이다. 하지만 그 결과, 다른 식구들은 방관자가 되거나 소외감, 심지어는 환자에 대한 적대감을 갖게 되는 수가 있다.

이와는 반대로 환자의 발병이 계기가 되어, 이전에는 서로 반목하고 갈등이 심하던 식구들이 오히려 단합하는 경우도 있다. 모든 식구가 이 엄청난 사태, 위기 상황에 대처하느라고 서로 협력하고 자제하며, 더 이상의 문제를 일으키지 않으려고 조심한다. 나아가 부부간의 갈등, 고부간의 갈등 등 예전부터 있어 왔던 집안 내의 모든 크고 작은 문제들이 휴전 상태에 들어가기도 한다.

이런 모든 문제를 해결함에 있어 가장 중요한 것은 역시 가족들 간의 솔직한, 그리고 직접적인 의사소통이다. 서로 간에 환자에 대한 감정을 솔직히 표현할 수 있도록 기회를 주어야 하며, 그들의 입장과 고통도 충분히 이해하면서 동시에 협조를 구할 수 있어야 한다. 가능하다면 환자가 치료를 받고 있는 병원을 형제들이 직접 방문해 보고, 주치의의 면담을 통해 환자의 입장을 공감할 수 있는 기회를 만들어 주어야 한다.

조현병은 환자만의 문제가 아닌 온 가족의 문제이다. 가장 어려운 때일수록 서로서로를 확인하고 챙겨주며, 위로하고 협조해 나가는 큰 지혜가 필요하다. 가족들은 특히 환자가 치료를 지속할 수 있도록 지지하고 챙겨주는 역할을 해야 하며 환자들이 증상으로 인해 치료를 거부할 경우 적극적으로 전문적 도움을 요청하여야 한다.

7) 기타 정보

(1) 조현병과 폭력성

조현병 환자들이 일반인들에 비해 특별히 더 폭력적이지는 않다. 반대로, 대부분의 경우에는 혼자 있고 싶어 하며 다른 사람과 갈등을 일으키지 않으려 하는 경우가 더 많다. 지금까지 연구된 결과에 의하면 조현병이 발병하기 전에 범죄나 약물 남용의 병력이 없는 환자들은 병에 걸린 후에도 범죄나 폭력적인 행동을 하는 경우가 극히 드물다고 알려져 있다. 실제로 조현병 환자들이 잔인하고 폭력적인 범죄를 저지르는 경우는 거의 없으며, 대부분의 범죄는 조현병 환자가 아닌 일반 사람들에 의해 자행된다.

마약 등의 약물 또는 알코올 남용은 폭력적인 행동을 증가시키며 이는 조현병 환자에게서도 마찬가지이다. 하지만 조현병 환자들이 폭력을 행사하는 대상은 거의 대부분 자신의 집안에서, 가족들에게 국한될 때가 많다.

(2) 조현병과 자살

조현병 환자들은 일반인보다 자살을 시도하는 경우가 흔하고 자살 시도자 중 10% 정도가 사망한다. 정신분열증 환자의 자살을 예측하는 것은 굉장히 어려운 일이므로 만일 환자가 자살에 대해 이야기하거나 자살을 시도하려고 한다면 즉시 전문가의 도움을 받을 수 있도록 하여야 한다.

7

파킨슨병

파킨슨병은 치매 다음으로 흔한 대표적인 퇴행성 뇌 질환이다. 우리 뇌 속에는 여러 가지 신경전달 물질이 있는데 그중에서 운동에 꼭 필요한 도파민이라는 신경전달 물질이 있다. 파킨슨병은 중뇌에 위치한 흑색질이라는 뇌의 특정부위에서 이러한 도파민을 분비하는 신경세포가 원인 모르게 서서히 소실되어 가는 질환으로, 파킨슨 환자들에게서는 서동증(운동 느림), 안정 시 떨림, 근육 강직, 자세 불안정 등의 증상이 발생한다.

파킨슨병은 주로 노년층에서 발생하는 질환으로 연령이 증가할수록 이 병에 걸릴 위험은 점점 커지게 된다. 발생빈도는 인구 1,000명당 1명 내지 2명 정도로 알려져 있으며 60세 이상의 노령층에서는 약 1%, 65세 이상에서는 약 2% 정도가 파킨슨병을 앓고 있다.

1) 원인

흑색질 도파민 신경세포의 소실이 어떤 원인에 의하여 일어나는가에 대해서는 아직까지 확실하게 밝혀지지 않았다. 일부 파킨슨 환자는 파킨슨병의 가족력이 있는 경우가 있고 이러한 가족 중 일부에서는 유전자 이상이 발견되기도 하였으나, 대부분의 환자에서는 가족력이나 뚜렷한 유전자 이상 없이 파킨슨병이 발생하며, 환경적 영향이나 독성 물질이 파킨슨병의 발병 원인이 된다는 연구 결과도 있으나, 대부분의 파킨슨병 환자에서는 아직 파킨슨병의 발병 원인을 알 수 없다.

2) 증상

파킨슨병의 주 증상은 서동증(운동 느림), 안정 시 떨림, 근육 강직 등의 운동장애이다. 파킨슨병은 적절한 치료를 받지 않으면, 운동장애가 점점 진행하여 걸음을 걷기가 어렵게 되고 일상생활을 전혀 수행할 수 없게 되기도 한다.

서동증(운동느림)은 움직임이 느린 상태를 의미하며, 걸음이나 손동작이 느려지는 외에도 말이 느려지고 얼굴 표정이 없어지며 세수, 화장, 목욕, 식사, 옷 입기 등 일상생활의 여러 동작이 느려지게 된다. 파킨슨병은 왼쪽 또는 오른쪽 어느 한쪽에서 먼저 시작되는 경우가 많아 환자들이 보행 시 한쪽 팔을 덜 흔드는 것이 관찰되는 경우가 많다. 안정 시 떨림은 힘을 빼고 있는 팔에서 규칙적인 떨림으로 나타나며 초기에는 본인은 손 떨림을 인지하지 못하는 경우도 있다.

팔을 들거나 손으로 물건을 잡으면 즉시 떨림이 없어지는 경우가 많다. 일반적으로 사람들이 보행 시에는 팔에 힘을 빼고 있기 때문에, 보행 시에 안정 시 떨림이 관찰되는 경우도 많다. 또한 많은 환자에게서 자세가 구부정해지고 걸음의 보폭이 좁아져 종종걸음이 생긴다. 병이 더 진행하는 경우 균형장애가 발생하여 자주 넘어지게 된다.

파킨슨병은 아주 서서히 시작되어 조금씩 진행되기 때문에 언제부터 병이 시작됐는지 정확하게 알기 어렵다. 파킨슨병의 3가지 중요한 특징적인 증상(서동증, 안정 시 떨림, 근육 강직)이 나타나기 수년 전부터 다른 막연한 증상들을 호소하는 환자들이 많다. 즉 계속되는 피곤함, 무력감, 팔다리의 불쾌한 느낌, 기분이 이상하고 쉽게 화내는 등의 증상들이 나타날 수 있다.

걸음걸이나 자세가 변하고 얼굴이 무표정해지는 것을 먼저 느낄 수도 있고, 우울증, 소변장애, 수면장애 등의 증상이 나타나기도 한다. 그밖에 뒷목이나 허리의 통증 등이 초기에 나타날 수 있고, 글씨를 쓸 때 글자의 크기가 점차 작아지거나 말할 때 목소리가 작아지는 것을 이유로 병원을 찾는 경우도 있다. 또 걸을 때 팔을 덜 흔들고 다리가 끌리는 느낌 등으로 병원을 방문하여 파킨슨병을 발견하는 경우도 있다.

위에서 설명한 바와 같이 파킨슨병에서 주로 나타나는 증상들은 운동기능과 관련된 것들이 많다. 하지만 이외에도 다른 계통의 이상 증상들이 자주 동반된다. 이러한 증상을 비운동성 증상이라고 부른다. 비운동성 증상에는 자율신경계 증상(기립성 저혈압, 소변장애, 성기능 장애), 위장관 장애(침 흘림, 삼킴 장애, 변비), 인지기능 장애(경도 인지 장애, 치매), 우울, 불안, 충동조절 장애, 정신과적 증상(환각, 망상), 수면장애(렘수면장애, 불면증, 낮 동안의 졸림), 통증, 피로, 후각 장애 등이 있다.

3) 진단

파킨슨병의 진단에는 전문의의 병력 청취와 신경학적 검사가 가장 중요하다. 그 밖의 뇌 질환의 진단에 많이 이용되고 있는 자기공명영상이나 컴퓨터단층촬영 등의 기타 검사들은 대부분 보조적인 수단으로 파킨슨병 자체를 진단하는 목적보다는 파킨슨병과 혼동될 수 있는 다른 질환을 감별하기 위한 목적으로 이용된다. 파킨슨병의 임상 증상으로 주로 서동증, 안정 시 떨림, 근육 강직 등의 운동장애 증상이 특징적이기는 하지만 앞에서 말씀드린 대로 초기 증상 중에는 여러 가지 막연한 증상들이 많기 때문에 초기에 파킨슨병으로 진단하기가 어렵다.

특수한 화학물질을 이용한 단일광자방출 단층촬영[SPECT]이나 양전자방출단층촬영[PET] 등의 보조적인 진단 검사가 있지만 파킨슨병을 진단하는 데는 현재로서 환자들의 특징적 증상에 대한 병력 청취와 함께 전문의의 신경학적 검사 소견이 가장 정확하다고 할 수 있다. 대부분의 파킨슨병은 도파민 약제 투여에 의하여 증상이 많이 호전되는데 이러한 도파민 약제 투여에 의한 증상 호전의 유무가 파킨슨병을 확진하는데 도움이 되기도 한다.

4) 치료

파킨슨병의 치료법은 현재 여러 가지가 개발되어 있다. 이들 중에서 어떠한 치료법을 선택해야 하는가는 환자 스스로 결정할 수는 없고, 신경과 전문의조차 때로는 아주 고민하게 되는 문제이다. 어느 누구에게나 맞는 가장 좋은 치료라는 것은 없고, 환자마다 가장 적절한 치료법을 찾아서 이를 꾸준히 시행하는 것이 가장 좋은 치료가 된다.

(1) 약물치료

일단 파킨슨병으로 진단을 받게 되면 먼저 약물치료를 시작하는 것이 보통이다. 파킨슨병 치료의 목표는 일상생활을 무리 없이 영위할 수 있도록 하는 것이다. 따라서 파킨슨병 약물치료의 원칙은 이러한 목표를 달성할 수 있는 최소 용량의 약물을 사용하는 것이다.

증상을 완전히 없애기 위해서 처음부터 많은 약물을 복용하게 되면 약으로 인한 부작용이 빨리 나타날 수 있기 때문에 조심하여야 한다. 파킨슨병에 걸리게 되면 몇 달 혹은 1-2년 정도의 약물 투여로 치료가 끝나는 것이 아니고 계속적으로 약물을 복용하여야 한다. 따라서 초기에 장기적인 치료 계획을 설정하여 이에 맞추어 치료를 해 나가는 것이 반드시 필요하다. 또한 시간이 지나면서 환자의 상태가 변하게 되면 당시의 상태에 가장 적합한 치료법을 찾아 나가야 한다.

파킨슨 치료 약물은 파킨슨병을 완치하거나 파킨슨병의 진행을 중단시키는 것이 아니라, 부족한 도파민을 보충해 주어 환자가 일상생활을 잘 할 수 있도록 해 주는 약물들이다. 아직까지 도파민 신경세포를 재생시키거나 도파민 신경세포의 소실을 정시시키는 약물은 개발되어 있지 않다. 현재 사용 중인 가장 대표적인 파킨슨 약물은 도파민의 전구물질인 레보도파이다.

레보도파는 위장관에서 흡수되어 뇌로 이동한 뒤 도파민으로 변환되어 파킨슨 환자의 뇌에서 부족한 도파민을 보충해 주게 된다. 레보도파 외에도 도파민과 유사한 물질인 도파민 작용제, 도파민이 체내에서 오랫동안 남아있게 해 주는 물질인 도파민 분해효소 억제제 등을 사용한다.

파킨슨병의 다양한 증상들, 특히 비운동성 증상 중에는 도파민성 약물로는 잘 호전되지 않는 증상들도 있다. 치매가 동반되는 경우에는 치매약물을 사용해야 하고, 우울증이 동반되는 경우에는 우울증 약물을 사용하는 등 증상에 따라 증상을 완화하는 약물치료를 해야 한다.

(2) 수술적 치료

약물치료는 대부분의 파킨슨병 환자에서 매우 효과가 좋아서, 일상생활에 큰 문제가 없을 정도로 증상이 호전된다. 그러나 레보도파 치료 시작 후 3년에서 5년 정도가 지나면 이상운동증이나 운동요동현상(약효소진 증상이라고 불리기도 함) 등의 부작용이 발생하기 시작하고 어떤 환자들은 수년이 더 지나면 약물 조절만으로는 일상생활이 어려운 단계에 접어들기도 한다. 이 단계에 있는 환자들에게는 수술 치료를 고려하게 된다.

현재 가장 많이 시행되고 있는 수술 치료는 뇌심부 자극술으로, 뇌의 특정 부위에 전극을 삽입한 뒤 이를 체내에 이식된 전기자극기에 연결하여 뇌의 특정 부위를 지속적으로 전기 자극하는 치료법이다. 수술이 파킨슨병을 완치하는 것은 아니며, 수술은 환자의 증상을 호전시키고, 파킨슨 약물의 효과가 더 잘 나도록 해 준다.

하지만, 증상이 심하고 약물 효과가 없는 환자들에서 모두 수술을 하는 것은 아니며, 수술을 통해 효과를 볼 수 있는 환자를 주의 깊게 선별하는 과정을 거쳐 수술을 하게 된다. 그렇게 하지 않으면 비용과 시간, 노력을 들여 수술을 하고 나서도 아무런 효과를 보지 못할 수도 있을 뿐 아니라 오히려 수술 전보다 증상이 더 악화되기도 한다.

(3) 비약물적 치료

파킨슨병의 재활 치료는 직접적인 중추신경계의 병변 자체를 교정할 수는 없으나, 환자의 기능을 돕거나 유지하고 삶의 질을 증진시키는 데 도움이 된다. 일반적으로 관절운동 범위, 지구력, 균형 유지, 보행 능력, 일상생활 동작의 수행, 서동증이나 근육 강직 등 운동 기능의 장애에 대해서는 개선 효과가 있는 것으로 알려져 있으며, 연하장애나 언어장애에 대한 집중적인 재활치료도 어느 정도의 효과가 있다. 그러나 치료 중에는 효과를 보이다가 치료를 중단하면 다시 악화되는 경우가 대부분이므로 지속적인 재활치료가 중요하다.

5) 경과/합병증

대부분의 파킨슨병 환자는 서서히 병의 증상이 나타난다. 증상이 더 이상 악화되지 않고 초기의 상태를 계속 유지하는 경우도 일부 있지만, 파킨슨병 자체가 완전히 없어지는 경우는 없다. 파킨슨병의 증상이 악화되는 속도는 사람마다 차이가 있지만 대개 매우 느리게 진행하므로 대부분의 환자들은 적절한 치료를 받으며 오랜 기간 동안 큰 불편함 없이 일반적인 사회활동을 할 수가 있다.

파킨슨병이 아주 심해져도 파킨슨병 자체로 사망하지는 않고, 파킨슨병의 증상으로 인한 내과적인 합병증(폐렴, 욕창, 요로 감염 등)이 발생하여 사망한다. 약물치료에도 불구하고 도파민 신경세포의 변성은 서서히 진행하므로 처음에 시작하였던 약물치료가 어느 시점에서는 효과가 떨어져 새로운 문제들이 나타나게 되는데, 이러한 경우 약물의 용량을 변화시키거나 약물의 종류를 바꾸어 문제를 해결하게 된다. 즉 파킨슨병의 치료는 한 번 처방으로 끝나는 것이 아니라 환자의 상태에 따라서 수시로 바꾸어야 한다.

따라서 정기적으로 신경과 전문의를 방문하여 현재의 상태를 상담하고 가장 적절한 치료 방법을 환자와 의사가 같이 찾아 나가는 것이 이 병을 극복하는 최선의 방법인 것이다. 파킨슨병에서의 사망률에 대해서는 아직까지도 정확한 연구가 없으나, 대개의 파킨슨병 환자에서 기대 수명은 파킨슨병이 없는 사람들과 큰 차이가 없거나 약간 짧은 것으로 알려져 있다.

6) 생활가이드

파킨슨병 초기부터 지속적인 운동을 하는 것이 매우 중요하다. 운동을 꾸준히 하는 환자들이 장기적으로도 좋은 경과를 보이는 것으로 알려져 있다. 운동은 스스로 하는 운동도 좋고, 혼자서 운동이 어려운 경우 재활 치료 등을 통해 운동을 해도 좋다.

음식 중에서는 파킨슨병에서 피해야 하는 음식이나 파킨슨병에 특별히 좋은 음식은 없다. 균형 잡힌 식단으로 일반적으로 추천되는 식생활을 하면 된다. 고단백 식이를 하면 레보도파 약물 흡수가 방해되어 약효가 잘 나지 않는 경우가 있는데, 이런 환자들은 고단백 식이를 피하거나, 약 복용을 식전에 해야 한다.

일반적으로 흔히 처방되어 사용되는 약물 중에 파킨슨 환자에 해로울 수 있는 약물들도 있다. 따라서 신경과 외의 다른 과에서 약을 처방 받는 경우 파킨슨 약을 복용중임을 밝혀야 하고, 다른 과 약 내용을 파킨슨병을 치료하는 의사에게도 알려야 한다.

중기 이후 단계의 파킨슨병 환자는 넘어지기 쉬우므로, 집 안이나 침실, 화장실 등 좁은 공간에서 종종걸음을 걷다가 넘어지지 않도록 조심해야 하며, 걸려 넘어지기 쉬운 물건들이나 넘어지면서 부딪혀 다칠 수 있는 가구 등은 환자가 주로 다니는 길목에서는 치우는 것이 좋다.

균형장애가 있는 환자는 지팡이나 보행기 등의 보조기구를 사용하는 것이 좋다. 넘어져 다쳐 골절상 등을 입어 수개월 이상 운동을 못하고 누워 있게 되면 그 동안 운동 기능이 더 떨어지므로 넘어져 다치지 않도록 주의를 해야 한다.

8

치매

치매라는 말은 라틴어에서 유래된 말로서 '정신이 없어진 것'이라는 의미를 지니고 있다. 태어날 때부터 지적 능력이 모자라는 경우를 '정신 지체'라고 부르는 반면, 치매는 정상적으로 생활해오던 사람이 다양한 원인으로 인해 뇌기능이 손상되면서 이전에 비해 인지기능이 지속적이고 전반적으로 저하되어 일상생활에 상당한 지장이 나타나고 있는 상태이다. 여기서 인지기능이란 기억력과 언어 능력, 시공간 파악 능력, 판단력, 추상적 사고력 등 다양한 지적 능력을 가리키는 것으로 각 인지기능은 특정 뇌 부위와 밀접한 관련이 있다.

수술 후 혼돈 상태와 같이 의식의 장애가 있어 이차적으로 인지기능의 저하가 나타나고 있는 경우는 '섬망'이라고 하며, 치매와 구분된다. 과거에는 치매를 망령, 노망이라고 부르면서 노인이면 당연히 겪게 되는 노화현상이라고 생각했으나 최근 많은 연구를 통해 분명한 뇌질환으로 인식되고 있다. 흔히 치매를 하나의 질병으로 생각하고, 치매는 모두 똑같고 별다른 치료법이 없다고 속단해버리는 경향이 있다. 그러나 치매는 단일 질환을 가리키는 말이 아니고 앞서 정의한 상태에 해당되는 경우를 통칭하는 것이다.

의학 용어를 사용한다면 특정 증상들의 집합인 하나의 '증후군'에 해당되는 것으로 이러한 치매라는 임상 증후군을 유발하는 원인 질환은 세분화할 경우 70여 가지에 이른다. 다양한 치매 원인 질환 중에서 가장 많은 것은 '알츠하이머병'과 '혈관성 치매'이지만, 그 밖에도 루이체 치매, 전측두엽 퇴행, 파킨슨병 등의 퇴행성 뇌질환들과 정상압 뇌수두증, 두부 외상, 뇌종양, 대사성 질환, 결핍성 질환, 중독성 질환, 감염성 질환 등 매우 다양한 원인 질환에 의해 치매가 발생할 수 있다.

9

알츠하이머병

알츠하이머병은 치매를 일으키는 가장 흔한 퇴행성 뇌질환으로, 1907년 독일의 정신과 의사인 알로이스 알츠하이머 박사에 의해 최초로 보고되었다. 알츠하이머병은 매우 서서히 발병하여 점진적으로 진행되는 경과가 특징적이다. 초기에는 주로 최근 일에 대한 기억력에서 문제를 보이다가 진행하면서 언어기능이나 판단력 등 다른 여러 인지기능의 이상을 동반하게 되다가 결국에는 모든 일상생활 기능을 상실하게 된다.

알츠하이머병은 그 진행과정에서 인지기능 저하뿐만 아니라 성격변화, 초조행동, 우울증, 망상, 환각, 공격성 증가, 수면장애 등의 정신행동 증상이 흔히 동반되며 말기에 이르면 경직, 보행 이상 등의 신경학적 장애 또는 대소변 실금, 감염, 욕창 등 신체적인 합병증까지 나타나게 된다.

현미경으로 알츠하이머병 환자의 뇌 조직을 검사하였을 때 특징적인 병변인 신경반과 신경섬유다발 등이 관찰되고, 육안 관찰 시에는 신경세포 소실로 인해 전반적 뇌 위축 소견이 보인다(그림 9-3). 이러한 뇌 병리 소견은 질병 초기에는 주로 기억력을 담당하는 주요 뇌 부위인 해마와 내후각뇌겉질 부위에 국한되어 나타나지만 점차 마루엽(두정엽), 이마엽(전두엽) 등을 거쳐 뇌 전체로 퍼져나간다.

이러한 뇌 병리 침범 부위의 진행에 따라 초기에는 기억력 저하가 주로 나타나다가 진행됨에 따라 점진적인 경과를 보이면서 임상 증상이 다양해지고 점점 더 심해지게 되는 것이다.

알츠하이머병의 호발 연령은 65세 이후나 드물지만 40, 50대에서도 발생한다. 발병 연령에 따라 65세 미만에서 발병한 경우를 조발성(초로기) 알츠하이머병, 65세 이상에서 발병한 경우 만발성(노년기) 알츠하이머병으로 구분할 수 있다.

조발성 알츠하이머병은 비교적 진행 속도가 빠르고 언어기능의 저하가 비교적 초기에 나타나는 등의 특징을 보이는 반면, 만발성 알츠하이머병의 경우 상대적으로 진행이 느리고 다른 인지기능 저하에 비해 기억력의 손상이 두드러진다는 보고도 있으나 근본적으로 두 연령 구분에 따른 병리 소견의 차이는 없으므로 동일 질병으로 간주된다.

1) 원인

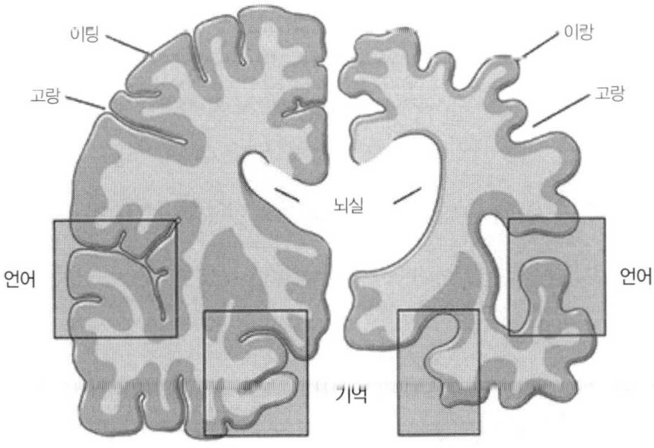

그림 9-3. 알츠하이머병

알츠하이머병의 정확한 발병 기전과 원인에 대해서는 정확히 알려져 있지는 않다. 현재 베타-아밀로이드라는 작은 단백질이 과도하게 만들어져 뇌에 침착되면서 뇌 세포에 유해한 영향을 주는 것이 발병의 핵심 기전으로 알려져 있으나, 그 외에도 뇌 세포의 골격 유지에 중요한 역할을 하는 타우 단백질의 과인산화, 염증반응, 산화적 손상 등도 뇌 세포 손상에 기여하여 발병에 영향을 미치는 것으로 보인다. 대표적인 뇌 병리 소견인 신경반(혹은 노인반)은 베타 아밀로이드 단백질의 침착과 관련되며, 신경섬유다발은 타우단백질 과인산화와 연관이 있다.

유전적인 요인이 전체 알츠하이머병 발병의 약 40-50%를 설명하는 것으로 보고되었는데, 직계 가족 중 이 병을 앓은 사람이 있는 경우 그렇지 않은 사람보다 발병 위험이 높아진다. 발병 위험을 높이는 대표적인 위험 유전자로 아포지단백 유전자형이 있다. 우리나라에서 시행된 연구 결과를 보면 이 유전자형이 없는 사람에 비해 1개 가지고 있을 경우 약 2.7배, 2개 가지고 있는 경우 17.4배 정도 알츠하이머병의 위험성이 높아지는 것으로 나타나 있다.

그 밖에 아밀로이드 전구 단백질 유전자(염색체 21번에 위치), 프리세닐린 1 유전자(염색체 14번에 위치), 프리세닐린 2 유전자(염색체 1번에 위치) 등에 돌연변이가 있는 경우 가족적으로 알츠하이머병이 발병하는 것으로 알려져 있으나 이들은 모두 40-50대에 발병하는 조발성(초로기) 알츠하이머병의 발병에만 관여하며 대부분의 만발성(노년기) 알츠하이머병의 발병과는 무관하다.

가족력 혹은 유전적 요인 이외 고령은 알츠하이머병의 발병 위험을 증가시키는 주요 요인으로 알려져 있다. 즉, 65세 이후 매 5세 증가 시마다 알츠하이머병 유병률이 약 2배씩 증가하는 추세를 보인다. 그밖에 여성,

낮은 학력, 우울증 병력이나 두부 손상의 과거력 등이 병의 위험도를 높이는 요인으로 알려져 있으나 논란이 있다.

2) 증상

(1) 기억력 감퇴

기억력 감퇴는 알츠하이머병의 초기부터 가장 흔하게 나타나는 증상이다. 최근의 대화내용을 반복적으로 묻게 되고, 약속을 잊는 일이 잦아지며, 최근에 있었던 일이나 사건을 기억하지 못하는 등의 증상이 나타나게 된다. 좀 더 진행하면 사람 만난 일을 잊거나 식사를 하고 난 지 얼마 되지 않아 밥을 찾기도 하며 금방 들었던 말도 곧 잊어버리게 된다. 초기에는 자신의 신상에 관한 정보(가족 이름, 주소, 태어난 곳, 출신 학교, 직업 등)나 오래된 과거에 대한 기억은 비교적 잘 유지되는데, 병이 진행하면 점차 이마저도 잊게 된다.

(2) 언어능력 저하

초기에는 말을 하려 할 때 적절한 단어가 떠오르지 않아 '그것, 저것' 등의 대명사로 표현하거나, 말을 주저하고 말문이 막히는 '단어 찾기 곤란' 증상이 나타난다. 이때는 말을 비교적 유창하게 할 수 있어 주변에서 언어장애가 있다는 것을 잘 느끼지 못한다. 그러나 병이 점차 진행하면서 점차 말로 표현하는 것이 어려워지고 말수도 줄게 되며, 상대방의 말을 잘 이해하지 못하게 된다.

(3) 시공간파악능력(지남력)의 저하

시간이나 장소, 사람을 알아보는 능력을 지남력이라고 한다. 초기에는 시간 지남력이 저하되어 날짜나 요일을 모르는 증상이 나타나고 점차 중요한 기념일이나 집안 대소사 날을 챙기지 못하게 된다. 더욱 심해지면 연도나 계절을 파악하지 못하고 낮과 밤을 혼동해 새벽에 일어나 밥을 하는 등의 모습을 보이기도 한다. 시간 지남력보다 좀 늦게 장소에 대한 지남력 저하가 나타나는데 처음에는 익숙하지 않은 장소에서 혼동을 보이다가 진행되면 늘 다니던 익숙한 곳에서 길을 잃어 헤매는 일도 생긴다.

그러다가 결국에는 자신이 있는 곳이 어디인지 전혀 알지 못하게 된다. 사람에 대한 지남력 장애는 가장 늦게 나타나는데 먼 친지부터 시작해서 진행하면 늘 함께 지내는 자녀나 배우자를 알아보지 못하게 되기도 한다.

(4) 판단력 및 일상생활 수행 능력의 저하

병이 진행하면서 추상적으로 사고하고, 문제를 해결하며, 적절한 결정이나 판단을 내리는 능력이 저하된다. 따라서 일을 계획하거나 결정하며 제대로 수행해 나가는 것이 어려워지기 때문에 큰돈을 관리하거나, 여행 또는 사교모임, 직업 활동 등을 수행하기가 어렵게 된다. 더 진행하면 간단한 돈 계산, 간단한 집안일, 가전제품 사용, 취미활동 등 익숙하게 해오던 일을 처리하지 못하게 되고 결국에는 식사하기, 대소변 가리기, 몸치장하기, 위생관리 등 가장 기본적인 일상 활동들도 스스로 수행하지 못하게 된다.

(5) 정신행동증상

인지기능장애 이외에도 성격 변화, 초조행동, 우울증, 망상, 환각, 공격성 증가, 수면장애, 무감동 및 무관심 등 이른바 '정신행동증상'이 흔하게 동반된다. 본래의 성격과 다르게 의욕이 없고 사람들과 어울리지 않고 집에만 있거나, 반대로 사소한 일에도 짜증, 화, 공격적인 말이나 행동을 보인다(성격 변화). 남들이 물건을 훔쳐 가고 자신을 해치려 한다는 등의 의심과 피해의식에 사로잡히기도 하고(망상), 헛것을 보거나 듣기도 한다(환각).

주변을 배회하거나 안절부절못하고 초조해하며 왔다갔다하기도 하고, 도움을 완강히 거부하고 공격적인 행동을 하기도 한다(초조행동). 그 밖에 불면과 같은 수면장애도 흔하며, 저녁이 되면서 혼돈이 심해지는 일몰증후군이 나타나기도 한다.

(6) 신체 증상

알츠하이머병이 상당히 진행되면 대소변 실금이 나타나고, 몸이 경직되고 보행장애가 나타나 거동이 힘들어진다. 거동 장애와 더불어 욕창, 폐렴, 요도 감염, 낙상 등의 신체적 문제가 합병증으로 나타나기가 쉽다.

3) 진단

알츠하이머병 진단에 있어 환자에 대해 가장 잘 알고 있는 보호자의 보고를 통한 정확한 병력 청취가 매우 중요하다. 의사는 이전에 비해 기억력을 포함한 인지기능의 변화가 있는지, 있다면 언제부터 어떠한 양상으로 나타났는지 확인하고, 신체검사와 신경학적 검사, 정신상태 검사, 일상생활 기능수준 검사, 혈액검사 등의 실험실 검사, 뇌영상학검사, 신경심리검사 등을 통해 진단을 내린다.

4) 검사

(1) 신체검사와 신경학적 검사

환자의 인지기능에 영향을 줄 수 있는 신체 질환 및 뇌신경계 질환의 징후가 있는지 진찰한다.

(2) 정신상태 검사

기억력 등의 인지기능을 평가하고 섬망이나 혼돈과 같은 의식의 장애가 있는지, 우울증이나 망상, 환각 등의 동반된 정신행동증상이 있는지를 평가한다.

(3) 일상생활동작 검사

일상생활에서의 기능 수준이 어느 정도인지를 평가한다. 식사하기, 옷 입기, 씻기, 대소변 가리기 등의 기본적인 일상생활과 전화하기, 음식물 만들기, 돈 관리하기 등과 같은 좀 더 복잡한 일상생활 동작에 대해 평가한다. 이러한 검사는 진단을 위한 평가뿐만 아니라 향후 환자 관리에도 도움을 줄 수 있는 기본적인 정보가 된다.

(4) 혈액검사 등의 실험실 검사

치매 상태를 초래할 수 있는 여러 신체 질환을 파악하기 위해 빈혈검사, 간기능검사, 신기능검사, 당뇨검사, 비타민검사, 갑상선기능검사, 지질검사, 흉부 X레이, 심전도, 소변검사 등 다양한 실험실 검사를 시행한다.

(5) 뇌 영상검사

뇌 영상검사는 자기공명영상[MRI], 컴퓨터단층촬영[CT] 등 구조적 뇌 영상검사와 양자방출단층촬영[PET], 단일광자방출촬영[SPECT] 등 기능적 뇌 영상검사로 구분된다. 자기공명영상과 컴퓨터단층촬영은 뇌의 구조나 모양을 살펴보기 위한 검사로 알츠하이머병에서 나타나는 뇌의 위축, 뇌실 확대 등 뇌의 구조적 이상 소견을 확인할 수 있다. 근래에는 컴퓨터단층촬영보다 해상도가 높은 자기공명영상을 널리 사용한다. 알츠하이머병에서는 자기공명영상 검사상 특징적인 내측두엽 위축 소견이 비교적 초기 단계에서부터 확인되는 경우가 흔하다.

양자방출단층촬영이나 단일광자방출촬영과 같은 기능적 뇌 영상검사를 시행하면 뇌의 혈류량 또는 뇌의 포도당 대사능력 등을 측정함으로써 뇌 각 부위의 기능 이상을 확인할 수 있다. 구조적 뇌 영상검사에서 별다른 이상이 나타나지 않는 초기 알츠하이머병의 경우에도 이러한 기능적 뇌 영상검사로 뇌 기능의 저하 여부와 저하 부위(관자엽 및 마루엽 대사 저하)를 조기에 확인할 수 있어 조기 진단에 매우 유용하다. 검사 정확도에 있어 양자방출단층촬영이 단일광자방출촬영보다 우수하여 기능적 뇌 영상검사가 필요한 경우 양자방출단층촬영 사용이 권고된다.

(6) 신경심리검사

신경심리검사는 뇌 기능과 관련된 다양한 인지기능을 객관적으로 정밀하게 평가하는 검사이다. 신경심리검사에는 기억력, 언어능력, 주의집중력, 판단능력, 계산능력, 수행능력, 시공간파악능력 등 다양한 인지영역에 대한 광범위한 평가가 포함된다. 신경심리검사 결과를 통해 어떤 영역의 인지기능이 어느 정도 수준으로 저하되었는지에 대한 객관적 정보를 얻을 수 있으며, 이러한 정보는 치매 여부의 진단이나 원인 감별에 참고자료로 활용된다.

또한 치료 시작 전 신경심리검사를 통해 환자의 기저 인지기능 수준에 대한 정보를 미리 얻어 둠으로써 향후 치료효과 파악을 위한 기준으로 활용할 수 있다.

5) 치료

알츠하이머병의 근본적인 치료 방법은 아직 개발되지 않았지만 증상을 완화시키고 진행을 지연시킬 수 있는 약물이 임상현장에서 사용되고 있다. 대표적인 약물로 아세틸콜린 분해효소 억제제가 있는데, 이 계열의 약물은 병의 진행을 완전히 막을 수는 없으나 약 6개월에서 2년 정도 진행을 늦추는 효과가 있다. 이 약물은 알츠하이머병 환자의 뇌에서 감소되어 있는 아세틸콜린이라는 신경전달 물질의 양을 증가시킴으로써 작용하며 뇌손상이 심하지 않은 경도 및 중등도 환자에 보다 효과적이다.

중등도 이상으로 진행된 알츠하이머병에서는 NMDA 수용체 길항제가 사용되기도 한다. 비약물적 치료가 약물치료와 병행하여 사용되기도 한다. 비약물치료 기법으로는 손상된 인지 영역을 훈련시키거나, 손상되지 않은 인지 영역을 극대화하여 손상된 인지영역을 보완해주는 기억력 훈련, 인지재활치료, 현실 지남력 훈련 등이 알려져 있다. 이러한 약물 및 비약물치료들은 조기 치료가 중요하며 가능한 한 빨리 치료할수록 치료 반응이 좋다.

인지기능 저하뿐만 아니라 알츠하이머병에서 빈번하게 동반되는 망상, 우울, 불안, 초조, 수면장애, 공격성 등의 각종 문제행동 등 정신행동 증상에 대한 치료도 매우 중요하다. 함께 사는 보호자들이 가장 큰 고통을 받는 것이 바로 이러한 문제행동 또는 정신행동증상이기 때문이다. 정신행동증상은 많은 경우 환자의 신체적 불편이나 불안정한 주위 환경이 원인이 된다.

따라서 통증이나 피로감, 변비, 약물 부작용 등으로 인한 신체적인 이상을 개선해주거나 시끄럽고 혼란스런 물리적 환경, 부정적이고 비판적인 간병인과 같은 정서적 환경 등 환자를 둘러싼 주변 환경에서의 문제를 잘 파악하고 조절해 줌으로써 정신행동증상이 상당히 호전될 수도 있다. 비약물치료만으로 조절이 어려운 경우 약물치료를 병행하는데 증상에 따라 항정신병 약물, 항우울제, 항불안제, 기분조절제, 수면제 등 다양한 정신과적 약물이 사용된다.

6) 경과/합병증

알츠하이머병은 일반적으로 8-10년에 걸쳐 서서히 진행이 된다. 경미한 기억장애만을 보이는 초기 단계에서부터 의미 있는 대화가 불가능해지고 여러 가지 신체적인 증상이 나타나는 말기에 이르기까지 매우 다양하면서도 심각한 증상들이 나타난다. 초기에는 기억력 저하가 주로 나타나며 정신행동증상(무관심, 우울, 불안 등)이 동반되어 나타날 수 있다. 이후 기억력을 포함한 인지 기능의 현저한 저하가 나타나며 일반적으로 정신행동증상이 심해지는 경향을 보인다.

이러한 정신행동증상으로 인해 보호자에게 많은 고통과 부담을 주어 시설 입소를 하게 되는 중요한 원인이 되기도 한다. 말기 치매의 경우 신경학적 증상과 기타 신체적 합병증이 되어 독립적인 생활이 불가능하며 대소변 실금, 욕창, 폐렴, 요로 감염 등의 합병증으로 사망에 이르게 된다.

7) 예방방법

알츠하이머병은 건강한 생활을 통해 상당부분 예방 가능하며 이를 위해 다음의 사항을 잘 인식하고 실천해야 한다.

(1) 고혈압, 당뇨, 심장병, 높은 콜레스테롤을 치료해야 한다.
(2) 과음, 흡연을 하지 않는다.
(3) 우울증을 치료한다.
(4) 즐겁게 할 수 있는 일이나 취미활동을 지속한다.
(5) 머리 부상을 피한다.
(6) 약물 남용을 피한다.
(7) 환경이나 생활방식을 급격하게 바꾸어 혼란을 주는 것을 피한다.
(8) 의식주는 독립심을 갖고 스스로 처리한다.
(9) 체력에 맞게 일주일에 3일 이상 하루 30분 이상 적절한 운동을 한다.
(10) 건강한 식이 생활을 한다.

8) 생활 가이드

(1) 환자가 규칙적으로 생활을 하게 함으로써 혼란스러움에서 벗어나 안정을 취하게 하는 것이 도움이 된다.
(2) 환자들이 할 수 있는 부분은 될 수 있는 대로 스스로 할 수 있도록 도와줌으로써 자존심을 지켜준다.
(3) 환자의 돌봄에 있어 환자의 존엄성이 유지되는 것이 중요하다.
(4) 환자의 실수에 대해 지나치게 지적하거나 부질없는 말싸움을 하지 않도록 조심하고 질병으로 인한 실수하는 점을 이해한다.

(5) 환자에게 복잡한 일이나 많은 선택권을 맡기지 말고 일은 단순하게 하며 남은 능력을 최대한 활용할 수 있도록 격려한다.

(6) 환자의 정신적, 신체적 건강을 유지하기 위해 지속적인 의사의 진료와 적절한 식이를 유지하고 운동을 권장한다.

(7) 언어적인 의사소통보다 비언어적인 의사소통이 중요할 수 있으며 원활한 의사소통을 위해 노력을 해야 한다.

(8) 달력, 시계, 사진, 적절한 조명, 편안한 환경 등을 통해 지남력을 유지시키도록 한다.

(9) 식사 시 천천히, 조금씩 먹도록 하고 연하곤란이 있을 경우 의사와 상의한다.

(10) 공격적인 행동을 보일 때는 주의를 전환시키거나 일시적으로 자리를 피하여 자해와 타해의 위험을 막는다.

(11) 보호자는 환자에게 받는 스트레스를 극복하기 위해 철저한 자기 관리가 요구되며 가족 간의 고통 분담, 자신만의 시간을 갖기, 자신의 한계 인정하고 도움 및 조언을 청함, 보호자 자신의 중요성 인식 등이 필요하다.

9) 식이요법

건강에 좋은 음식을 먹는 습관이 알츠하이머병에 도움이 될 수 있으며 안전한 식생활은 다음과 같다.

(1) 과도한 음식 섭취를 피한다.

(2) 좋은 지방(오메가 3, DHA, EPA, 리놀렌산, 리올리브유)이 많이 들어 있는 해산물, 등 푸른 생선, 견과류, 아마씨, 올리브유 등을 섭취하

고, 나쁜 지방(오메가 6, 동물성 포화지방, 경화 식물성 기름, 전이 지방산, 야채 기름)이 많은 육류, 버터, 치즈, 마가린, 마요네즈, 가공식품, 옥수수/홍화/해바라기씨 기름 등을 피한다.

(3) 비타민을 적절히 섭취한다.

(4) 항산화 식품(자두, 건포도, 블루베리, 딸기, 시금치, 케일, 브로콜리, 근대 등의 색이 짙은 과일과 채소)을 섭취한다.

(5) 지나친 카페인 섭취를 피한다.

(6) 물을 충분히 마신다.

10

정신의학의 역사

1) 정신의학이란?

(1) 정의

정신의학 또는 신경정신의학, 신경정신과, 정신건강의학과, 정신과는 정신 질환을 연구하고 치료하는 의학의 한 분야이다. 이를 주 대상으로 하는 병·의원의 대한민국 의료법 시행규칙상 법적 명칭은 정신건강의학과이다. 정신질환은 단일한 병으로 인식된 가장 오래된 병이다. 정신의학이라는 과학적인 용어가 생겨나기 이전부터, 역사적으로 인류사회에서는 시대에 따라 정신 질환, 즉 인간의 이상행동에 대하여 여러 가지 관점을 지녀왔다. 크게 보면 신체적 원인과 심리적 원인으로 정신의 문제를 설명하려는 두 가지 관점은 역사 이래로 지속되어 왔다. 최근 정신 질환의 신경생물학적 원인이 밝혀지기 시작하고, 정신과적 약물치료가 주요 치료 방법으로 자리 잡게 되면서 정신건강의학과라는 명칭을 사용하게 되었다.

현대의 정신건강의학과에서는 조현병(정신분열병), 조울증 및 우울증, 강박증, 공황장애, 외상 후 스트레스 장애, 성격장애, 치매, 수면장애, 알코올 및 약물 중독, 스트레스 장애, 정신신체 장애 등 다양한 정신 질환들을 전문적으로 평가하고 치료한다. 정신건강의학과의 치료는 일반적으로 입원 치료와 외래 치료로 나누어진다. 입원 환자에게는 생물학적 및 심리적 측면에 대한 종합적인 접근으로 정신건강의학과적 약물치료, 개인 정신 치료, 집단 치료, 환경 요법, 행동 요법, 각종 미술, 오락, 작업, 운동 요법 등이 다각적으로 시행된다.

외래 환자에게는 질환의 특성에 맞추어 정신과적 약물치료, 개인 정신 치료, 정신분석, 집단 치료 등이 시행되며, 특수 치료로 경두개자기자극 치료, 광선 치료, 바이오피드백 치료, 인지재활 치료, 전기경련 치료 등을 시행하여 종합적인 정신건강 서비스를 제공한다. 소아정신건강의학과에서는 주의력 결핍 과잉행동 장애, 전반적 발달장애(자폐증), 틱tic 장애, 언어 장애, 지적 장애, 품행 장애, 행위 중독(게임 중독 등) 등의 질환들을 평가하고 치료한다. 아동청소년기의 정신분열병, 조울증 및 우울증, 불안장애 등도 치료의 대상이다.

치료에서는 정신건강의학과적 약물치료와 함께 질환의 특성에 맞춘 심리사회적 치료가 시행되는데, 주의력 결핍 과잉행동 장애[ADHD] 환자들을 위한 부모 교육/집단 치료/사회성 증진 프로그램, 발달장애 환자들을 위한 집단 치료 교육 프로그램 등이 대표적인 예이다.

(2) 진료질병

조현병(정신분열병), 우울증, 강박증, 공황장애, 외상 후 스트레스 장애, 알코올 중독, 약물 중독, 자폐증, 주의력 결핍 과잉행동 장애, 게임 중독

① 성인 정신질환

조현병(정신분열병), 기분 장애(조울증, 우울증), 강박증, 불안 장애(공황 장애, 공포증 외상 후 스트레스 장애), 신체형 장애, 치매, 기억 장애, 노화성 인지 감퇴증, 수면 장애(불면증, 기면병), 약물 중독, 알코올 중독, 스트레스 장애, 정신신체 장애, 암환자 정신 장애 등

② 소아 정신질환

주의력 결핍 과잉행동 장애, 전반적 발달장애(자폐증), 틱 장애, 언어 장애, 지적 장애, 품행 장애, 게임 중독, 아동청소년기의 조현병(정신분열병), 조울증 및 우울증, 불안 장애 등

(3) 주요시술

약물치료, 전기 경련 치료, 정신 치료, 인지 행동 치료, 집단 치료

정신건강의학과의 치료는 생물학적 치료와 심리사회적 치료로 크게 나누어진다. 생물학적 치료 중에서는 약물치료가 가장 큰 비중을 차지하며, 경두개자기자극 치료, 광선 치료, 바이오피드백 치료, 전기경련 치료, 정신외과 수술 등이 있다. 심리사회적 치료에는 개인 정신 치료, 정신분석, 인지행동 치료, 집단 치료, 가족 치료 등이 있다. 대표적인 치료들만 간단히 언급하기로 한다.

① 약물치료

정신건강의학과에서 사용하는 약물들은 뇌에 작용함으로써 정신 기능 또는 행동에 영향을 미치는 약물들이다. 더 나아가 약물의 작용기전에 대한 연구들은 정신질환의 신경생물학적 원인을 밝히는 데도 결정적으로 공헌하고 있다. 약물은 항정신병 약물, 기분 조절제, 항우울제, 항불안제, 수면 진정제, 정신 자극제, 치매 치료제 등으로 구분된다.

② 전기 경련 치료

전기 경련을 유발하여 뇌 내의 단백질 합성, 세포막 투과도 등에 영향을 미침으로써 치료 효과를 내는 방법으로 약물치료로 잘 조절되지 않는 조증이나 우울증, 긴장형 조현병 등에서 효과적인 치료법이다.

③ 정신 치료

정신 기능의 균형 이상으로 인한 사고, 정서 및 행동의 장애와 인격의 문제점을 의사전달 수단을 통하여 치료하는 방법이다. 더 나아가 정신역동에 대한 이해를 통하여 통찰을 얻음으로써 인격의 성숙을 기할 수 있는 치료 방법이기도 하다. 프로이트가 정신분석을 창안해 낸 이래 여러 가지 정신 치료 방법들이 개발되었다. 정신분석, 정신분석적 정신 치료, 단기 정신 치료 등으로 크게 구분된다.

④ 인지 행동 치료

인지 과정의 문제 및 학습된 비정상적 행동을 체계적으로 교정하는 치료 방법으로 우울증, 불안 장애, 공포증 등에서 주로 사용된다. 구체적인 치료 기법으로는 이완 훈련, 체계적 탈감작법, 행동 수정 기법 등이 있다.

⑤ 집단 치료

개인 정신 치료와 같이 환자의 정신적 고통을 덜어주고 내재한 갈등을 집단 내의 대인관계 속에서 표현하게 함으로써 행동의 변화가 일어나게 하고, 사회생활이나 대인관계의 긍정적인 개선을 도모하는 치료 방법이다.

(4) 주요검사

심리 검사, 전산화 뇌전기 활동도 검사, 전산화 신경 인지 기능 검사, 수면 검사

① 심리 검사

정신의학적 진단을 보조하고 치료의 방침을 세우는 데 도움을 주기 위하여 시행하는 검사이다. 정신과적 진단 평가, 신경 심리 평가, 성격 평가, 지능 평가, 기억력 검사, 학습 평가, 주의력 평가, 전두엽 관리 기능 검사 등의 검사들이 있다.

② 전산화 뇌전기 활동도 검사

자동화된 뇌파 분석 시스템으로 뇌파의 스펙트럼 분석, 유발전위 검사 등을 통하여 새로운 신경정신과적 진단 도구로서의 유용성이 입증되고 있는 검사이다.

③ 전산화 신경 인지 기능 검사

뇌 손상을 비롯한 여러 가지 뇌의 기질적 문제와 정신 질환으로 인한 인지 기능의 결함을 정확하고 효율적으로 측정함으로써 환자의 진단 및 치료 계획의 수립에 도움을 주는 검사이다.

④ 수면 검사

수면의 여러 단계를 평가하기 위하여 뇌파, 안구 운동, 근육 운동, 호흡 패턴, 혈중 산소 농도 등의 여러 채널을 동시에 관찰하는 검사이다.

2) 정신의학의 역사

철학적 관점에서 보면 정신과 신체의 개념이 매우 달랐다. "나는 생각한다. 고로 존재한다"라고 한 17세기 르네 데카르트(1596–1650년)는 세계가 정신과 물질로 이루어져 있는데 인간만이 정신과 육체로 이루어져 있고 나머지 동물은 물질로만 이루어져 있다는 심신이원론을 주장했다. 인간이 생각하는 것은 정신의 영역이고, 배가 아픈 것은 신체(물질)의 영역으로 서로 분리돼 존재한다는 것이다. 그리고 뇌해부학으로 발견한 솔방울샘(송과체)을 통해 정신과 신체가 상호작용을 할 것이라 주장했다.

이런 철학 사조의 영향으로 신체를 다루는 의학은 정신을 다루는 정신의학이나 종교와 별개의 영역이라고 생각하는 흐름이 지속되었다. 따라서 정신의학이 의학의 한 부분으로 편입하는 데에도 많은 시간과 노력이 필요했다. 뇌라는 물질에서 정신이 작동할 것이라고 생각하기 어려웠고, 신체 질환과 정신의 상호작용이 존재한다는 아이디어를 발전시키기란 더욱 어려웠다. 이런 경향 속에서 19세기부터 데카르트의 심신이원론에 반기를 들고 마음과 몸의 상호작용을 제기하는 의사들이 등장했다. 1818년 독일의 의사 요한 크리스티안 아우구스트 하인로트(1773–1843년)는 인간은 정신과 신체라는 두 요소로 구성되는데, 신체는 외부에 존재하고 정신은 내부에 존재한다는 이원론적 개념을 바탕으로 둘 사이에 상호작용이 있다고 생각했다. 이를 '정신신체'라는 용어를 처음 사용하여 설명했다.

19세기 중반, 프랑스의 장 마르탱 샤르코(1825~1893년) 등이 적극적으로 시도한 최면술도 정신과 신체의 상호작용을 반영하는 것이었다. 이를 프로이트가 정신분석으로 발전시켰다면 아돌프 마이어(1866~1950년)는 본격적으로 의학 영역에 정신신체라는 개념을 도입했다. 그는 스위스에서 미국으로 건너가 뉴욕병원 정신질환연구소 소장을 거친 후 존스 홉킨스 병원의 헨리 핍스 클리닉에서도 원장으로 일했다.

마이어는 내적 병리와 함께 환경에 제대로 적응하지 못하는 심리적 이유로 병이 생기는데, 신체와 심리를 하나의 유닛으로 봐야 한다고 생각했다. 그리고 마음이라는 개념적 실체와 뇌라는 현실적 실체가 따로 움직인다는 관점을 극복하고 정신생물학적 통합을 지향해야만 인간을 총체적으로 이해할 수 있다고 했다. 그런 점에서 마이어는 명확한 진단 분류를 최우선으로 하는 에밀 크레펠린(1856~1926년)의 접근법에 반대하는 입장이었다.

마이어는 진단도 중요하지만 사람을 파악하고 이해하는 것이 우선이라고 여겼다. 진단명을 가진 환자로만 보면 '한 명의 아픈 사람'으로 이해하는 것을 놓칠 수 있기 때문이다. 그래서 환자를 병원에서 데리고 나와 거주지에서 치료했다. 그는 환자의 삶이 상식적인 수준으로 개선되어야 질병에서 벗어날 수 있다면서 증상 자체만 인위적으로 좋아지는 것의 한계를 지적했고, 이를 상식 정신의학이라고 했다. 지금 증상이 있는 시기뿐 아니라 일생 동안 벌어진 일을 차트로 적는 기법을 치료에 적극적으로 이용하는 등 사람 전체를 보려는 노력을 지속했다. 이런 접근은 현대 의학이 세분화되고 진단 장비가 발달하면서 의학 전반에서 더욱 가치를 인정받게 되었다.

마이어의 개념적 접근들은 이후 많은 연구를 통해 객관적으로 입증되었다. 1950년대 중반 미국의 심장내과 의사 마이어 프리드먼(1910-2001년)과 레이 로젠먼은 산업화한 지역에서 급격히 증가한 관상동맥 질환에 대해 고혈압, 흡연, 높은 콜레스테롤 수치만으로는 설명할 수 없자 성격 유형과 관련이 있는지 조사했다. 그러자 조바심, 공격성, 성취욕, 시간적 긴박감, 인정 욕구가 강한 사람들에게 심혈관 질환 발병 위험이 높다는 것이 밝혀져 이를 A형 성격이라 했으며, 그 반대를 B형 성격이라 했다. 생활습관과 질병의 인과관계를 밝히기 위해 미국 매사추세츠 주의 작은 마을, 프래밍험의 주민들을 대상으로 실시한 프래밍험 심장 연구에서도 정신과 신체의 관련성이 반복해서 입증됐다. 4년 이상이 걸린 장기 추적 관찰에서 A형 성격으로 평가된 사람은 협심증이나 심근경색에 대한 다른 위험인자를 보정했음에도 여전히 심장 질환이 많이 발병해, 독립적인 위험인자로 평가된 것이다.

현재 정신신체의학은 정신과 내에서도 미국 정신의학회가 인정하는 6번째 분과 전문의다. 이는 시대적 변화가 반영된 것으로, 지난 10년간 암과 같은 중증 신체 질환의 치료 실적이 좋아지면서 특히 정신신체의학적 접근이 중요해지고 있다. 1960년대만 해도 암을 진단받는다는 것은 대부분 죽음을 의미했기 때문에 정신과에서는 환자의 가족들이 진단 결과를 환자에게 숨길 것을 요청할 때 환자의 알 권리에 대한 문제나, 임종을 앞둔 환자의 심리를 어떻게 다룰 지에 대한 고민이 중요한 이슈였다. 그러나 1990년대 이후 암의 치료 성과가 좋아지고, 암 진단 이후 생존한 사람이 늘어나면서 관심의 영역도 달라졌다.

2015년을 기준으로 한국에서는 약 100만 명이 암 진단을 받고 현재 생존해있다. 이는 50명 중 한 명이 암 환자일 정도로 높은 수치다. 이제는 '암을 진단 받고 치료하는 과정에 경험하는 삶의 질'도 중요하다고 여긴다. 즉 암 진단을 받고 힘든 항암 치료 과정을 거치는 동안 인간적 존엄성과 삶의 질을 유지하고, 사회적 기능을 해낼 수 있도록 돕는 것이 치료 성과뿐 아니라 치료 기간 동안의 삶의 만족도를 올릴 수 있다. 실제로 약 10-15퍼센트 정도의 암 환자에게 불안장애, 우울장애와 같은 정신질환이 발생하는데 심한 정신질환이 아니더라도 치료 실패, 죽음, 재발에 대한 강한 불안이 다모클라스 증후군으로 나타나기도 한다. 체력적 약화와 재발에 대한 두려움으로 신체 능력치가 떨어져 쉽게 피곤해하고, 스트레스에 취약한 한편 수술이나 항암 치료와 관련한 외상 후 스트레스 장애도 적지 않다. 이러한 측면에서 암 환자 대상의 정신과적 도움이 요구되며, 효과 또한 상당하다. 암세포가 전이된 유방암 환자들을 모아 서로의 어려움을 공유하며 정서적으로 지지하는 집단치료를 시행했더니 치료를 시행하지 않은 집단에 비해서 일 년 반을 더 생존했다. 이런 연구 증거들이 쌓이면서 최근 많은 종합병원에서 만성 신체질환이나 암환자를 위한 클리닉을 개설하고 있다.

과거 정신의학은 의학적 범주로 분류할 필요성은 있지만 다른 의학과 별개로 분류되는 애매한 위치에 있었다. 진단 기준과 치료법의 발전으로 의학의 영역에 들어간 20세기 중반 이후에도 정신의학을 향한 모호한 시선은 의료계나 환자 모두에게서 사라지지 않았다. 똑같이 뇌 연구를 기반으로 하는 의학인 신경학, 신경외과, 재활의학과와 달리 진단과 치료에 대한 불신이 여전히 남아 있다. 그러나 노령화, 의학기술의 발달에 의한 치료 성공률 증가, 삶의 질에 대한 욕구 강화라는 사회적 변화는 정신신체 의학적 개념을 가진 정신과 의사를 요구하기 시작했다. 요구에 부응해 지난 10년간 종합병원에서 정신의학은 한 분과로서 효율성을 중요시할 수밖에 없고, 갈수록 세분화 되면서 진단 위주로 환자를 대하는 현대의학의 한계를 보완할 수 있었다. 이제 '진단'이 아닌 '신체-정신-사회'의 전인적 측면에서 '몸과 마음의 상호작용' 개념을 기반으로 환자를 이해하고 '현대 의학의 지식'도 가진 의사가 21세기 정신과 의사의 새로운 지향점이 되고 있다.

제10장

인공지능에 대하여

1

인공지능의 정의

인공지능은 기계로부터 만들어진 지능을 말한다. 컴퓨터 공학에서 이상적인 지능을 갖춘 존재, 혹은 시스템에 의해 만들어진 지능, 즉 인공적인 지능을 뜻한다. 일반적으로 범용 컴퓨터에 적용한다고 가정한다. 이 용어는 또한 그와 같은 지능을 만들 수 있는 방법론이나 실현 가능성 등을 연구하는 과학 분야를 지칭하기도 한다.

한편 인공지능이란? 질문에 대답하기는 매우 어렵다. '이는 의식이나 자아 혹은 심리(무의식을 포함해서) 등이 무엇인가', 그리고 '우리가 연구할 수 있는 유일한 종류의 지능인 인간의 지능은 어떠한 요소로 구성되어 있는가?' 라는 문제를 제기하기 때문이다. 인간의 지능적인 행동을 연구하거나 이해하는 것은 무척이나 어렵고 복잡한 작업이다. 기존의 모델과 다른 각도에서 접근하고 있는 동물과 인공지능의 관계에 대한 연구는 그 타당성을 널리 인정받고 있다.

2

인공지능의 적용

인공지능은 어떠한 지능과 관련된 일과 관계가 있다. 현대 인공지능 기술은 너무나도 방대하다. 가장 대표적인 인공지능의 예는 자율주행자동차, 의학 진단, 예술, 수학 정리 증명, 게임 등이다.

소셜미디어가 텔레비전을 제치고 정보 배달에 있어 큰 역할을 주도하면서 주요한 출판사들은 인공지능 기술을 사용하여 기사를 올려 효율을 높이고 있다.

1) 인공두뇌학과 초기 신경 네트워크

생각하는 기계에 대한 초기 연구는 30년대 후기에서부터 50년대 초기에 유행한 아이디어에 영감을 얻은 것이었다. 당시 신경학의 최신 연구는 실제 뇌가 뉴런으로 이루어진 전기적인 네트워크라고 보았다. 위너가 인공두뇌학을 전기적 네트워크의 제어와 안정화로 묘사했으며, 섀넌의 정보 과학은 디지털 신호로 묘사했다. 또 튜링의 계산 이론은 어떤 형태의 계산도 디지털로 나타낼 수 있음을 보였다. 이런 여러 밀접한 연관에서, 인공두뇌의 전자적 구축에 대한 아이디어가 나온 것이다. 월터의 거북이 로봇이 이 아이디어를 중요하게 포함한 연구의 예이다. 이 기계는 컴퓨터를 사용하지 않고 아날로그 회로를 이용했지만, 디지털의 전자적, 상징적 추리를 보여주기엔 충분했다. 월터 피츠와 워런 매컬러는 인공 신경망에 기인한 네트워크를 분석하고 그들이 어떻게 간단한 논리적 기능을 하는지 보여주었다. 그들은 후에 신경 네트워크라 부르는 기술을 첫번째로 연구한 사람이다. 피츠와 매컬러는 24살의 대학원생인 젊은 마빈 민스키를 만났고, 민스키는 1951년 첫번째 신경 네트워크 기계인 SNARC를 구축했다. 민스키는 향후 50년 동안 인공지능의 가장 중요한 지도적, 혁신적 인물 중 하나가 되었다. (출처: 위키백과의 '인공지능'에서 인용함)

2) 신경망 이론의 복귀

물리학자 존 홉필드는 1982년에 완벽한 새로운 길에서 정보를 프로세스

하고 배울 수 있는 신경망의 형태를 증명해냈다(현재 '홉필드 네트'라고 불림). 이 시기에 데이비드 럼멜하트는 (폴 워버스에 의해 발견된) "역전파"라고 불리는 신경망을 개선하기 위한 새로운 방법을 알리고 있었다. 이러한 두 가지 발견은 1970년 이후 버려진 신경망 이론이라는 분야를 복구시켰다. 새로운 분야는 1986년 분산 병렬처리의 형태로부터 영감을 받았고 이와 같은 형태로 통일되었다. 2권 분량의 논문 집합은 럼멜하트와 물리학자인 제임스 맥클레랜드에 의해 편집되었다. 신경망은 1990년대에 광학 문자 인식 및 음성 인식과 같은 프로그램의 구동 엔진으로 사용되며 상업적으로 성공했다. (출처: 위키백과의 '인공지능'에서 인용함)

3) 인공지능과 4차 산업혁명

세계는 이미 4차 산업혁명에 진입했으며 인공지능은 빠르게 인간을 대체해 나갈 것이다. 또, 널리 퍼져 있지 않을 뿐 미래는 이미 와 있으며 인공지능, 정보기술, 클라우드 컴퓨팅, 빅데이터 등이 융합되면서 4차 산업혁명이 발생하고 있다. 과거 산업혁명이 '기계근육'을 만드는 과정이었다면 4차 혁명에서는 '기계두뇌'가 탄생할 것이다(그림 10-1).

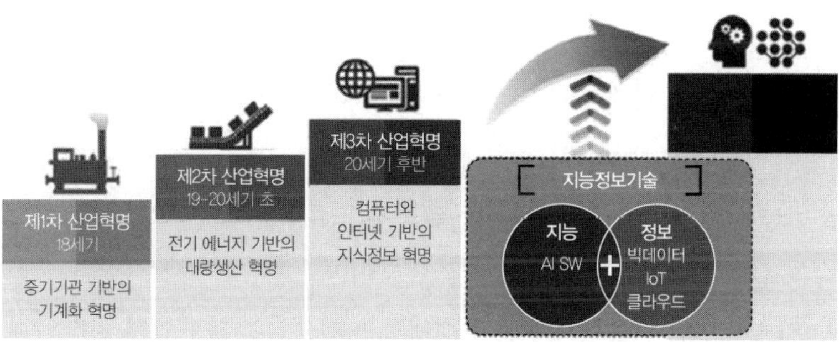
제1차 산업혁명
18세기
증기기관 기반의
기계화 혁명
제2차 산업혁명
19-20세기 초
전기 에너지 기반의
대량생산 혁명
제3차 산업혁명
20세기 후반
컴퓨터와
인터넷 기반의
지식정보 혁명
지능정보기술
지능
AI SW
정보
빅데이터
IoT
클라우드

그림 10-1. 제4차 산업혁명

제1차 산업혁명 발생시, 산업 기계에 의해 일자리를 잃을 것이 두려웠던 노동자들이 러다이트(기계파괴운동)를 일으켰다. 이와 유사하게, 인공지능에 의한 4차 산업혁명으로, 많은 사람들이 미래에 일자리를 잃을 것을 우려하고 있다. 한 온라인 설문조사에 따르면, 응답자의 70.1%가 미래에 인공지능에 의해 인간의 직업이 줄어들 것이라고 예상했다. (출처: 위키백과의 '인공지능'에서 인용함)

4) 인공지능 기술의 실용적인 응용

인공지능의 궁극적인 목표인 인간과 같은 지능의 개발이 어려움을 겪자, 다양한 응용 분야가 나타나게 되었다. 대표적인 예가 리스프LISP나 프롤로그Prolog와 같은 언어인데, 애초에 인공지능 연구를 위해 만들어졌으나 지금에 와서는 인공지능과 관련이 없는 분야에서도 사용되고 있다. 해커 문화도 인공지능 연구실에서 만들어졌는데, 이 중에서도 다양한 시기에 매카시, 민스키, 페퍼트, 위노그라드(SHRDLU를 만든 뒤에 인공지능을 포기했다)와 같은 유명인의 모태가 된 MIT 인공지능 연구소가 유명하다.

다른 많은 시스템들이 한때 인공지능의 활발한 연구 주제였던 기술들에 바탕을 두고 만들어졌다. 그 예들은 다음과 같다.

(1) 체커스 게임에서 치누크는 사람과 기계를 통합한 세계 챔피언을 차지했다. (1994년)

(2) 체스를 두는 컴퓨터인 딥 블루가 가리 카스파로프를 물리쳤다. (1997년)

(3) 불확실한 상황에서 추론을 수행하는 기술인 퍼지 논리가 공장의 제어 시스템에서 광범위하게 사용되고 있다.

(4) 전문가 시스템이 산업적으로 이용되고 있다.

(5) 아직은 인간 번역사에 미치지 못하지만, 시스트란SYSTRAN과 같은 자동번역기가 광범위하게 사용되고 있다.

(6) 인공신경망이 침입 탐지 시스템에서 컴퓨터 게임까지 다양한 분야에 사용되고 있다.

(7) 광학 문자 판독 시스템은 무작위로 생성된 타자 문서를 텍스트 형태로 변환시킬 수 있다.

(8) 필기체 인식 시스템이 수백만의 PDA에서 사용되고 있다.

(9) 음성 인식 기술은 상업적으로 이용 가능하고 광범위하게 적용되고 있다.

(10) 컴퓨터 대수 시스템인 매스매티카나와 같은 시스템들은 흔하게 사용되고 있다.

(11) Machine vision (기계가 물체를 시각적으로 인식하는 일) 시스템들이 하드웨어 검사나 보안 분야와 같은 다양한 산업 현장에서 이용되고 있다.

인공지능 분야와 과학 소설 분야에서는 인공지능 시스템이 인간 전문가의 판단을 대체하리라는 예상이 계속해서 제기되어 왔다. 오늘날에는 몇몇 공학이나 의약 조제 같은 특정 분야에서 전문가 시스템이 인간 전문가의 판단을 보조하거나 대체하고 있다. (출처: 위키백과의 '인공지능'에서 인용함)

3

어떻게 인공지능은 의료의 영역에서 생명을 살리는가?

아이디씨IDC는 세계적으로 인공지능에 돈을 쓸 것이고 2020년쯤에는 '인지적 컴퓨터 조작법'은 엄청나게 큰 그야말로 460억 달러에 이를 것이라고 예측하였다. 모든 과학기술 대기업은 여러분이 말하는 "투자수익률"보다 더 빠르게 승선하고 있다. 그렇다면, 정확히 인공지능이란 무엇일까? 인공지능 시스템이란, 실제적인 인간의 행동을 지능적으로 따라하고, 연관성을 창조하기 위하여 자기 스스로 배울 수 있고, 방대한 양의 데이터를 고속으로 처리할 수 있는 것이다.

인공지능은 의료 영역의 일상적이고 반복적인 일에서 성과를 올리고 있는 중이다. 이는 특히 암을 찾는 경우에서 그렇다. 딥-러닝의 힘을 차용하여서, 현재 알고리즘은 암을 표상하는 이미지의 픽셀 구성과, 그렇지 않은 이미지의 픽셀 구성을 구분할 수 있도록 훈련받을 수 있다. 이는 페이스북의 인식 소프트웨어가 당신이 친구들의 이름을 입력하지 않더라도, 그들의 그림에 꼬리표를 달아주는 것과 다르지 않다. 이 소프트웨어는 이상한 점을 찾기 위하여 (MRI, CT 등) 수많은 의학 관련 그림들을 모으고 그 다음을 진행할 수 있다.

미국 식품의약국은 최근에 의사들이 심장 이상을 분석하고 진단하는데 도움을 주도록 한 인공지능 플랫폼에 자신들의 승인 증서를 주었다. 이는 미국 식품의약국이 임상현장에서 쓰이는 기계 학습 프로그램을 허락한 최초의 사례이다. 인공지능은 제약회사들로부터 투자를 받고 있다. 많은 시간이 걸리는 신약 개발을 수월하도록 돕기 위함이다. 그리고 모든 자본의 큰 손들은 이에 관여하고 있는 중이다.

최근에 가드너는 2025년경에 인구의 약 50%가 인공지능으로 작동하는 "가상의 건강 조무사"에게 의존하게 될 것이라고 예측하였다. 이는 자신들의 일상적이면서도 매우 중요한 의료 수요 때문이라는 것이다. 이것이 의미하는 것은 수요자와 마주하는 목소리와 채팅으로 작동하는 "보조자"가 사실상, 우리와 연관된 모든 건강 관리 기기와 우리의 건강 정보를 실시간으로 처리하는 알고리즘 간 상호작용의 중추적 역할을 할 것이라는 점이다.

천천히, 그리고 데이터의 쓰나미와 스스로 학습하는 알고리즘의 진보 덕분에, 의료는 반응적 모형에서 좀 더 예방적 모형로 변하고 있다. 이것은 의료가 의도하는 애초의 방향을 완전히 뒤집는 것이다. 엘론 머스크의 인공지능에 대한 디스토피아적인 관점이 다소간 영향력이 있는지 없는지는 아직 결정되지 않았다. 그러나 한 가지는 명백하다. 당분간 인공지능은 분명히 우리의 삶을 구원할 것이다.

제11장

뇌와 관련된 궁금한 이야기

최근 사회에서는 뇌에 대한 관심이 폭발적으로 증가하고 있다. 이는 뇌를 연구하는 연구자들의 성과가 일반인들이 다가갈 수 있을 정도가 되었다는 말이다. 뇌는 머리뼈에 의해서 외부로부터 가장 단단하게 보호되어 있다. 인체에서 그 중요도로 따지자면 뇌가 가장 중요한 기관이다. 그 동안 연구자들의 접근을 막아왔던 비밀 기관이 이제 서서히 그 비밀을 풀어놓고 있는 것이다. 그리고 그 비밀 기관은 연구의 어려움의 결과를 보상이라도 하듯 즐거운 뇌 이야기보따리를 싸안고 있다.

1

아기의 머리가 큰 이유

아기는 너무 귀엽다. 심지어 어떤 사람은 작은 천사라고도 말할 정도이다. 그런 아기들은 왜 머리가 클까요?

신생아는 정말 머리가 크다. 가슴둘레 보다 머리둘레가 훨씬 크다. 대부분 아기들의 모습이 이와 같다. 사람과 같은 동물들은 대부분 자라는 시기가 따로 있다. 다시 말하면 특정한 시기에 자랄 뿐 아니라 몸의 부위에 따라 자라는 속도와 시기도 제각각이다.

갓 태어난 신생아처럼 아주 어릴 땐 머리가 많이 자라기 때문에 몸에서 머리 크기가 차지하는 비율이 1/2-1/4 정도 된다. 하지만 시간이 지날수록 머리가 자라는 속도보다 몸의 다른 부위가 자라는 속도가 빨라지고, 사람의 키(신장)에서 머리가 차지하는 비율이 점점 작아져 나중엔 1/8정도가 된다. 따라서 아이와 어른의 머리 크기를 비교해 보면, 어릴 때 크던 머리가 왜 저렇게 작아졌지? 하는 의문이 들기도 하지만, 머리가 작아진 것이 아니라 몸에 비해 머리가 차지하는 비율이 어른으로 갈수록 작아지기 때문에 이런 착각을 하게 되는 것이다.

아기 머리의 무게는 신체의 20-30%이고, 신장의 1/4에 달한다. 이는 몸의 발육에 비해 뇌가 먼저 성장하기 때문이다. 아기의 머리는 상대적으로 무겁고, 중심이 높기 때문에, 다른 부위보다 외상을 받기 쉬운 것이 특징이다. 특히 뇌를 보호하는 두개골이나 뇌혈관은 아직 충분히 발달하지 않았기 때문에, 뇌장애가 일어나거나 후유증이 남는 경우도 있다.

신생아는 태어날 때 머리둘레가 평균적으로 34cm 정도이다. 생후 2개월이면 평균적으로 2cm 정도 더 커진다. 남아는 평균 38.5cm에, 42cm 이상이면 상위 3%이다. 여아는 평균 38cm에, 41cm 이상이면 상위 3%이다.

갓난아기(갓 태어난 아기, 신생아)는 어깨와 골반이 좁으며 배가 튀어나왔고 팔다리가 상대적으로 짧다. 열 달을 다 마치고 태어난 갓난아기의 몸무게는 대략 3.2kg정도이고 2.7-4.6kg의 분포를 갖는다. 출생 시 체중이 2.5kg 미만은 저체중아, 1.5kg 미만은 극소저체중 출생아, 4kg 이상은 과체중아라고 부른다. 평균 키는 35.6-50.8cm. 미숙아는 이보다 작다.

갓난아기의 머리는 몸에 비해서 상당히 크고, 얼굴에 비해 머리뼈가 엄청나게 크다. 어른의 머리뼈는 보통 몸의 1/8정도이지만, 갓난아기는 1/4 정도이다. 갓난아기는 완전히 뼈가 되지 않은 머리뼈를 가지고 있고, 곳곳에 숫구멍(천문)들이 있다. 가장 큰 것은 다이아몬드 모양의 앞숫구멍(전천문)으로 머리 정면의 꼭대기에 있고, 그다음 큰 것은 삼각형 모양의 뒤숫구멍(후천문)으로 머리 뒷쪽에 있다. 나중에 이들은 정밀하게 맞물려 머리뼈가 된다. 분만과 출산시 아기의 머리뼈의 모양이 질을 따라 나올 수 있도록 변형되기도 한다.

2

뇌가 몸의 반대쪽을 지배하는 이유

오른쪽 대뇌반구는 몸의 왼쪽을, 왼쪽 대뇌반구는 몸의 오른쪽을 지배한다. 왜 뇌는 반대쪽을 지배할까요?

뇌가 반대쪽을 지배하는 이유는 숨뇌(연수)의 기능 중 좌우 교차신경이 있다. 이 교차신경 때문에 몸의 오른쪽 감각신경에서 온 신호는 뇌의 왼쪽으로 전달되고 몸의 왼쪽 감각신경에서 온 신호는 뇌의 오른쪽에 전달된다.

그 이유는 잘 모른다. 위기상황에 빨리 대처하기 위한 것은 무조건 반사라고 한다. 대뇌가 명령을 내리기 전 척수와 연수가 명령을 내리는 것이다. 신호가 대뇌에 전달되는 것이 0.1초라면 연수나 척수에 전달은 0.05초라고 보면 된다. 우리가 뜨거운 주전자를 만졌는데 '아! 뜨겁다' 하고 손을 떼는 것이 아니고 손을 뗀 뒤 그 뜨거움의 아픔을 느낄 수 있다.

무릎반사가 안 일어난다는 것은 척수반사에 아주 큰 문제가 있는 것이다. 척수반사에는 무릎반사와 뜨거운 물체를 만졌을 때 다리가 올라가지 않는다면 척수반사가 안 되는 것이므로 척수에 큰 문제가 이미 생겼다는 것이다.

3

뇌가 크면 머리가 좋은가요?

일반적으로 다른 동물과 비교해서 인간은 신체비중에 비해 뇌가 크다. 그래서 인간은 다른 동물들보단 영리하다. 그러나 사람들끼리 비교해서 뇌의 크기는 그리 중요하지 않다. 그냥 노력에 따라서 자신이 얼마나 뇌를 이용할 수 있는가에 따라 달라질 뿐이다.

동물 지능 비교에서 주로 보는 것이 뇌 용량이다. 지렁이와 물고기와 새와 강아지의 지능 비교에서는 뇌용량의 크기로 순서를 결정지을 수 있다. 그러나 이것은 "종"의 분류에 적용할 수 있는 방법이고, 같은 종의 경우에는 용량이 크다고 해서 머리가 좋다고 말할 수 없다. 그래서 사람의 경우에 뇌 용량은 평균치에 크게 다르지 않은 경우는 별 영향을 미치지 않는다고 할 수 있다. 이미 밝혀진 바로는 뇌의 용적보다는 뇌의 주름 숫자가 그 뇌의 활동성을 측정할 수 있는 기준으로 제시되고 있다.

뇌의 크기에 비해 몸집이 작아야 한다. 공룡의 경우 인간에 비해 뇌의 크기가 월등하다. 하지만 인간과 같은 수준의 문명을 일으키지 못했다. 반대로 악어의 경우 몸집에 비해서 뇌가 굉장히 작다. 행동이 단순할 수 밖에 없다. 몸집이 작으면서 몸집에 비해 머리가 크지만 보통사람보다 작다고 해도 그 사람은 머리가 좋을 수 있다는 것이다. 하지만 정리된 답은, 뇌의 사용에 따른 결과라는 것이다. 인간은 뇌를 평균 5%가량 사용한다고 하지만 그보다 더 사용할 경우 천재가 나오는 것이다. 아인슈타인이 죽기 전까지 그의 뇌가 굉장히 클 것으로 생각했지만 그렇지 않다는 것이 밝혀졌다.

4

인간의 뇌는 어떻게 활동하나요?

인간의 뇌는 전류의 작용에 의하여 대부분의 신호가 전달된다. 몸속 대부분을 차지하는 수분에 녹아 있는 이온들이 한쪽으로 쏠리면서 전압을 만들어주면 그 전압의 차이에 따라서 전류가 흐르게 된다. 그 전류를 전달하는 세포가 바로 신경세포이다. 모든 자극이 들어오면 그 자극은 전류로 변환되어 전도되는데 신경세포는 화학물질을 이용하여, 그 전류를 빠르게 전송하는 역할을 한다.

기억을 포함한 뇌에 저장되는 데이터는 대뇌에 저장된다. 그 저장 과정에는 해마라 불리는 부분이 관여하게 된다. 따라서 우리가 무엇을 연상하거나, 인식하게 되면, 저장된 정보와 연결된 신경회로가 활성화되어 해당 기억을 떠올릴 수 있도록 만들어준다.

연상정보들은 시각뿐만 아니라 후각과도 연계가 되어 있다. 특정한 냄새를 맡으면 그 냄새가 나에게 주는 추억들이 생각나는 것도 바로 그 이유이다. 이러한 기억작용은 같은 생각을 여러 번 하면 할수록 강화된다. 그 이유는 특정 연상작용을 하면 할수록 그 기억과 관련된 신경세포 사이의 신경전달을 돕는 물질들이 몸속에서 많이 만들어지고, 연결 자체도 견고해져서, 빠르고, 정확한 기억을 돕는 작용도 한다.

5

조그마한 나방도 과연 뇌가 있을까요?

나방도 뇌를 가지고 있다. 보통 뇌를 가지고 있다고 하면 생각하고 판단하고 그런 것을 생각하지만 뇌의 기능은 그것만이 아니다. 냄새를 맡고 물체를 보는 것 이런 것들은 모두 뇌가 있기에 가능한 것들이다.

이러한 시각이나 후각, 미각을 뇌에서 느끼는 것을 보면 다음과 같다. 후각은 가장 중요한 감각 기능에 속하지만, 이것에 대해서 자세히 밝혀지지는 않았다. 사람의 뇌는 코를 통해서 수십만 종의 냄새를 구분해 낼 수 있다. 각각의 냄새들은 서로 다른 화학물질들의 혼합이지만, 각 냄새를 독립된 것으로 인식한다. 장미는 장미 냄새를 가지고 있다. 이 냄새는 여러 종류의 방향족 화합물로 구성되어 있지만, 이 냄새를 이러한 화합물의 총합이라고 느끼지는 않는다. 더구나 장미의 서로 다른 변종들은 서로 다른 냄새를 가지고 있다. 비록 이들 변종들이 많은 화학 성분을 공유하고 있더라도 사람은 이 변종들의 냄새를 서로 다른 것으로 인식한다.

장미의 냄새를 느끼는 데 있어서는 벌의 경우에도 마찬가지이다. 벌의 뇌는 인간의 뇌와 비교하면 매우 작다. 그러나 사람들이 생각하는 것보다 사람과 벌의 뇌는 많은 공통점을 가지고 있으며, 후각에 있어서는 거의 동일하다. 가장 기본적으로 후각은 주위의 화학 물질을 감지하고, 이를 분류하는 능력이다. 이는 매우 기본적인 것으로 세균들도 하고 있다. 후각은 동물의 모든 행동에 있어서 바탕이 되고 있다. 후각은 성과도 관련이 있다. 나방은 다른 성의 나방에서 나오는 희미한 냄새를 가지고 수 킬로미터를 이동하며, 생쥐는 배우자의 냄새를 가지고 배우자를 결정한다. 그리고 냄새를 통해서 동물들은 먹이를 감지할 수 있다. 장미의 냄새는 벌들에게 꽃가루와 화밀의 위치를 가리켜 준다.

사람, 벌, 달팽이, 도롱뇽에 이르는 모든 동물들은 후각 기관은 해부학적으로 매우 유사하다. 특히, 후각 세포에 부착된 냄새 분자를 뇌에 전기적인 신호로 전환하는 과정은 모든 동물에게 있어서 매우 유사하다. 벌의 뇌에는 '안테나 로브'라고 불리는 구조가 있다. 이것은 지름이 400 미크론인 구형이며, 이는 156개의 글로메룰러스로 구성되어 있다. 글로메룰러스는 유사한 냄새에 반응하는 신경 세포의 묶음으로 구성되어 있다. 안테나 로브는 후각 기관인 안테나로부터 6만개가 안 되는 신경신호를 받아들인다. 냄새는 기억에 있어서 매우 중요하다. 안테나 로브는 벌의 기억을 담당하는 '버섯체'(곤충 앞대뇌의 중심적 부분)와 밀접한 관계를 가지고 있다.

전반적인 차이에도 불구하고, 안테나 로브는 포유동물의 뇌에 존재하는 후각기관과 매우 일치한다. 이 부분은 크게 글로메룰러스처럼 후각 신경세포와 기억과 경험을 담당하는 대뇌 피질로 나누어진다. 이것이 동물의 후각인시 과정을 연구하는 실험에 벌을 이용하는 이유이다. 베를린대학교의 란돌프 멘젤 교수는 벌의 뇌가 다른 향기에 반응한다는 것을 밝혔으며, 이러한 내용을 1997년『네이처』에 발표하였다. 이들은 살아있는 벌의 뇌에 칼슘과 반응하는 형광 물질을 살포하였다. 신경 세포에 자극을 가하여 활성화시키면 칼슘이 분비되고, 형광 물질과 반응하여 형광을 나타내게 된다.

벌의 뇌는 서로 다른 냄새와 반응하며, 냄새에 대응하는 글로메룰러스의 패턴을 나타내게 된다. 1개의 글로메룰러스는 많은 냄새와 반응을 하지만, 각각의 냄새들은 일시적으로 독특한 패턴을 나타내게 된다. 마치

각각의 냄새들은 자신만의 독특한 패턴을 가지고 있는 것으로 보인다. 벌에게 서로 다른 냄새를 동시에 노출시키면 각각의 냄새에 의해서 생기는 신경세포의 패턴의 합보다 더 큰 신경 세포의 패턴이 나타난다. 이는 동시에 노출된 2개의 냄새를 한 가지로 인식했다는 것이며, 이는 서로 다른 종류의 장미에 대해서 서로 다른 냄새를 느끼는 것과 같다. 이러한 실험 결과는 우리가 어떻게 적은 수의 신경 세포를 가지고 많은 냄새를 구분할 수 있는지를 보여주고 있다. 글로메룰러스의 신경 세포는 매우 적지만, 중요한 것은 이들 신경 세포의 조합이 가지는 경우의 수이다. 신경 세포를 자극하는 냄새의 수를 고려하면 경우의 수는 무한히 커지게 된다.

유사한 냄새를 서로 다른 벌에 노출시킨 후에 신경 세포의 패턴을 조사한 실험 결과에 따르면 각각의 벌들은 약간 다르게 서로 다른 냄새를 경험하게 된다. 이는 신경 세포의 패턴이 단순히 냄새 분자에 의해서만 생기는 것이 아니라, 이전에 맡았던 냄새에 대한 기억도 작용한다는 것을 의미한다. 이는 냄새가 사람에 따라서 서로 다르게 느끼고, 이전의 경험에 따라서 서로 다르게 느껴지는 이유를 설명해 준다.

냄새를 유발하는 화학물질과의 접촉에 의해 자극을 받은 후각세포는 그곳에 와있는 후각신경을 통해 신경신호를 보내게 되고, 신경신호는 신경을 지나 취구로 보내지고, 취구에서 분류되어 뇌의 후각 영역(안쪽과 측면)에 전달되어 냄새를 알아내게 된다. 후각은 습성화가 가장 빨리되는 감각이다. 습성화란 감각이 자극에 적응하여 더 이상 인지되지 않는 과정이다. 대부분의 냄새는 처음 인지 30초 후면 더 이상 느껴지지 않는다.

6

뇌의 이식이 가능할까요?

현재까지 죽은 사람의 뇌를 다른 사람에게 이식할 수 없다. 그러나 미래에는 가능하지 않을까? 조심스럽게 예견해본다.

어느 소설에서 영하 263도로 사람을 급속 냉각시킨 다음, 뇌의 이식을 통해 죽은 사람을 부활시킨다는 내용이 있었다. 아마도 과학이 발전하면 가능하리라 믿는다. 현재 많은 논란을 일으키는 인간복제도 실용화되면 엄청난 변화가 생길 것이다. 후대에는 자식이 생기면 복제품을 몇 개 만들어 키우다가 진짜 자식이 사고당하면 복제품에서 팔을 잘라 이식한다든가, 피를 뽑아 수혈한다든가. 상상할 수 없을 만큼 괴이한 일들이 많이 생길 것 같다.

뇌의 이식이 성공한다면 영원한 생명을 얻는 것일까? 성공해야하나, 말아야하나?

7

줄기세포 파킨슨병 치료

노벨상 받은 교토대 연구팀 "원숭이 실험서 안전성 확인"

일본에 노벨상을 안긴 줄기세포가 '난치성 뇌신경질환'까지 고칠 수 있을지 주목된다. 일본 정부는 2018년 7월 30일 유도만능 줄기[iPS]세포를 활용한 파킨슨병 치료 임상시험을 처음으로 승인했다. iPS 세포로 파킨슨병을 치료하는 시도는 세계 첫 사례가 될 전망이다. iPS 세포는 성인의 피부세포를 떼어내 특정 유전자를 투여해, 원시 배아세포 단계로 되돌린 세포다. 이를 갖고 신경·근육·뼈 등 여러 가지 세포를 키울 수 있는 줄기세포로 만든 것이 iPS세포다. 일종의 세포공장이다. 교토대 연구팀은 이 성과로 2012년 노벨의학상을 받았다.

유도 만능 줄기세포(iPS)를 이용한 파킨슨병 치료 개념도

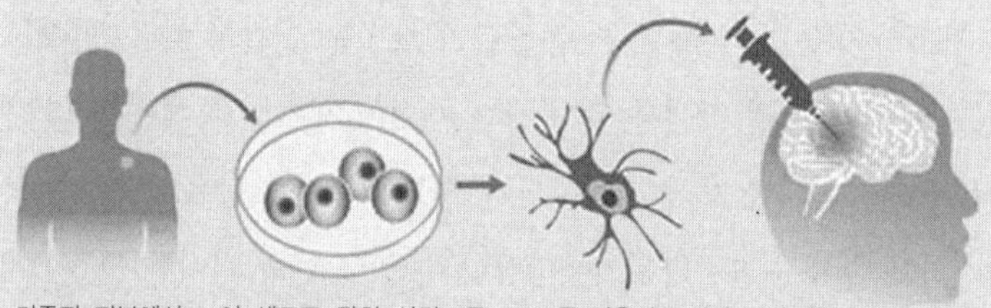

교토대 다카하시 준 교수팀은 정부 승인에 따라 iPS세포로 뇌의 신경세포를 만들어 파킨슨병 환자 뇌에 이식하는 치료를 할 예정이다. iPS 신경세포는 연구소가 건강한 사람에게서 만들어 비축하고 있는 것을 사용한다.

파킨슨병은 운동을 조절하는 신경전달 물질 도파민이 감소해 발생하는 질환이다. 도파민 성분의 약물이나 신경세포를 자극하는 전극을 뇌에 심는 치료가 있으나, 근본적인 치료가 어려운 상태다. 일본의 파킨슨병 환자는 16만 명으로 추정되며, 한국은 10만 명 정도다.

교토대 연구팀은 건강한 기증자의 iPS세포로 도파민을 생산하는 신경세포를 키운 뒤, 두개골에 구멍을 작게 뚫어 가는 바늘로 환자 대뇌에 주

사하는 방법을 쓸 계획이다. 이식된 신경세포가 뇌에 살아남아 도파민을 분비해 증상이 완화되는지, 부작용은 없는지 등을 검증한다. 연구팀은 "원숭이를 이용한 실험에서 어느 정도 효과와 안전성이 확인돼 이번에 인간 대상 임상시험에 돌입한다"고 했다. 하지만 iPS 신경세포가 도파민 분비를 늘릴 수 있더라도 신경세포가 손상되는 파킨슨병 자체를 막을 수 없다는 지적도 나온다. 예상보다 도파민이 과도하게 분비되는 경우도 문제가 될 수 있다.

iPS세포는 정자·난자가 만난 수정란을 이용하는 것이 아니기에 윤리적 논란이 적다. 뇌는 타인의 세포를 넣더라도 면역 거부 반응이 적어 시술이 유리하다. 지금까지 iPS세포 임상시험은 면역 반응이 적은 퇴행성 망막질환 치료에 시도됐다.

8

뇌를 더 젊게 만드는 방법

사람은 나이가 들면 뇌도 늙어간다. 나이가 들어감에 따라 뇌 건강은 더욱 중요하다. 과일과 채소가 들어간 균형 잡힌 식단, 충분한 운동과 수면 등이 대표적인 뇌의 건강을 유지할 수 있는 방법이다. 나이가 들수록 뇌 관리를 열심히 해야 뇌가 늙는 것을 막을 수 있다. 뇌 건강을 지키는 행동이나 방법을 소개한다.

1) 스트레스를 줄이고 다스려라

뇌는 외부 자극에 민감하게 반응하며 이에 따라 기능이 좋아지기도 나빠지기도 한다. 서유헌 가천대학교 뇌과학연구원장은 쥐를 서로 다른 환경에 놓고 환경적 영향이 뇌 활성에 미치는 효과를 연구했다. 한 그룹은 넓은 공간에서 장난감을 가지고 놀게 하고 다른 그룹은 좁은 방에서 놀게 하며 다양한 스트레스 환경에 노출하며 뇌 활성을 관찰했다. 그 결과, 좋은 환경에서 지낸 쥐는 파괴되는 신경세포의 수가 적어지고 기억력이 좋아졌다. 반면 스트레스 환경에서 지낸 쥐들은 신경세포가 파괴되고 기억력이 저하됐다. 우리 뇌도 좋은 자극에 노출되면 성장할 수 있음을 보여준다.

2) 외국어를 배우고 사용하라

사람 몸의 나이와 뇌 나이는 비례하지 않는다. 2013년 켄터키대학교 연구팀은 2개 국어를 사용하는 노인은 모국어만 사용하는 노인과 비교해 색과 형태를 더 빠르게 구별하고, 주의력 변환 과제도 더 잘 수용한다고 보고했다. 또한 이들의 뇌 영상에서 모국어만 사용하는 노인의 뇌는 과제를 하는 데 더 많은 일을 하는 반면, 2개 국어를 사용하는 노인의 뇌는 젊은 사람의 뇌처럼 효율적인 처리를 하는 것으로 나타났다. 뇌의 신경세포는 정보를 전달하는 기능을 하는데 자극이 가해지지 않으면 자신이 필요없다고 인식하고 죽어버린다. 반대로 자극이 가해지면 정보 전달을 위해 뇌를 활발하게 움직인다. 즉 우리 뇌의 신경세포는 고령이라 하더라도 자극을 계속 주면 그 기능을 유지할 수 있다.

3) 충분히 운동하고 몸을 움직여라

운동을 하면 몸에 활력을 줄 뿐만 아니라 뇌의 운동중추와 감각중추가 자극을 받아 뇌로 들어가는 혈류량이 증가해 뇌 기능이 활성화된다. 미국의 스미스 박사 팀은 치매 환자 126명, 정상인 247명을 대상으로 운동력과 치매 발병률을 연구했다. 그 결과, 운동량이 적었던 그룹이 많았던 그룹에 비해 알츠하이머 치매 발병률이 약 3.5배 높았다. 정기적인 운동은 치매 발병을 늦출 수 있다.

4) 아침 식사를 꼭 챙겨먹어라

뇌가 정상적으로 활동하기 위해서는 수많은 신경전달 물질이 신경세포에서 충분히 만들어져 있다가 자극이 있을 때마다 분비돼야 한다. 이렇게 중요한 정보 전달의 주체인 신경전달 물질은 하루 활동이 시작되는 아침에 주로 만들어진다. 따라서 아침밥을 통해 뇌를 움직이는 데 필요한 에너지를 제공하여 뇌 활동을 극대화하는 게 중요하다. 아침 식사를 거르면 뇌에 공급해야 할 에너지원인 혈당이 부족해 사고력과 집중력이 떨어진다. 따라서 아침밥은 꼭 챙겨 먹되, 과식하기보다는 포만감이 오래가는 고단백 식품을 포함한 식단을 적당히 먹으면 좋다.

5) 명랑한 감정을 표현하라

감정은 뇌 건강에도 영향을 미친다. 뇌에서 감정을 담당하는 부분과 지적 능력을 담당하는 부분은 수많은 회로로 연결돼있다. 특히 복잡한 과제를 해결하는 데 명랑한 사람이 우울한 사람보다 훨씬 우수한 능력을 보인다는 연구결과가 있다. 명랑한 그룹과 우울한 그룹으로 나누어 자연과학 학습 도서를 읽게 한 후 읽은 내용을 그대로 옮기기와 읽은 내용으로 문제를 푸는 과제를 주었다. 그 결과, 그대로 옮기는 과제에서는 큰 차이가 없었지만 문제를 푸는 복잡한 과제에서는 명랑한 감정의 그룹이 처리 능력이 우수했다. 명랑한 감정에서는 신경전달 물질의 분비가 원활하다. 따라서 뇌가 활성화되고 일의 성과와 효율성이 증가한다.

6) 충분한 수면을 취하고 잘 쉬어라

학창시절 벼락치기를 했는데 잠을 잔 친구보다 성적이 좋지 않은 경험이 있을 것이다. 무조건 많은 시간 동안 깨어 공부하는 게 좋은 공부방법은 아니다. 뇌는 외부의 자극이 없는 수면 시간 동안 평소에 익힌 지식이나 기술을 다시 반복 연습해서 저장한다. 단기기억을 장기기억으로 전환하는 것이다. 단기기억은 해마에 일차로 저장되는데 이때 강한 자극이 해마에 들어오면 쉽게 사라지지만 강한 자극이 들어오기 전에 잠을 자면 자극에 강한 견고한 단백질 형태로 저장돼 장기기억으로 남는다. 또한 낮 동안 고갈된 뇌의 신경전달 물질은 자면서 만들어진다. 따라서 충분히 잠을 자는 게 뇌 건강에 더 좋다.

7) 술을 줄여라

하루 한 잔의 레드와인은 건강에 좋다는 이야기를 들어봤을 것이다. 실제로 미국 연구팀이 36만 5000명을 대상으로 한 143건의 연구를 분석한 결과, 1잔의 술은 치매나 다른 인지기능 손상 위험을 23% 낮춘다는 결과를 냈다. 특히 와인이 효과가 컸다. 하지만 이러한 술도 일정량을 넘으면 악영향을 미친다. 영국 연구팀에 의하면 매일 레드와인 반잔은 인지 능력을 향상시키지만 반잔이 넘으면 효과가 나타나지 않는다는 결과를 발표했다. 그렇다면 술 한 잔이 가능할까. 2016 국민 건강통계 자료에 의하면 우리나라 성인의 월 1회 이상 폭음률(남성 7잔, 여성 5잔)은 남성 53.4%, 여성 45.7%다. 한 잔의 술은 지키지 못할 약속에 더 가깝다.

참고문헌과 출처

Agur AMR, Dalley AF. Grant's atlas of anatomy. 14th ed. Hong Kong: Wolters Kluwer, 2017.

Aristotle, in: A.L. Peck (Ed.), Historia Animalium, vol. 1, The Loeb Classical Library, Cambridge, 1965.

Aristotle, in: G. Movia (Ed.), De Anima, Bompiani editore, Milano, 2001.

Crivellato E, Ribatti D. History of Neuroscience Soul, mind, brain: Greek philosophy and the birth of neuroscience. Brain Research Bulletin. 71:327–336, 2007.

Drake RL, Vogl AW, Mitchell AWM. Gray's anatomy for students. 3rd ed. Churchill Livingstone: Elsevier, 2015.

Fiddes IT et al., Human-Specific NOTCH2NL Genes Affect Notch Signaling and Cortical Neurogenesis. Cell. 173(6):1356-1369, 2018.

González-Forero M, Gardner A. Inference of ecological and social drivers of human brain-size evolution. Nature. 557(7706):554-557, 2018.

http://health.cdc.go.kr/health/HealthInfoArea/HealthInfo/View.do?idx=2140

http://koc.chunjae.co.kr/Dic/dicDetail.do?idx=10414

http://koc.chunjae.co.kr/Dic/dicDetail.do?idx=10416

http://medicalreport.kr/news/view/47473

http://www.yonhapnews.co.kr/bulletin/2018/07/24

https://namu.wiki/w

https://news.naver.com/ 2018. 7. 31

https://terms.naver.com/entry.nhn?docId=5646456&cid=60406&categoryId=60406

Hublin J-J et al., New fossils from Jebel Irhoud, Morocco and the pan-Afrian origin of Homo sapiens. Nature, 546:289-292, 2017.

Kappelman J et al., Perimortem fractures in Lucy suggest mortality from fall out of tall tree. Nature. 537:503−507, 2016.

Moore KL, Dalley AF, Agur AMR. Clinically oriented anatomy. 8th ed. Hong Kong: Wolters Kluwer, 2018.

Richter D et al., The age of the homonin fossils from Jebel Irhoud, Morocco, and the origins of the Middle Stone Age. Nature, 546:293−296, 2017.

The HUGO Pan−Asian Consortium. Mapping human genetic diversity in Asia. Science, 326:1541−1545. 2009.

국가건강정보포털 의학정보 http://health.cdc.go.kr/health/Main.do

국가암정보센터(https://www.cancer.go.kr/)의 보건복지부 중앙암등록본부 2017년 12월 발표 자료

김진 외 14인.『기본 사람해부학』, 고려의학, 2017.

꿈의 생성과정에 관여하는 뇌의 신경전달물질 (https://blog.naver.com/cook8104/221307916505)

뇌전증(epilepsy) (서울대학교병원 의학정보, 서울대학교병원)

대한체질인류학회 번역.『인체발생학』, 범문에듀케이션, 2016. (원저: Moore KL, Persaud TVN, Torchia MG. The developing human: Clinically oriented embryology. 10th ed. Elsevier, 2016.)

대한해부학회.「국소해부학 셋째판」, 고려의학, 2017.

두통(headache) (서울대학교병원 의학정보, 서울대학교병원)

박경한 외 8인 번역.「사람발생학」, 12판, 범문에듀케이션, 2013. (원저: Sadler TW. Langman's medical embryology. 12th ed. Lippincott Williams & Wilkins, Wolters Kluwer Health, 2012.)

박문호,『뇌 생각의 출현』, 휴머니스트, 2009

서유헌,『나이보다 젊어지는 행복한 뇌』, 비타북스, 2014.

송창호,『인물로 보는 사람해부학』, 정석출판사, 2015.

알츠하이머병(alzheimer's disease) (서울대학교병원 의학정보, 서울대학교병원)

앨런 홉슨, 임지원 옮김, 『꿈』, 아카넷, 2003.

어지럼증(dizziness) (국가건강정보포털 의학정보)

오병훈 외, 『치매』, 무지개사, 2002.

이쿠다 사토시, 김세원 옮김, 『뇌와 마음을 지배하는 물질』, 하서, 2012.

조울증(bipolar disorder) (서울대학교병원 의학정보, 서울대학교병원)

중앙일보. 「허리케인 휩쓴 뒤 앞발 긴 도마뱀만 살아남아…」, 다윈이 옳았다. 2018.

최덕근. 『지구의 일생』, 북트레일러, 2017.

치매(dementia) (서울대학교병원 의학정보, 서울대학교병원)

파킨슨병(Parkinson's disease) (서울대학교병원 의학정보, 서울대학교병원)

하지현, 『정신의학의 탄생』, 해냄출판사, 2016.

해부 병태생리로 이해하는 SIM 통합내과학 제10권 「신경」, 도서출판 정담, 2013.

찾아보기

ㄷ

ㄹ

ㅊ

ㅋ

ㅌ

ㅍ

ㅎ

송창호 교수가 들려주는
뇌·신경 이야기

지은이 송창호
펴낸이 김동원
펴낸곳 전북대학교출판문화원

초판 1쇄 인쇄 2019. 6. 24
초판 1쇄 발행 2019. 6. 30

전북대학교출판문화원 전라북도 전주시 완산구 어진길 32 (풍남동2가)
전화 (063) 219-5321~2
FAX (063) 219-5323
출판등록 2012년 8월 20일 제465-2012-000021호

값 16,000원

ISBN 979-11-6372-035-5 03510

이 도서의 국립중앙도서관 출판예정도서목록(CIP)은 서지정보유통지원시스템 홈페이지(http://seoji.nl.go.kr)와 국가자료공동목록시스템(http://www.nl.go.kr/kolisnet)에서 이용하실 수 있습니다. (CIP제어번호 : CIP2019023818)